全国医学高等专科教育"十三五

供护理、助产等相关专业使用

生 理 学

景文莉　董泽飞　叶颖俊　主编

化学工业出版社

·北京·

《生理学》教材共12章，包括绪论、细胞的基本功能、血液、血液循环、呼吸、消化和吸收、能量代谢和体温、肾的排泄、感觉器官的功能、神经系统、内分泌、生殖。本教材在内容上更加贴近专业，并与职业岗位需求紧密接轨，针对人才培养的定位与需求调整、精炼、完善教材内容的编排，化繁为简，由浅入深，每章通过案例导入培养诊断思维，通过知识链接拓展临床思维，通过综合性思考题培养学生综合分析能力，通过适当视频微课的插入实现重要知识点可视化，培养学生自主学习能力，为教师的互动教学、任务教学、案例教学等多种教学方式提供便利，实现知识、能力、素质的综合培养。

　　本教材可供护理专业高等专科、高等职业教育学生使用，也可供护理专业各类成人高等教育学生及广大临床护理工作者使用和参考。

图书在版编目(CIP)数据

生理学/景文莉，董泽飞，叶颖俊主编. —北京：
化学工业出版社，2018.8（2024.10重印）
全国医学高等专科教育"十三五"规划教材
ISBN 978-7-122-32533-4

Ⅰ.①生… Ⅱ.①景… ②董… ③叶… Ⅲ.①人体生
理学-医学院校-教材 Ⅳ.①R33

中国版本图书馆 CIP 数据核字（2018）第 145356 号

责任编辑：邱飞婵　郎红旗　　　　　　　装帧设计：关　飞
责任校对：吴　静

出版发行：化学工业出版社（北京市东城区青年湖南街 13 号　邮政编码 100011）
印　　装：北京天宇星印刷厂
787mm×1092mm　1/16　印张 16¼　字数 412 千字　2024 年 10 月北京第 1 版第 2 次印刷

购书咨询：010-64518888　　售后服务：010-64518899
网　　址：http://www.cip.com.cn
凡购买本书，如有缺损质量问题，本社销售中心负责调换。

定　　价：49.00 元

全国医学高等专科教育"十三五"规划教材
编审委员会

出版说明

  为服务于我国医学高等专科教育护理专业高素质技能型人才的培养，贯彻教育部对"十三五"期间高职高专医药卫生类教材建设的要求，适应现代社会对护理人才岗位能力和职业素质的需要，遵照国家卫生和计划生育委员会关于职业资格考试大纲修订的要求，化学工业出版社作为国家规划教材重要出版基地，在对各院校护理专业的教学情况进行了大量调研和论证的基础上，于2016年12月组织60多所医学高等院校和高职高专院校，共同研讨并编写了这套高等专科教育护理专业"十三五"规划教材。

  本套教材包括基础课程、专业课程和公共课程27种，其编写特点如下：

  ① 在全国广泛、深入调研的基础上，总结和汲取"十二五"教材的编写经验和成果，顺应"十三五"数字化教材的特色，充分体现科学性、权威性，同时考虑其全国范围的代表性和适用性。

  ② 遵循教材编写的"三基""五性""三特定"的原则。

  ③ 充分借鉴了国内外有关护理专业的最新研究成果，汲取国内不同版本教材的精华，打破了传统空洞、不实用的研究性知识写作思想，做到基础课程与专业课程紧密结合，临床课程与实践课程紧密对接，充分体现行业标准、规范和程序，把培养高素质技能型人才的宗旨落到实处。

  ④ 适应教学改革要求。本套教材大部分配有数字资源，部分学科还配有微课，以二维码形式与纸质版教材同期出版。

  ⑤ 教材出版后，化学工业出版社通过教学资源网（www.cipedu.com.cn）同期配有数字化教学内容（如电子教案、教学素材等），并定期更新。

  ⑥ 本套教材注重系统性和整体性，力求突出专业特色，减少学科交叉，避免相应学科间出现内容重复甚至表述不一致的情况。

  ⑦ 各科教材根据院校实际教学学时数编写，精炼文字，压缩篇幅，利于学生对重要知识点的掌握。

  ⑧ 在不增加学生负担的前提下，提高印刷装帧质量，根据学科需要部分教材采用彩色印刷，以提高教材的质量和可读性。

  本套教材的编写与出版，得到了广大医学高等院校和高职高专院校的大力支持，作者均来自全国各学科一线，具有丰富的临床、教学、科研和写作经验。希望本套教材的出版，能够推动我国高职高专护理专业教学改革与人才培养的进步。

附：全国医学高等专科教育"十三五"规划教材书目

书 名	主 编		
《人体解剖学与组织胚胎学》	刘 扬	乔跃兵	金昌洙
《医用化学》	江 勇	郭梦金	
《生物化学》	梁金环	徐坤山	王晓凌
《生理学》	景文莉	董泽飞	叶颖俊
《病理学与病理生理学》	吴义春	付玉环	
《病原生物学与免疫学》	栾希英	马春玲	
《药理学》	王 卉	王垣芳	张 庆
《护理学导论》	张连辉	徐志钦	
《基础护理学》	田芬霞	高 玲	
《健康评估》	孙国庆	刘士生	宋长平
《内科护理学》	余红梅	吕云玲	
《外科护理学》	李远珍	吕广梅	李佳敏
《妇产科护理学》	王巧英	冯 蓉	张 露
《儿科护理学》	董荣芹	陈 梅	
《急救与灾难护理学》	储媛媛	许 敏	
《眼耳鼻喉口腔科护理学》	唐丽玲		
《中医护理学》	温茂兴	康凤河	
《社区护理学》	闫冬菊	杨 明	马连娣
《老年护理学》	刘 珊	王秀清	
《精神科护理学》	雷 慧	孙亚丽	
《康复护理学》	姜贵云	李文忠	
《护理心理学》	汪启荣	乔 瑜	
《护理礼仪与人际沟通》	季 诚		
《预防医学》	王祥荣		
《护理管理学》	唐园媛		
《医学统计学》	郭秀花		
《就业指导》	袁金勇	周文一	

全国医学高等专科教育"十三五"规划教材
编审委员会

《生理学》编写人员名单

主　编　景文莉　董泽飞　叶颖俊

副主编　胡　庆　李祖成　王光亮　李新爱

编　者（按姓氏笔画排序）

王　卓（邢台医学高等专科学校）

王光亮（邢台医学高等专科学校）

胡　庆（沧州医学高等专科学校）

叶颖俊（江西医学高等专科学校）

刘悦雁（皖西卫生职业学院）

李　华（安徽医学高等专科学校）

李祖成（滨州医学院）

李新爱（济南护理职业学院）

周　华（安徽医学高等专科学校）

董泽飞（邢台医学高等专科学校）

景文莉（天津医学高等专科学校）

蔡凤英（天津医学高等专科学校）

编写秘书　蔡凤英

前言

生理学是临床医学等专业重要的医学基础课程，学习本课程的目的是使学生系统掌握生理学的基本理论、基本知识和基本实验技能，能够认识生命活动的基本表现，了解人体环境和健康的关系，解释人体各器官、系统的功能活动及生物、社会心理因素对人体功能活动的影响；通过实验、演示、验证生理学的基本理论知识，使学生掌握测试人体功能活动的一些基本操作技能，培养学生运用生理学知识、技能分析和解决问题的能力，并为后续课程的学习打下基础。

按照教育部文件，以服务发展为宗旨，以促进就业为导向，以素质教育为重，以培训技术技能为核心的要求，本教材编写的切入点是：以培养学生的医学素养、动手能力及科学严谨的分析解决问题的能力为目标。体现课程内容的专业特点，既注重实践性和创新性，又注重实用性与科学性的特点，同时适应高等职业教育学生的智能特点和知识、能力基础。

全书共十二章，包括绪论、细胞的基本功能、血液、血液循环、呼吸、消化和吸收、能量代谢和体温、肾的排泄、感觉器官的功能、神经系统、内分泌、生殖。全书在内容上更加贴近专业，并与职业岗位需求紧密接轨，针对人才培养的定位与需求调整、精炼、完善教材内容的编排，化繁为简，由浅入深，每章通过案例导入培养诊断思维，通过知识链接拓展临床思维，通过综合性思考题培养学生综合分析能力，通过适当视频微课的插入实现重要知识点可视化，培养学生自主学习能力，为教师的互动教学、任务教学、案例教学等多种教学方式提供便利，实现知识、能力、素质的综合培养，易于教师教，易于学生学。

本教材可供护理专业高等专科、高等职业教育学生使用，也可供护理专业各类成人高等教育学生使用，亦可供行业考试、自学等作为参考教材。

由于时间和编者水平有限，错误与疏漏在所难免，恳请读者对教材中存在的问题和不足提出批评和意见，以便今后进一步修正和提高。

编者
2018 年 6 月

目录

第一章

绪　论

◇◇◇◇◇◇◇◇◇◇◇◇◇◇◇◇◇◇◇◇◇◇◇◇◇◇◇◇◇◇◇◇◇◇◇◇
◇◇◇◇◇◇◇◇◇◇◇◇◇◇◇◇◇◇◇◇◇◇◇◇◇◇◇◇◇◇◇◇◇◇◇◇

【学习目标】

◆ **掌握**：内环境、稳态、正反馈、负反馈的概念；神经调节、体液调节、自身调节的特点。

◆ **熟悉**：生命活动的基本特征；阈值的概念；反馈调节及维持稳态的生理意义。

◆ **了解**：生理学的概念；前馈控制系统。

案例导入

案例回放：

夏日的午后张某在教室自习，同学喊他出去踢足球，踢完一场足球后张某脸色通红、满头大汗，呼吸、心跳都比在自习时明显加快，回到教室休息了一段时间后逐渐恢复。

思考问题：

1. 张某运动后出现脸色通红、满头大汗是为什么？有什么生理意义？
2. 张某运动后呼吸系统和循环系统发生了哪些变化？

第一节　概　述

一、生理学的研究对象和任务

生理学（physiology）是一门实验性的科学，属于生物科学的一个分支，是研究正常机体生命活动规律的科学。生理学根据研究对象的不同可以分为植物生理学、动物生理学和人体生理学等。人体生理学是以人体为研究对象，生理学的任务是研究人体的正常生命现象、生理功能（如呼吸、循环、消化、泌尿等）发生的过程、产生的机制，当内外环境发生变化时对机体功能活动的影响，以及人体作为一个整体如何适应内外环境的变化。

生理学真正成为一门实验性科学是从 17 世纪开始的。1628 年，英国医生威廉·哈维（William Harvey）用活体动物实验的方法，科学地阐明了血液循环的途径和规律，出版了《心与血的运动》，被公认为近代生理学的奠基人。随着科学技术的不断发展，生理学的研究技术、手段、方法不断改进和提高，如显微镜的发明，使人们认识了细胞的结构，发现了毛细血管，完善并证实了 Harvey 对循环系统结构的推论。随着生理学实验研究的大量开展，累积了各器官、系统生理功能的知识。20 世纪初俄国生理学家巴甫洛夫研究大脑的功能，创建了高级神经活动学说，也对生理学的发展产生了深远的影响。

二、生理学的研究水平

组成人体结构和功能的基本单位是细胞，不同的细胞构成不同的组织器官，相关器官有机联系组成了不同的功能系统。各个器官系统之间相互联系、相互影响共同构成一个统一的整体。人体生理学要研究生命现象、生理功能发生的过程、产生的机制，不同器官系统、组织细胞之间的相互关系以及机体内外环境变化对它们的影响，就需要从三个水平，即细胞和分子水平、器官和系统水平以及整体水平进行研究。三个研究水平相互关联，相互补充，相辅相成。

三、生理学与医学的关系

生理学的形成和发展与医学有着非常密切的关系。医学中关于疾病问题的理论研究是以人体生理学的基本理论为基础的；同时，通过医学实践又可以检验生理学理论是否正确，并不断以新的内容和新的问题丰富生理学理论和推动生理学研究。生理学是一门重要的医学基础课，只有在掌握正常人体生命活动规律的基础上，才能理解疾病的发生发展规律，才能对疾病进行预防、诊断、治疗和护理。因此，必须全面地掌握生理学的基本知识、基本理论和基本技能，才能为学习和理解后续课程及专业课奠定坚实的基础。

第二节　生命活动的基本特征

经过研究发现，无论是单细胞生物还是高等动物，都具有新陈代谢、兴奋性、生殖和适应性四个基本特征。

一、新陈代谢

新陈代谢（metabolism）是指机体和外界环境之间进行物质和能量的交换的过程，是机体不断进行自我更新，破坏和清除已经衰老的结构，重新构筑新结构的过程。新陈代谢包括合成代谢和分解代谢两个方面：合成代谢是指机体从环境中摄取营养物质，合成为自身物质并储存能量的过程；分解代谢是指机体分解其自身物质并将其分解的代谢终产物排出体外的过程。机体的各种生命活动都是建立在新陈代谢的基础上，新陈代谢是生命活动最基本的特征，新陈代谢一旦停止，生命随之结束。

二、兴奋性

兴奋性（excitability）是指机体接受刺激产生反应的能力或特性。它是机体生命活动的基本特征之一。

1. 刺激与反应

能够引起机体发生一定反应的内、外环境的变化称为刺激（stimulus）。按照刺激性质的不同可以将刺激划分为：物理性刺激、化学性刺激、生物性刺激和社会心理性刺激等。刺激引起机体功能活动的变化称为反应（reaction）。而机体的反应有两种表现形式，即兴奋

（excitation）和抑制（inhibition）。组织和细胞由相对静止状态转化为活动状态或活动状态加强称为兴奋。组织和细胞由活动状态转化为相对静止状态或活动状态减弱称为抑制。

2. 刺激引起反应的必要条件

刺激引起机体反应需要具备三个基本条件，分别是刺激强度、刺激作用的时间和刺激强度-时间变化率。刺激必须达到一定的强度才能引起组织或细胞的兴奋。如果刺激作用的时间太短，即使刺激强度再大也不能引起组织的兴奋。因此，刺激作用于可兴奋组织的时间也是引起兴奋的必要条件。除了刺激强度和刺激作用的时间以外，强度-时间变化率也是引起组织兴奋必不可少的基本条件之一。把刺激的三个要素作不同的组合，可以得到各种各样的刺激。因此，在实际测量中，常把刺激作用的时间和刺激强度-时间变化率固定，把刚刚引起组织细胞产生反应的最小刺激强度称为阈强度，简称阈值（threshold）。相当于阈强度的刺激称为阈刺激，大于阈强度的刺激称为阈上刺激，小于阈强度的刺激称为阈下刺激。不同组织或同一组织在不同的功能状态下，会有不同的阈值。要引起组织兴奋，刺激的强度必须大于或等于该组织的阈值。

阈值的大小和组织兴奋性的高低呈反变关系，即引起组织兴奋的阈值越大，其兴奋性越低；相反，阈值越小，说明该组织的兴奋性越高。神经组织、肌肉组织和腺体组织的兴奋性较高，对刺激产生的反应迅速而明显，生理学中习惯上将这些组织称为可兴奋组织。

由于大多数组织、细胞接受足够大的刺激时可在细胞膜上产生动作电位，因此在近代生理学中，将组织或细胞受到刺激产生动作电位的能力称为该组织或细胞的兴奋性。而兴奋就是指产生了动作电位。

三、生殖

生殖（reproduction）使生命得以延续。因此，生殖是维持物种绵延和种系繁殖的重要生命活动。虽然并非每一个生物体都会留下后代，但是对于每个生物体而言都是其亲本生命的延续。每一个生命的个体终究都会死亡，但是生命永存。

人类的生殖是指人体发育到一定阶段后，男性和女性发育成熟的生殖细胞相互结合，产生子代个体的功能活动。生殖是人类繁衍后代、种族延续的基本生命特征之一。

四、适应性

机体根据内外环境变化不断调整机体各部分的功能活动和相互关系的功能特征称为适应性（adaptability）。正常生理功能条件下，机体的适应分为行为性适应和生理性适应两种情况。行为性适应是生物界普遍存在的本能。生理性适应是指身体内部的协调性反应，以体内各器官、系统的协调活动和功能变化为主。人类的行为性适应更具有主动性。

第三节　内环境与稳态

一、内环境

人体内绝大多数细胞是不与外环境直接接触的，而是生存在体液环境中。机体内部细胞直接生存的周围环境是细胞外液，生理学中将细胞外液称为机体的内环境（internal environment），是相对于人体所处的不断变化着的外界环境即外环境（external environment）而言的。

人体的体液总量约占成年人体重的60%，包括细胞内液和细胞外液。分布在细胞内的液体称为细胞内液，约占体重的40%。细胞外液约占体重的20%，主要包括血浆和组织液等（图1-1）。内环境是细胞进行新陈代谢的场所，细胞代谢所需要的O_2和各种营养物质只能从内环境中摄取，细胞代谢产生的CO_2和代谢尾产物直接排到内环境中。此外，内环境还为细胞生存和活动提供适宜的理化条件。因此，内环境对于细胞的生存以及维持细胞的正常功能具有十分重要的作用。

$$体液 \begin{cases} 细胞内液（占人体体重约40\%） \\ 细胞外液 \begin{cases} 血浆（占人体体重约5\%） \\ 组织液、脑脊液、淋巴液（占人体体重约15\%） \end{cases} \end{cases}$$

图1-1　体液的组成

二、稳态

正常生理状态下，机体内环境的各项理化因素（如温度、酸碱度、渗透压、各种离子和营养成分浓度等）保持相对的恒定状态。我们把内环境理化性质相对稳定的状态称为稳态（homeostasis）。内环境稳态一方面是指细胞外液的理化特性在一定范围内保持相对稳定。如正常人体的体温维持在37℃左右，24h波动不超过1℃，血浆pH维持在7.35～7.45。另一方稳态是一种动态平衡。由于细胞不断地进行新陈代谢并且和内环境进行物质交换，也就不断的打破内环境的相对稳定状态。外界环境的变化（如高温、严寒等）也会干扰内环境稳态。机体通过器官的功能活动和各种调节方式来恢复和维持内环境的稳态。因此，人体生命活动是在内环境稳态不断被破坏和不断恢复过程中进行的，并保持其动态平衡。

保持内环境稳态是一个复杂的生理过程，如果内环境稳态被破坏，细胞外液的理化性质发生较大变化，超出人体最大调节能力时，就会导致电解质紊乱和酸碱平衡失调，损害机体的正常生理功能，进而发生疾病。随着稳态概念的拓展，稳态不仅指内环境理化特性的动态平衡，也泛指从细胞到器官、系统及整个人体各个层次功能状态的相对稳定。

第四节　人体生理功能的调节

人体生存的内、外环境受到各种因素的影响而不断发生变化，为了适应这些变化，机体各个器官、系统的功能活动会随着变化及时调整，以维持内环境的相对稳定状态。各个器官、系统发生相应变化的过程，称为人体生理功能的调节。

一、人体功能的调节方式

人体生理功能的调节方式主要包括神经调节、体液调节和自身调节。

1. 神经调节

神经调节（nervous regulation）是体内起主导作用的一种调节方式，它是通过神经系统各种活动对机体的功能进行调节。神经系统最基本的调节方式是反射。在中枢神经系统参与下，机体对内、外环境的刺激产生的规律性反应称为反射（reflex）。反射活动的结构基础是反射弧（reflex arc）。反射弧由感受器、传入神经、中枢、传出神经和效应器五个部分组成（图1-2）。感受器将感受到的各种刺激转化为神经冲动（电信号），沿传入神经纤维传向中枢。中枢对传入信号进行分析、整合，并发出指令即传出信号，沿传出神经纤维到达效应器，支配效应器的活动，完成反射。反射活动的完成有赖于反射弧结构和功能的完整性，反射弧任何一个部分的结构或功能受到破坏，反射活动都不能完成。例如：当肢体皮肤受到外界伤害性刺激时，皮肤感受器兴奋，将信息通过传入神经传递到中枢。中枢经过分析和整合作用后，发出神经冲动沿传出神经纤维到达肢体有关肌肉，使屈肌收缩产生逃避反应。

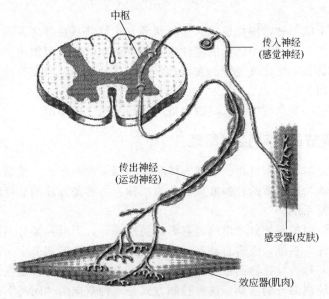

图 1-2 反射弧模式图

反射分为条件反射和非条件反射两种。非条件反射是先天存在的，是一种原始的、初级的反射活动，如吸吮反射、逃避反射、减压反射等。条件反射是在非条件反射基础上，在一定条件下通过后天学习产生的。最经典的条件反射是俄国科学家巴普洛夫的摇铃给狗喂食，经过反复多次的重复，单独的铃声就可以引起狗的唾液分泌。学习与认识的过程也是条件反射建立的过程。

神经调节的特点是反应迅速、准确、作用时间短暂。

2. 体液调节

体液调节（humoral regulation）是指机体某些细胞产生的特殊化学物质，通过体液途径进行运输，对细胞、组织器官的功能活动进行调节的过程。体液调节的化学物质主要指内分泌细胞分泌的激素，如肾上腺皮质激素、胰岛素、性激素等；除此之外还包括某些组织细胞产生的代谢产物及生物活性物质，如 CO_2、H^+、组胺、缓激肽等。体液调节的作用对象称为靶器官、靶腺体、靶细胞。

体液调节的特点是作用缓慢、持久、作用范围广。

机体的神经调节和体液调节是紧密联系的。神经调节是最重要的调节方式，体液调节与之相辅相成。人体的内分泌腺和内分泌细胞大多受神经系统的支配，这样，体液调节就成为神经调节反射传出通路的一种延伸。这种复合的调节方式称为神经-体液调节（neuro-humoral regulation）（图 1-3）。例如，交感神经兴奋时，会引起肾上腺髓质激素分泌增多，从而使神经与体液因素相结合，实现对机体的调节。

3. 自身调节

自身调节（autoregulation）是指某些细胞、组织、器官不依赖于神经和体液因素的调

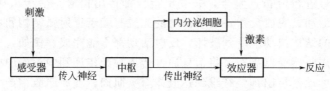

图 1-3　神经-体液调节示意图

节，自身对此既产生的一种适应性反应。这种调节方式目前只在部分组织和器官内发现。例如肾血流量的自身调节，当肾小动脉的灌注压在 80～180mmHg 范围内变动时，可以通过肾血管自身的收缩和舒张，保证流经肾的血流量不变。这种自身调节在维持器官和组织的功能稳定具有一定的作用。

自身调节的特点是调节幅度小、灵敏度低、作用范围比较局限。

二、人体功能调节的自动控制原理

运用工程控制论的原理来分析、解释人体功能的调节控制系统。控制系统由控制部分和受控部分组成，人体功能调节的控制方式可分为两种：一种是开环的非自动控制系统，另一种是闭环的自动控制系统。

非自动控制系统指控制部分发出的信息影响受控部分，而受控部分不能返回信息，控制方式是单向的"开环"系统，没有自动控制的特征，在人体功能调节中一般比较少见。

自动控制系统又称为反馈控制系统，是指控制部分发出指令管理受控部分的同时，受控部分又反过来影响控制部分的活动。这种控制方式是一种双向的"闭环"系统（图 1-4）。在控制系统中，由控制部分发出的信息称为控制信息，由受控部分返回到控制部分的信息称为反馈信息。由受控部分发出的信息反过来影响控制部分活动的过程称为反馈（feedback）。

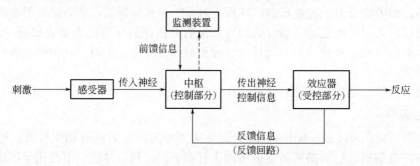

图 1-4　自动控制系统模式图

在反馈控制系统中，反馈信息减弱或抑制了控制部分的活动称为负反馈（negative feedback）。例如，减压反射的过程就是典型的负反馈调节。当动脉血压升高时，对于压力感受器的刺激增强，经由传入神经传至心血管中枢，中枢发出指令经传出神经到达心脏和血管，使心率减慢，心肌收缩力减弱，外周阻力降低，血压恢复到正常水平。正常人体内，大多数情况下是通过负反馈调节维持生理功能的相对稳定。因此，负反馈调节是维持机体稳态的一种重要调节方式。

正反馈（positive feedback）是指反馈信息加强或促进了控制部分的活动。与负反馈相反，正反馈是使原有的生理过程加快、加强，直到全部过程完成为止。正反馈不能维持机体的稳态，正反馈控制系统在人体内很少，如血液凝固过程、排尿反射、分娩过程、细胞膜钠通道激活与开放等。

正常人体功能调节过程中，除了反馈控制外，还有前馈（feed forward）。前馈即在控制部分向受控部分发出信息的同时，通过监测装置监测到干扰信号，发出前馈信息直接调控控制部分，进而作用于受控部分，及时调节受控部分的活动，使其更加准确、适时和适度。条件反射是一种前馈控制，前馈控制系统可以使机体的反应具有一定的超前性和预见性。但有时也会失误。如经典条件反射摇铃给狗喂食，铃声会引起狗的唾液分泌，但如果摇铃后没有吃到食物，狗的唾液分泌即是失误。

> ### 知识链接
>
> #### 现代生理学的奠基人——威廉·哈维
>
> 威廉·哈维（William Harvey）于 1578 年 4 月 1 日出生于英国肯特郡福克斯通镇，15 岁时进入剑桥大学学习了两年与医学有关的一些学科，又在意大利帕多瓦大学——当时欧洲最著名的高级科学学府，在著名的解剖学家法布里克斯指导下学习。1616 年 4 月中，哈维在骑士街圣保罗教堂附近的学堂中讲学，第一次提出了关于血液循环的理论。通过解剖动物来说明人体解剖学。
>
> 哈维吸收了前人的研究成果和古典作家论述的精华，完整地、精辟地提出了血液循环的伟大理论，即心脏肌肉的收缩，是输送血液的动力；脉搏的产生是由于血管充血而扩张；两心室间没有看不见的通道。右心室排出的血液、经肺动脉、肺和肺静脉，进入左心室，再由左心室进入主动脉，再送达肢体各部，然后由体静脉回到右心室，这就是一次循环的完成。哈维还进一步指出，流在动脉血管和静脉血管中的血液完全一样；左右心室的作用都是接纳和推动血液，只是左心室接纳的是带有新鲜空气的血液。哈维通过实验说明，心脏每 20min 排出的血液就等于身体内血液的总量；因而血液在流动中不可能完全耗尽，而是在不断地循环流动。

思考题

一、名词解释

1. 生理学
2. 内环境
3. 稳态

二、简答题

1. 简述生理学在医学中的地位。
2. 如何维持内环境的稳态？内环境稳态有何生理意义？

（景文莉）

第二章

细胞的基本功能

【学习目标】

◆ **掌握**：细胞的跨膜物质转运功能；掌握静息电位、动作电位概念及其产生机制；肌细胞收缩的原理。

◆ **熟悉**：刺激引起兴奋的条件、骨骼肌的滑行学说。

◆ **了解**：骨骼肌收缩的形式及细胞的跨膜信号传递功能。

◆ **应用**：学会运用本章所学基本知识，能根据物质理化特性分析其跨膜转运方式；根据生理机制列举有机磷农药中毒等相关疾病的症状表现以及相应的治疗方案。

案例导入

案例回放：

患儿，男，10 岁，因感冒后出现双下肢无力，行走时易跌倒就诊，入院检查：T 36.5℃，P 95 次/分，R 24 次/分，BP 100/72mmHg。神志清楚，发育正常，四肢瘫软，不能站立，能坐，双下肢、双上肢肌力均为 1 级，肱二头肌、肱三头肌反射减弱，双侧髌间反射消失，凯尔尼格征阳性，直腿抬高试验阳性，四肢感觉存在。入院诊断：吉兰-巴雷综合征。

思考问题：

1. 患儿的骨骼肌状态的评估肌力为 1 级，肌力是什么？

2. 骨骼肌的收缩形式有哪些？

3. 影响骨骼肌收缩的主要因素有哪些？

细胞是构成机体基本的结构和功能单位，机体内的各种生命活动都是在细胞的基础上进行的。研究细胞的功能活动，经历了细胞水平、亚细胞水平和分子水平，对细胞的研究有助于揭示生命活动的本质，理解整个人体及各器官、系统的基本生命活动的规律。细胞的种类很多，不同种类的细胞有其不同的功能，本章重点讨论细胞的跨膜物质转运功能、细胞的跨膜信号传递功能、细胞的生物电现象及肌细胞的收缩功能。

第一节　细胞的跨膜物质转运功能

细胞膜是包绕于细胞最外层界膜，又称质膜。细胞膜不只是把细胞内容物与细胞周围的环境分隔开来，使细胞能够独立于环境而存在，在细胞与环境之间起着屏障作用，而且还是细胞与外界实现物质、能量和信息交换的门户和通道。此外，细胞膜还与机体的免疫功能、细胞的分裂、分化以及癌变等生理和病理过程有着密切的关系。

> **知识链接**
>
> ### 最早发现细胞的人
>
> 英国物理学家和天文学家胡克（R. Hooke，1635～1703）是第一个发现植物细胞的伟大学者，也是人类历史上第一个发现了细胞的人。胡克出生于赖特岛，自小就有创造的才能，自制过许多机械玩具。他用显微镜观察的对象很多，从跳蚤、虱子到针尖，无所不包。他描绘的微小世界图鉴《显微图谱》（1665年），就是这样完成的。胡克把软木切成薄片，用自制显微镜仔细观察。他发现，软木薄片上有许多孔和洞，很像蜂巢。胡克首次称为"细胞"（cell），即"小室"的意思，从此"细胞"与生理学有了不解之缘。

目前得到大家公认的细胞膜的结构模型是1972年Singer和Nicholson提出的液体镶嵌模型（fluid mosaic model）（图2-1）。这一模型的基本内容为：细胞膜是以液态的脂质双分子层为基架，其间镶嵌着许多结构不同、功能各异的蛋白质。细胞膜的脂质双分子层在膜的脂质中，主要以磷脂类为主，约占膜脂质的70%，包括磷脂酰胆碱（卵磷脂）、磷脂酰乙醇胺（脑磷脂）、磷脂酰丝氨酸和磷脂酰肌醇。其次是胆固醇，一般低于30%。所有膜的脂质都是一些双嗜性分子，它的一端是由磷酸和碱基构成的亲水性极性基团，通常称作头部；另一端是由长烃链构成的疏水性非极性基团，称作尾部。由于脂质分子的这种特征，它们在膜中呈现出特殊的排列方式，即亲水的头端朝向膜的内、外两面，而疏水的尾端两两相对，从而形成双分子层排列。脂质双分子层的主要功能是限制膜两侧水溶性物质的自由通过，发挥屏障作用。胆固醇分子散布于磷脂分子之间，其意义在于可以稳固磷脂分子形成的双分子层，从而保持膜的稳定性。值得提出的是：磷脂酰肌醇在磷脂中的含量虽然最少，仅占磷脂的5%～10%，但它可通过生成作为第二信使的三磷酸肌醇（IP_3）和二酰甘油（DG），在跨膜信号转导中发挥重要作用。IP_3、DG参与信号转导的事实，改变了膜脂质只是发挥屏障作用的观点，并促使人们重新认识膜脂质的功能。细胞膜蛋白是以α-螺旋或球形结构分散镶嵌在膜的脂质双分子层之中。细胞膜的主要功能都是通过膜蛋白质来实现的。由于不同的蛋白质具有不同的α-螺旋及不同的空间构型，因此膜结构及功能的差别又在很大程度上取决于膜蛋白的组成。根据蛋白质在膜上的分布位置及蛋白分离的易难程度，可将其分为表面蛋白和整合蛋白两大类，整合蛋白又称作跨膜蛋白或穿膜蛋白。不同的膜蛋白执行不同的功能，如有的作为受体，"接受"细胞环境中特异的化学性刺激或信号；有的作为酶蛋白，参与细胞代谢；有的起着细胞"标志"的作用，供免疫系统或免疫物质"辨认"；还有的作为转运蛋白，与离子、营养物质和代谢产物有条件、有选择地跨膜转运有关，如下面提到的载体、通道、离子泵等。细胞膜上糖类的含量极少，主要是一些寡糖和多糖链，并以共价键的形式和膜脂质或膜蛋白结合，形成糖脂或糖蛋白。这些糖链绝大多数裸露于细胞膜的外表面，它们有些可以作为抗原决定簇，表示某种免疫信息；有些作为膜受体的"可识别"部位，能特异地与某种递质、激素或其他化学信号分子相结合，成为信号转导中必不可少的环节。

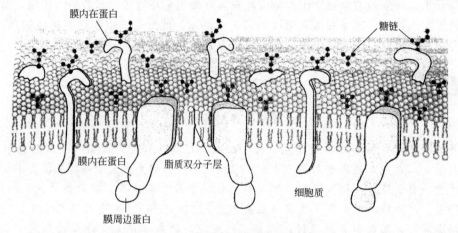

图 2-1 细胞膜的液体镶嵌模型

细胞在新陈代谢过程中所需的营养物质，以及细胞产生的代谢产物，都必须跨越细胞膜这一屏障才能进行。根据物质进出细胞膜是否消耗能量及进出细胞膜的方式，物质跨膜转运功能可以分成被动转运、主动转运、入胞和出胞三种形式。

一、单纯扩散

单纯扩散是指脂溶性小分子物质由膜的高浓度一侧向低浓度一侧移动的过程。由于细胞膜的基架是脂质双层，因而只有脂溶性物质才能以单纯扩散的方式通过细胞膜。如 CO_2、O_2 等气体分子，属于脂溶性物质，因而可以靠各自的浓度差以单纯扩散的形式通过细胞膜。

影响单纯扩散的因素有两个：①膜两侧分子的浓度差。在一般情况下，扩散量与膜两侧溶质分子的浓度差成正比；若为电解质溶液，离子的扩散不仅取决于该离子的浓度，还受离子所在的电场力影响，即电位差。②膜对该物质的通透性。所谓通透性是指细胞膜对某物质通过的难易度。通透性越大，物质越容易通过。

二、易化扩散

非脂溶性或脂溶性甚小的物质在膜上特殊蛋白质的帮助下，由膜的高浓度一侧向低浓度一侧转运的过程，称为易化扩散。根据膜上蛋白质的作用和形态不同，易化扩散可以分为载体转运和通道转运两种类型。

（一）载体转运

通过细胞膜中的载体蛋白构型变化，将物质由膜的高浓度一侧向低浓度一侧转运的过程称为载体转运。葡萄糖、氨基酸等一些小分子亲水物质就是依靠载体运输进入细胞内的（图 2-2）。

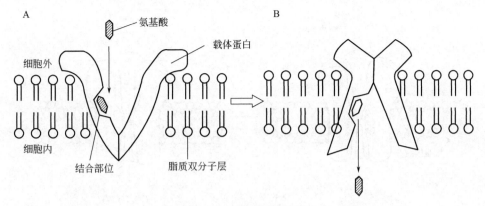

图 2-2 载体转运模式图

A—载体蛋白在膜的一侧与被转运物结合；B—载体蛋白在膜的另一侧与被转运物分离

载体转运具有以下特点：①特异性。一种载体与它所转运的物质之间具有结构特异性，即一种载体一般只能转运某种特定结构或结构相似的物质。②饱和现象。由于膜表面载体蛋白数量有限或载体上能与该物质结合位点的数目是相对固定的，故当转运物质超过一定的限度时，转运量则不再增加，这种现象称为饱和现象。③竞争性抑制。如果一个载体可以同时转运 A 和 B 两种物质，而且物质通过细胞膜的总量又是一定的，因此当 A 物质转运量增多时，由于 A 物质更多地占据了有限的载体，B 物质的转运量就会减少。

（二）通道转运

物质借细胞膜中通道蛋白质的帮助，将物质由膜的高浓度一侧向低浓度一侧转运的过程称为通道转运。通道蛋白质就像贯通细胞膜并带有闸门装置的一条管道，在一定条件下迅速开放（激活）或关闭（失活）。开放时，物质从膜的高浓度一侧向低浓度一侧移动；关闭时，虽然膜两侧存在浓度差或电位差，物质也不能通过细胞膜。通道的开放或关闭是通过"闸门"来调控的，故又称为门控通道。根据引起通道开关的条件不同，将通道分为两类。①化学门控通道是由化学物质（如细胞外液中某种递质、激素或 Ca^{2+} 浓度等）改变来控制通道的开或关，这种通道主要分布在神经细胞的突触后膜和骨骼肌细胞终板膜上。②电压门控通道由膜两侧电位差改变控制其开或关。当膜两侧电位差变化到某一临界值时，通道蛋白质分子的结构发生变化，允许某物质从通道通过，该物质即可顺浓度差移动。如 Na^+ 通道、K^+ 通道、Ca^{2+} 通道等，主要分布在神经纤维和肌细胞膜中，是可兴奋细胞产生生物电的基础（图 2-3）。

上述的单纯扩散与易化扩散，由于物质分子都是顺浓度差跨膜移动的，就像水从高处依靠势能流向低处一样，所以不需要消耗能量，因而统属于被动转运。

三、主动转运

细胞膜通过本身的耗能过程，将物质分子或离子由膜的低浓度一侧转运到高浓度一侧的过程称为主动转运。这种逆浓度差的转运方式就像"水泵"泵水一样，因此主动转运也称为"泵"转运。"泵"是镶嵌在膜脂质双层中具有 ATP 酶活性的一种特殊蛋白质。体内不同类型的细胞膜或细胞内的膜性结构上存在着不同功能的"泵"，但目前研究最多和最清楚的是转运 Na^+ 和 K^+ 的钠-钾泵，简称钠泵（图 2-4）。它能被细胞内 Na^+ 增高和细胞外 K^+ 增高所激活，因而又称 Na^+-K^+ 依赖式 ATP 酶。当细胞内 Na^+ 增高和细胞外 K^+ 增高时，钠泵

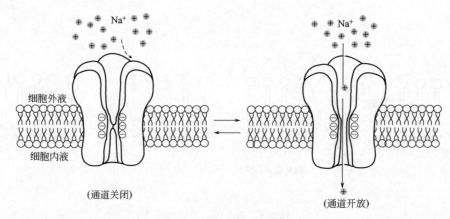

图 2-3　通道转运模式图

被激活，发挥其 ATP 酶的作用，分解 ATP 并释放能量，将 Na^+ 从细胞内泵出，同时将细胞外的 K^+ 泵入。通常每分解 1 个 ATP 分子，可将 3 个 Na^+ 泵出膜外，同时将 2 个 K^+ 泵入膜内。

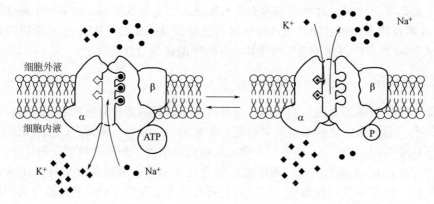

图 2-4　钠泵作用机制模式图

钠泵活动的生理意义：①维持细胞内高 K^+ 和细胞外高 Na^+ 的不均衡分布，这是细胞兴奋性的基础，是细胞生物电现象的必要条件。②形成势能储备，用于其他物质的逆浓度差跨膜转运。如葡萄糖、氨基酸等营养物质的跨膜转运，其所需的能量就来自于钠泵活动所形成的细胞上 Na^+ 的高势能，而不是直接来自 ATP 的分解。因此，这类转运形式的物质转运称为继发性主动转运。③细胞内高 K^+ 是许多细胞代谢反应的必要条件，细胞外高 Na^+ 对维持细胞内、外渗透压平衡具有重要作用。

钠泵广泛存在于机体各细胞膜上，其活动是机体最重要的物质转运方式。除钠泵外，目前了解较多的还有钙泵（Ca^{2+}-Mg^{2+} 依赖式 ATP 酶）、H^+-K^+ 泵（H^+-K^+ 依赖式 ATP 酶）、I^- 泵等，它们对细胞的功能活动也起着重要作用。

四、入胞和出胞

进出细胞的物质中还涉及一些大分子物质，如多肽、蛋白质或物质团块等，这些大分子物质或团块类物质进出细胞，除涉及膜机制外，还需细胞膜的更为复杂的结构和功能变化才能实现。

入胞作用指大分子或团块物质从细胞外进入细胞内的过程。若进入的物质为固体物称为吞噬，如白细胞或巨噬细胞将异物或细菌吞噬到细胞内部的过程。吞噬时，首先是细胞膜对某些异物（如细菌）进行识别，然后细胞向异物周围伸出伪足逐渐将异物包围起来，形成吞噬小体，再通过膜的融合和断裂，最后将吞噬物移入细胞内。若所进入的物质为液体称为吞饮，如小肠上皮细胞对营养物质的吸收过程。

出胞作用指大分子或团块类物质由细胞内排放到细胞外的过程。如消化腺分泌消化液、内分泌腺分泌激素、神经递质的释放，都是通过出胞作用完成的（图2-5）。入胞作用和出胞作用均需要消耗能量，能量来自于细胞内的ATP。

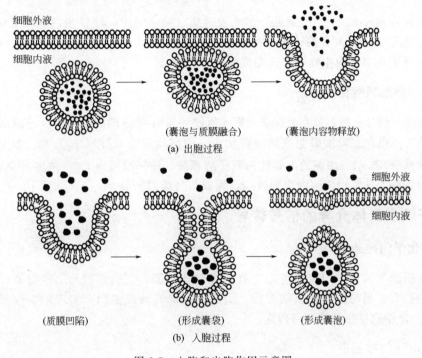

图 2-5　入胞和出胞作用示意图

第二节　细胞的跨膜信号传递功能

细胞的跨膜信号转导功能是指通过细胞膜表面或细胞内受体接受配体（主要是激素和递质）等外界信号刺激，经过细胞膜结构中各级膜蛋白反应，引发细胞内生物化学反应和生理过程的变化。大体可分为三种：G蛋白耦联受体介导的信号转导、离子通道受体介导的信号转导及酶耦联型受体介导的信号转导。

受体（receptor）是存在于细胞膜或细胞内能与某些化学物质特异性结合并引发特定生理效应的特殊蛋白质。按照存在的部位不同，可将受体分为细胞膜受体、细胞质受体和细胞核受体。受体与配体结合的主要特征主要包括：①特异性。每种受体只能与对应的特定物质结合，并引起特定的生理效应。②饱和性。由于细胞膜上的受体数量和能力有限，因此它能结合的配体数量也有一定的限度，从而产生饱和现象。③可逆性。受体与配体的结合是可逆的，既可结合，又能分离。

一、G蛋白耦联受体介导的信号转导

G蛋白（鸟苷酸结合蛋白）耦联受体位于细胞膜表面，当外来配体（激素或递质等，又称第一信使）与G蛋白耦联受体结合后，导致细胞质中第二信使物质生成增加或减少，而第二信使物质影响着细胞内的代谢过程，最终完成细胞的跨膜转导。根据第二信使的不同分为环磷酸腺苷（cAMP）信号通路和磷脂酰肌醇信号通路。

（一）环磷酸腺苷信号通路

环磷酸腺苷（cAMP）信号通路：激素或递质（第一信使）与G蛋白耦联受体结合→激活G蛋白→激活腺苷酸环化酶→催化细胞内的ATP转化为cAMP（第二信使）→激活胞质蛋白激酶A→实现细胞内生物效应，完成信号跨膜转导。

（二）磷脂酰肌醇信号通路

磷脂酰肌醇信号通路：激素或递质（第一信使）与G蛋白耦联受体结合→激活G蛋白→激活磷脂酶C→催化二磷酸磷脂酰肌醇转化为三磷酸磷脂酰肌醇（IP_3）和二酰甘油（DG）两个第二信使→IP_3动员细胞的内源性钙离子的释放，使细胞质内Ca^{2+}浓度升高；DG激活细胞质蛋白激酶C→实现细胞内生物效应，完成信号跨膜转导。

二、离子通道受体介导的信号转导

（一）化学门控通道

有些细胞膜上的化学门控通道本身就具有受体功能，它们具有与信号物质（主要是递质）结合的位点。当与信号物质结合后，引起通道的开放或关闭，实现化学信号的跨膜转导，如神经-骨骼肌接头处的兴奋传递。

（二）电压门控通道

在除了突触后膜和终板膜以外的神经和肌肉细胞膜上，存在着电压门控通道。当电压门控通道受膜两侧电位变化的作用而开放时，能够选择性地允许某些离子通过，进而引起膜本身产生动作电位，实现跨膜信号传递。

（三）机械门控通道

有些细胞表面存在着能感受机械性刺激的通道样结构，当它们受到机械刺激，如声波振动时，能引起相应的离子通道开放，导致膜电位发生改变，继而实现跨膜信号转导。如内耳毛细胞表面就存在着机械门控通道，当声波振动传到内耳时，使毛细胞表面的听毛细胞发生弯曲，使毛细胞上的机械门控通道开放，导致跨膜离子流和膜电位变化，从而实现由机械振动向电信号的转变。

三、酶耦联型受体介导的信号转导

近年来发现，一些肽类激素，如胰岛素以及细胞因子，当它们与相应靶细胞膜上受体位点结合后，是通过细胞膜中的一类酶耦联受体（酪氨酸激酶受体或鸟苷酸环化酶受体）的特殊蛋白质完成跨膜信号转导的。这种酶耦联受体的外侧端能与第一信使结合，结合后便激活内侧端酶的活性，随即引起一系列的磷酸化反应，最终实现生物效应。这条通路的特点是不需要耦联蛋白（G蛋白），也没有第二信使的产生和细胞质中蛋白激酶的激活，而是通过受体本身酶的活性激活完成的。

第三节　细胞的生物电现象

一切活的细胞无论在安静或活动时都存在电现象，我们把这种电现象称为生物电现象。它是一种普遍存在而又十分重要的生命现象，与细胞兴奋的产生和传导有着密切关系。临床上所做的心电图、脑电图、肌电图等检查，实际上就是将心肌细胞、脑细胞、肌细胞等的生物电引导出来加以放大，描记在记录纸上的结果。可见，生物电现象在临床上已广泛应用，对疾病的诊断和监控都具有重要的辅助作用。细胞的生物电现象是由细胞膜两侧不同离子跨膜扩散产生的，故又称跨膜电位。它主要包括安静时的静息电位和细胞因受刺激而发生反应时的动作电位，现以单个神经细胞为例加以叙述。

知识链接

生物电的由来

生物有电并非怪事，它早已存在，不过人们研究它、应用它，还是近年的事。古罗马帝国流行一种奇怪的治病方法，用来治疗头痛、风痛等。当一个人痛风发作时，医生把患者带到海边潮湿沙滩上，在患者脚底放一条黑色大鱼，此时患者就会感到脚底发麻，一直麻到膝盖为止，如此反复进行，可以治愈疾病。据说，此法曾治好许多达官贵人的病。到了1758年，英国科学家卡文迪许开始着手探究上述治病方法的奥秘。他把大黑鱼埋在潮湿沙滩里，上面接一个莱顿瓶，结果莱顿瓶发出火花，由此证明大黑鱼放出的是电。卡文迪许证明大黑鱼放电不久，意大利科学家加伐尼在1791年发现在青蛙肌肉中也蕴藏着电能，他把这种电称为"生物电"。这便是生物电名字的由来。

一、静息电位

（一）静息电位的概念

静息电位（resting potential，RP）是指细胞在安静时存在于细胞膜两侧的电位差。静息电位是一切生物电现象产生的基础。静息电位可用示波器进行观察测量。这一现象说明细胞膜内外存在着电位差，且膜内电位低于膜外电位（图2-6）。一般而言，大多数细胞的静息电位在$-10\sim-100$mV。如：枪乌贼巨大神经细胞轴突的静息电位在$-50\sim-70$mV；哺乳类动物的神经细胞和骨骼肌细胞的静息电位一般在$-70\sim-90$mV；平滑肌细胞在$-50\sim-60$mV。应该注意的是，静息电位的数值是指膜内电位低于膜外电位，也可以理解为细胞膜内带有负电荷，细胞膜外面带有正电荷。若细胞不受任何刺激，保持安静状态，静息电位数值基本不变。这种细胞膜内带负电荷，膜外带正电荷，两侧电位维持内负外正的稳定状态，称为极化。

以静息电位为准，当细胞接受刺激，膜内电位的值向负值增大方向变化，称为超极化；若膜内电位向负值减小方向变化，称为去极化；细胞膜去极化后，膜电位又恢复到原来静息

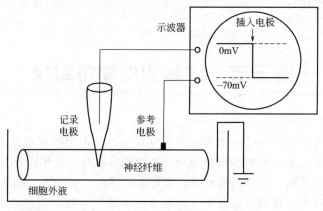

图 2-6　测定静息电位示意图

时的极化状态，称为复极化。

（二）静息电位的产生机制

细胞处于静息状态时膜两侧存在电位差，离子流学说认为，膜电位的产生是由于细胞膜对各种离子的通透性不同及细胞膜内外两侧离子分布不均匀造成的。研究表明，细胞在安静状态下，对 K^+ 的通透性较高，而膜内 K^+ 浓度又高于膜外（细胞内 K^+ 浓度是细胞外 K^+ 浓度的 28～30 倍），于是细胞内的 K^+ 就顺着浓度差向膜外扩散，使细胞膜外带有的正电荷增多。细胞内带负电荷的蛋白质（A^-）在电荷异性相吸引的作用下，虽有随同 K^+ 外流的倾向，但因 A^- 分子量较大，膜对 A^- 无通透性，A^- 被阻隔在膜的内侧面，因此就形成了细胞膜外面带正电荷，细胞膜内带负电荷的内负、外正的极化状态。但是 K^+ 外流并不是无限制地进行下去，随着 K^+ 外流的增多，所形成的内负外正的电场力会阻止带正电荷的 K^+ 继续外流。当促使 K^+ 外流的浓度差和阻止 K^+ 外流的电场力达到平衡时，K^+ 外流就会停止。此时，由 K^+ 外流所造成的电位差也相对地稳定于某一数值，所以静息电位主要是由 K^+ 外流产生的电-化学平衡电位。静息电位实测值略小于 K^+ 平衡电位的理论值，这是因为静息时，不仅只是 K^+ 的内流，也有少量的 Na^+，从而抵消一部分 K^+ 外流所造成的膜内负外正极化状态的原因。

二、动作电位

（一）动作电位的概念

动作电位（action potential，AP）是指一切可兴奋细胞受到有效刺激后，在静息电位的基础上发生一次短暂的、可扩布性的电位变化。动作电位是细胞兴奋的标志，动作电位和静息电位的主要区别在于：动作电位一旦产生将会向四周传播，而静息电位则不能；动作电位的电位差变化是连续的，而静息电位是一个稳定的电位差。

动作电位是一个连续的膜电位变化过程，其波形分为上升支和下降支（图 2-7）。上升支由膜电位的去极化和反极化过程组成，是膜内电位迅速升高的过程，上升支超过零电位的部分，称为超射。如果静息电位为 $-70\mathrm{mV}$，超射为 $+35\mathrm{mV}$，则动作电位的幅度为 $105\mathrm{mV}$。下降支也称复极化过程，是膜内电位迅速下降的过程。动作电位的去极化与复极化过程都非常短暂，历时不超过 2ms，因其波形尖锐，呈尖锋状，故又称为锋电位。在锋电位恢复到静息电位之前，还要经历一段微小而缓慢的电位变化，称为后电位。后电位包括正后电位和负后电位两部分。动作电位有以下特点：①"全或无"现象，即达不到刺激强度就不产生动作电位（无），一旦产生就是最大值（全）。②不衰减性传导，即动作电位的幅度不会因传导距离的增加而减小。③双向脉冲式传导，如神经纤维的某处受到刺激后，产生的动作电位可同时向神经纤维的两端传导，同时由于不应期的存在，动作电位不可能重叠，两个动作电位之间总会有一定的间隔，形成脉冲样图形。

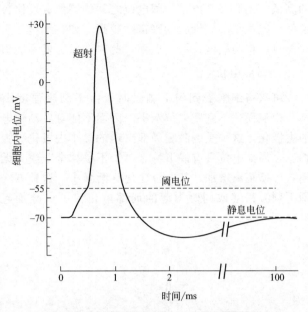

图 2-7 神经纤维动作电位波形模式图

（二）动作电位产生的机制

动作电位产生的机制与静息电位基本相似，也可以用离子流学说来解释，都与细胞膜的通透性及离子膜内外转运有关。上升支产生机制：当细胞受刺激时，受刺激部位膜内的 Na^+ 通道激活而开放，膜对 Na^+ 的通透性增大。由于细胞外 Na^+ 的浓度比细胞内高，且细胞膜外带有正电荷，Na^+ 顺浓度差和电位差从细胞外向细胞内扩散。Na^+ 的内流结果使膜内电位迅速升高，转而出现正电位，形成动作电位上升支。当 Na^+ 内流，细胞膜内形成正电位时，称为反极化。动作电位上升支中，零电位线以上部分的值称为超射值。下降支产生机制：钠通道开放时间很短，很快失活关闭，使膜对 Na^+ 通透性变小，受电压门控通道控制的钾通道激活而开放，膜对 K^+ 的通透性增大，由于膜内 K^+ 浓度高于膜外〔膜内：膜外＝$(28\sim30):1$〕，加之膜内电位较正，于是 K^+ 借助浓度差和电位差快速外流，使膜内电位迅速降低，直到恢复到静息电位的水平。

神经纤维和其他可兴奋细胞每发生一次动作电位，都会使膜内的 Na^+ 浓度和膜外的 K^+ 浓度稍有增加，这种细胞内外离子浓度的改变，可以使钠泵激活。于是钠泵开始主动转运两种离子，将进入膜内的 Na^+ 泵出，同时将膜外的 K^+ 泵入，使细胞内的 K^+ 浓度和细胞外的 Na^+ 浓度恢复到静息电位时的原有水平，以维持细胞的兴奋性。可见，钠泵活动在维持细胞内外的离子浓度及细胞的兴奋性中有重要作用。

三、动作电位的引起和传导

（一）动作电位的引起

1. 阈电位

当神经纤维受到一次阈刺激或阈上刺激时，先是引起受刺激部位细胞膜上少量 Na^+ 通道开放及少量 Na^+ 内流，使膜轻度去极化，造成静息电位绝对值减小。当静息电位绝对值减小到某一临界值时，便会引起细胞膜上 Na^+ 通道大量开放，出现大量 Na^+ 内流，从而触发动作电位。这种能引起膜 Na^+ 通道突然大量开放，造成 Na^+ 大量内流并暴发动作电位的临界膜电位值，称为阈电位（threshold potential，TP）。阈电位的数值一般比静息电位的绝对值小 $10\sim20mV$，静息电位去极化达到阈电位是产生动作电位的必要条件，而细胞兴奋性的高低，则和静息电位与阈电位之间的差值成反比关系，即两者的差值越大，细胞的兴奋性越低；差值越小，细胞的兴奋性越高。如在细胞处于超极化状态时，膜电位和阈电位的差值比静息电位与阈电位的差值大，此时的状态就不能引发动作电位。

2. 局部电位

可兴奋细胞受到阈下刺激时，由于刺激强度小，只能引发少量 Na^+ 通道开放，少量 Na^+ 内流而达不到阈电位水平，因而不能触发动作电位，只能引起受刺激局部出现一个较小的去极化，这种受刺激膜局部出现的微小去极化称为局部电位，也称局部兴奋。与动作电位相比，局部电位具有以下特点：①不是"全"或"无"。②衰减性传导。局部电位不能远传，随着传播距离增加，其电位变化逐渐减小，这种方式称为电紧张性传播。③可叠加，即几个阈下刺激相继或同时引起的局部电位，可以叠加起来，当达到阈电位时，即可暴发动作电位。

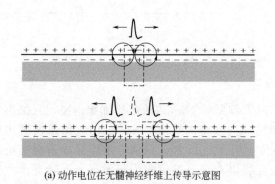

(a) 动作电位在无髓神经纤维上传导示意图

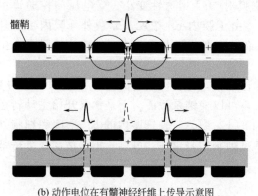

(b) 动作电位在有髓神经纤维上传导示意图

图 2-8　动作电位在神经纤维上的传导
虚线方框代表兴奋区

（二）动作电位的传导

动作电位的传导是可兴奋细胞的特征之一。动作电位一旦在细胞膜某一点产生，就会沿细胞膜向周围传播，直到整个细胞膜都产生动作电位为止。这种动作电位在同一细胞上的传播，称为传导。在神经纤维上传导的动作电位又称为神经冲动。

动作电位的传导机制目前常采用局部电流学说来解释（图 2-8）。以无髓神经纤维为例，当细胞某一处受刺激而兴奋时，兴奋部位的膜电位发生短暂地电位逆转，呈膜内为正、膜外为负状态，而相邻近的静息部位，仍处于膜外为正、膜内为负的状态。这样兴奋的部位与邻近静息部位之间产生了电位差，由于细胞膜两侧的溶液都是导电的，可发生电荷移动，便形成了局部电流。局部电流的电荷流动的方向是：膜外由未兴奋部位流向兴奋部位，膜内由兴奋部位流向未兴奋部位。当去极化达到阈电位水平时，即暴发动作电位。这样的过程在膜表面连续进行下去，就表现为兴奋在整个神经纤维上的传导。

兴奋在有髓神经纤维上的传导与无髓神经纤维有所不同。有髓神经纤维外包有一层厚的髓鞘，不允许离子通过，具有绝缘性。因此，有髓神经纤维在受到刺激时，局部电流只能在朗飞结处产生，兴奋的传导也只能在两个相邻的朗飞结之间进行，即兴奋由一个朗飞结跳到下一个朗飞结，称为跳跃式传导。所以有髓神经纤维的传导速度要比无髓神经纤维快得多。

第四节　肌细胞的收缩功能

人体各种形式的运动，主要靠肌肉的舒缩活动来完成。人体肌肉依结构和功能分为骨骼肌、心肌、平滑肌，如肢体运动、呼吸运动等由骨骼肌舒缩活动完成的，心脏的射血活动由心肌舒缩活动完成，胃肠运动由消化道平滑肌舒缩活动实现等。虽然不同肌肉在结构和功能上各有不同，但其舒缩的机制基本相似，都与肌细胞内所含的收缩蛋白有关，收缩和舒张的控制，也有很多相似之处。本节以骨骼肌为例，说明肌细胞的收缩功能，然后对平滑肌的生理特性作必要的补充。

骨骼肌是体内最多的组织，约占体重的 40%。在骨和关节的配合下，借助骨骼肌的收缩和舒张来完成各种动作。

一、神经-肌肉接头处兴奋的传递

人体骨骼肌的收缩和舒张是在中枢神经系统的控制下进行的。中枢神经的兴奋通过躯体运动神经传到骨骼肌，引起骨骼肌收缩和舒张。

(一) 神经-肌肉接头的结构

运动神经纤维在达到末梢时失去髓鞘，以裸露的轴突末梢嵌入肌细胞膜终板的凹陷中，但运动神经的末梢和终板膜并不是直接接触，两者直接充满了细胞外液。运动神经与骨骼肌之间的连接部位称为神经-肌肉接头（图 2-9）。它由接头前膜、接头间隙和接头后膜三部分组成。接头前膜是裸露的运动神经纤维末梢嵌入肌细胞膜的部位，即神经轴突的细胞膜，内含许多直径约 50nm 的无特殊构造的囊泡，每个囊泡内约含有大量乙酰胆碱（acetylcholine ACh）分子。接头后膜又称运动终板或终板膜，是与接头前膜相对应的肌细胞膜，在接头后膜上有与 ACh 特异性结合的 N 型乙酰胆碱受体，它是化学门控通道的一部分，属于离子通道耦联受体。接头前膜与终板膜之间的间隙称为接头间隙，两者之间充满了细胞外液。

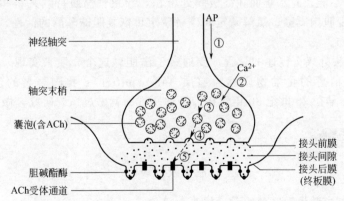

图 2-9　神经-肌肉接头结构模式图

①AP 到达神经轴突末梢；②细胞外 Ca^{2+} 进入轴突末梢；③囊泡向接头前膜方向移动；
④囊泡与接头前膜融合并破裂，释放 ACh；⑤ACh 进入接头间隙与接头后
膜上的 ACh 受体通道结合

（二）神经-肌肉接头处兴奋传递过程

神经-肌肉接头处兴奋传递的过程和神经纤维上兴奋传导过程大不相同，后者只是电传导的过程，而前者要复杂得多，神经-肌肉接头兴奋传递的过程可概括为一个"电-化学-电"变化的过程。当神经冲动沿神经纤维传到轴突末梢时，引起接头前膜上电压门控式钙通道开放，Ca^{2+}从细胞外液顺电-化梯度进入轴突末梢，触发轴浆中的囊泡向接头前膜方向移动并与接头前膜融合，使囊泡内的ACh通过出胞作用释放入接头间隙中（电变化）。据测定一次动作电位到达末梢，能使200~300个囊泡内的ACh全部释放，有100多个ACh分子进入接头间隙，ACh的这种释放形式称为量子式释放（quantal release）。这里Ca^{2+}的进入量直接决定了囊泡释放的数目。ACh通过接头间隙到达终板膜时，立即于终板膜上的N型乙酰胆碱受体结合，使终板膜上特殊化学门控通道开放（化学变化），引起终板膜对Na^+、K^+通透性增大，但以Na^+内流为主，总的结果使终板膜去极化，产生终板电位（电变化）。终板电位属于局部电位，具有不表现"全或无"性质，无不应期，可以总和叠加的特点，其大小与接头前膜释放的ACh的多少呈正变关系。当终板电位引起邻旁的肌细胞膜去极化达到阈电位时，便使肌细胞膜上的电压门控性Na^+通道大量开放，暴发动作电位，从而完成兴奋从神经轴突末梢到肌细胞的传递。运动神经末梢一次动作电位所释放ACh的量，超出引起肌细胞动作电位需要量的3~4倍，所以神经-肌肉接头处的兴奋传递是一对一的，即一次神经冲动便引起一次肌肉兴奋及收缩。保证神经-肌肉接头一对一传递的另一条件是：接头前膜释放的ACh在引起肌细胞兴奋及收缩后，随即被位于终板膜上的胆碱酶迅速水解为乙酸和胆碱而终止其作用，否则它将持续作用于终板膜使其持续去极化，引起肌细胞持续兴奋，而使肌细胞持续收缩发生痉挛。

神经-肌肉接头处传递的特点有以下几点。①单向传递：即兴奋只能由接头前膜传向接头后膜；②时间延搁：需要0.5~1.0ms，因为在兴奋的传递过程中，化学递质的传递速度要比神经冲动慢得多；③易受环境变化的影响：传递过程中容易受到Ca^{2+}浓度，外界药物（如新斯的明、美洲箭毒等）影响等。

许多药物可作用于神经-肌肉接头，影响其兴奋传递过程。例如，筒箭毒（也称美洲箭毒）和α银蛇环毒能与ACh竞争受体，使之不能引发终板电位，从而抑制肌细胞兴奋，使骨骼肌松弛，故筒箭毒又称为ACh受体阻断剂；有机磷农药及新斯的明能够抑制胆碱酯酶的活性，使ACh不能及时水解而在终板膜处堆积，导致骨骼肌持续兴奋和收缩，故有机磷农药中毒时会出现肌肉震颤；氯解磷定和碘解磷定可恢复胆碱酯酶的活性，是治疗有机磷农药中毒的特效药物。

神经-肌肉接头处兴奋传递的过程，要通过乙酰胆碱这个介质来实现，在生理学上我们把在细胞间传递信息的化学物质称为递质（transmitter）。我国著名的生理学家冯德培（1907—1995年）早在20世纪30年代在神经递质方面就做过系统研究，做出了突出贡献。

知识链接

肌力及分级

肌力指肌肉主动运动时的力量、幅度和速度。

检查时令患者作肢体伸缩动作，检查者从相反方向给予阻力，测试患者对阻力的克服力量，并注意两侧比较。根据肌力的情况，一般均将肌力分为以下0~5级，共六个级别。

0级：完全瘫痪，测不到肌肉收缩。

1级：仅测到肌肉收缩，但不能产生动作。

2级：肢体能在床上平行移动，但不能抵抗自身重力，即不能抬离床面。

3级：肢体可以克服地心引力，能抬离床面，但不能抵抗阻力。

4级：肢体能做对抗外界阻力的运动，但不完全。

5级：肌力正常。

二、骨骼肌细胞的兴奋-收缩耦联

骨骼肌细胞含有大量的肌原纤维和丰富的肌管系统，这些结构排列高度规则，是骨骼肌细胞在结构上最突出的特点，也是进行收缩、舒张及耗能做功的基础。

（一）骨骼肌的微细结构

1. 肌原纤维与肌小节

每个肌细胞或肌纤维都包含有大量直径为 1~2μm 的纤维状结构，称肌原纤维（myofibril）。它们平行排列，纵贯肌纤维全长，在一个肌细胞中可以有上千条之多，并显现出有规则的明带和暗带交替（图 2-10）。明带中央有一条与肌原纤维垂直的横线，称为 Z 线。暗带的中央有一段相对透亮区，称为 H 带，其中央有一条暗线，称为 M 线。两条相邻 Z 线之间的区域称为肌小节（sarcomere）。肌小节由中间的暗带和两侧的各 1/2 明带所组成，是肌肉收缩和舒张的最基本结构与功能单位。用电子显微镜观察，肌小节的明带和暗带由不同的肌丝组成。暗带主要由粗肌丝组成，其中 H 带只有粗肌丝，粗肌丝借助 M 线相连，明带只有细肌丝，借助 Z 线相连。由于细肌丝的一部分伸入到相邻的粗肌丝之间，故在 H 带的两侧各有一个粗肌丝、细肌丝的重叠区。

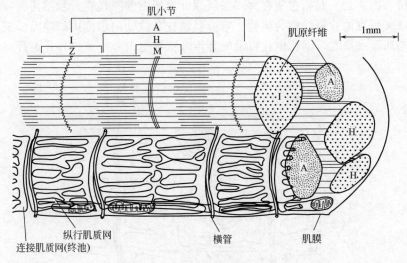

图 2-10　骨骼肌超微结构模式图

A—暗带；H—暗带中的 H 带；I—明带；M—M 线；Z—Z 线

2. 肌丝的分子组成

研究表明，粗肌丝主要由肌凝蛋白所组成。每一个肌凝蛋白又分为头部和杆状部。杆状部相互聚合朝向 M 线构成粗肌丝的主干；头部则有规律地伸出粗肌丝主干的表面，形成横桥。横桥具有 ATP 酶的活性，当它分解 ATP 释放能量后，可以发生扭动，拖动细肌丝向暗带中央滑行。

细肌丝由三种蛋白质所组成。①肌纤蛋白（actin，又称肌动蛋白）：占细肌丝的 60%，构成细肌丝的主干，上有能与横桥结合的位点，与肌凝蛋白一起被称为收缩蛋白。②原肌凝蛋白（tropomyosin，又称原肌球蛋白）：在肌肉舒张时，原肌凝蛋白的位置正好处于肌纤蛋白与横桥之间，起着掩盖肌纤蛋白作用点、阻止横桥与肌纤蛋白结合的作用，称为位阻效应。③肌钙蛋白（troponin，亦称原宁蛋白）：与 Ca^{2+} 有很强的亲和力，是 Ca^{2+} 的受体蛋白。当与 Ca^{2+} 结合后，则将信息传给原肌凝蛋白，使其构象和位置发生改变，解除原肌凝蛋白的位阻效应。

肌丝的分子结构示意见图 2-11。

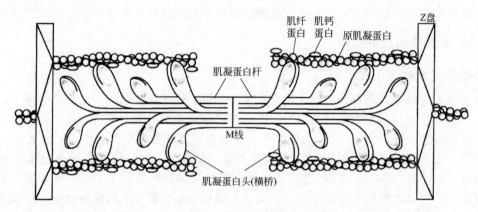

图 2-11　肌丝的分子结构示意图

3. 肌管系统

肌管系统（图 2-12）是指包绕在每一条肌原纤维周围的膜性囊管状结构。一部分是走行方向与肌原纤维垂直的管道，称为横管。它由肌膜在 Z 线处向细胞内凹陷而形成，并与细胞外液相通。当肌膜兴奋时，动作电位可沿横管传入肌细胞内部。另一种是走行方向与肌原纤

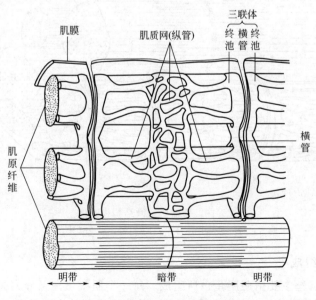

图 2-12　肌管系统结构模式图

维平行的管道，称为纵管，又称肌质网。它纵向地包绕在肌原纤维的周围。在肌小节两端的 Z 线附近，即靠近横管的部位，纵管管腔膨大，形成终池。终池内有大量的 Ca^{2+} 储存，其膜上有钙泵。一个横管与两侧肌小节的终池一起合称三联体结构，其作用是把从横管传来的电信息（动作电位）和终池释放的 Ca^{2+} 联系起来，完成横管向纵管的信息传递，而终池释放的 Ca^{2+} 则是引起肌细胞收缩的直接动因。

（二）骨骼肌收缩滑行学说

骨骼肌细胞的收缩机制目前公认的是 20 世纪 50 年代初期 Huxley 等提出的肌丝滑行理论（sliding theory）。此理论认为：当肌肉收缩时，肌细胞内并无肌丝或它们所含的分子结构的缩短或卷曲，而只是发生了细肌丝向粗肌丝之间的滑行，即由 Z 线发出的细肌丝在某种力量的作用下主动向暗带中央移动，结果相邻的各 Z 线都互相靠近，肌小节长度变短，造成肌原纤维以至整个肌细胞和整块肌肉的收缩。本学说有力的证明是：①肌肉收缩时，暗带长度不变，即粗肌丝长度不变；②明带长度缩短，暗带中央的 H 带也缩短，即细肌丝也没有缩短，只能是向暗带中央移动了。

（三）骨骼肌收缩的分子机制

近年来，由于肌肉生物化学及其他细胞生物学技术的发展，肌丝的组成以及肌丝滑行的机制已基本上得到阐明。当肌细胞兴奋时，终池膜对 Ca^{2+} 的通透性增大，Ca^{2+} 由终池释放入肌浆网，Ca^{2+} 与细肌丝上的肌钙蛋白结合，引起肌钙蛋白分子构象发生改变，牵拉原肌凝蛋白发生移位，解除其位阻效应，暴露肌纤蛋白与横桥结合的位点，使横桥与肌动蛋白结合，同时横桥的 ATP 酶活性增加，分解 ATP，释放能量，使横桥发生扭动，牵拉细肌丝向粗肌丝中央滑行，结果肌小节缩短，出现肌肉收缩。反之，当肌浆中 Ca^{2+} 浓度下降时，Ca^{2+} 与肌钙蛋白分离，肌钙蛋白恢复安静时的构象，原肌凝蛋白复位，位阻效应重新出现，横桥与肌纤蛋白脱离，细肌丝滑出，肌小节恢复原长度，出现肌肉舒张（图 2-13）。从上述的肌丝滑行过程可以看出，触发与终止肌肉收缩的关键因素是 Ca^{2+}，而 Ca^{2+} 与肌钙蛋白结合或分离取决于肌浆中的 Ca^{2+} 浓度。

在以膜的电位变化为特征的兴奋过程和以肌纤维机械变化为基础的收缩过程之间，存在着某种中介性过程把二者联系起来，这个过程称为兴奋-收缩耦联（excitation-contraction coupling）。目前研究表明，它至少包括三个主要步骤：电兴奋通过横管传向肌细胞深处；三联体结构处的信息传导；纵管中的 Ca^{2+} 释放及由胞质向肌质网的再聚。

当肌细胞兴奋时，动作电位会沿横管系统迅速传到肌细胞内部，直到三联管结构附近，使终池膜对 Ca^{2+} 通透性增加，Ca^{2+} 顺浓度差由终池进入肌浆并到达肌丝附近，然后与肌钙蛋白结合，从而触发肌肉收缩。当肌细胞兴奋结束，肌膜横管电位恢复，肌浆中的 Ca^{2+} 将终池上钙泵激活，将肌浆中的 Ca^{2+} 主动转运到终池储存，肌浆中 Ca^{2+} 浓度下降，Ca^{2+} 与肌钙蛋白分离，细肌丝从粗肌丝中滑出，出现肌肉舒张。

三、骨骼肌收缩形式及影响因素

骨骼肌的主要功能是收缩，它收缩时可以表现出两种状态：一是长度缩短，二是张力增加。在体内，骨骼肌受神经支配，在不同情况下，肌肉收缩有不同的表现形式。

（一）等长收缩和等张收缩

等长收缩（isometric contraction）是指肌肉收缩时长度不变而张力增加。等长收缩虽然

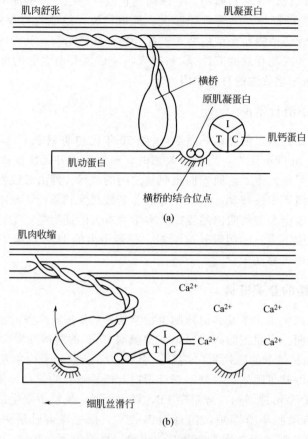

肌肉舒张　　　　　　　　　　　　　肌凝蛋白

横桥
原肌凝蛋白
肌钙蛋白
肌动蛋白

横桥的结合位点

(a)

肌肉收缩

Ca^{2+}

Ca^{2+}　　　Ca^{2+}

Ca^{2+}　　　Ca^{2+}

细肌丝滑行

(b)

图 2-13　肌丝滑行机制示意图

产生了很大的张力，但肌肉的长度没有缩短，肌肉作用的物体也不会发生移位。在正常人体内，等长收缩的主要作用是保持一定的肌张力和位置，维持人体姿势。如在弯腰移动某一物体时，在物体未被移动前，肌肉先张力增加，这时手臂屈肌，腰部肌肉的收缩便是等长收缩，表现为肌肉长度不变，但张力增加。等张收缩（isotonic contraction）是指肌肉收缩时张力不变而长度缩短。等张收缩是在肌肉产生的张力等于或大于所承受的负荷时才发生的。等张收缩时，由于长度缩短，被肌肉作用的物体产生移位，所以能够做功。

人体骨骼肌的收缩大多情况下是混合式的，即既有张力增加又有长度缩短，而且总是张力增加在前，长度缩短在后。

（二）单收缩和强直收缩

单收缩是指肌肉受到一次有效刺激时，先是产生一次动作电位，接着发生一次迅速的收缩。单收缩曲线可分潜伏期、收缩期和舒张期。根据肌肉所承受的负荷不同，单收缩可以是等长收缩，也可以是等张收缩。强直收缩（tetanic contraction）是指肌肉受到连续的有效刺激时，出现的强而持久的收缩。强直收缩又可分为不完全强直收缩和完全强直收缩。不完全强直收缩是指肌肉受到连续的有效刺激后，每一个新刺激落在前一收缩过程的舒张期，收缩曲线为锯齿状；完全强直收缩是指肌肉受到连续的有效刺激后，每一个新刺激都落在前一收缩过程的收缩期，各次收缩完全融合在一起，收缩曲线呈一平直线。强直收缩所产生的张力可达单收缩的3～4倍（图2-14）。正常人体内，由于运动神经传到骨骼肌的兴奋冲动都是快速连续的过程。因此，体内骨骼肌的收缩都属强直收缩，但持续时间长短不一。

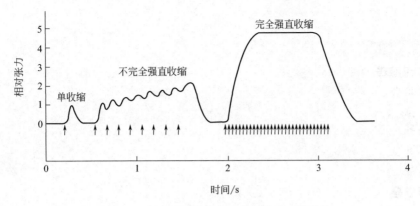

图 2-14　不同频率刺激对肌肉收缩形式的影响

（三）影响骨骼肌收缩的主要因素

影响骨骼肌收缩的主要因素有前负荷、后负荷及肌肉收缩能力。前负荷、后负荷是作用于肌肉的外力，肌肉的收缩能力是骨骼肌的功能状态。

负荷是指影响肌肉收缩效率的外部条件，即可以使肌肉产生一定张力的外力，负荷有前负荷和后负荷之分。

1. 前负荷

前负荷是指肌肉开始收缩之前所承受的外力，它主要影响肌肉的初长度。前负荷使肌肉收缩前就处于某种被拉长的状态，肌肉这时所处的长度，称为肌肉的初长度。若其他因素不变，在一定范围内，前负荷增加，初长度增加，肌张力也增加。肌肉收缩时能产生最大张力的前负荷或初长度，称为肌肉的最适前负荷或最适初长度。若超过肌肉的最适前负荷或最适初长度，肌肉的张力不但不增加，反而会减小，这是因为肌肉只有在最适初长度下收缩时，粗肌丝、细肌丝才处于最理想的重叠状态，粗肌丝上的横桥与细肌丝上的结合点数量才最多，肌肉收缩的效果才会最好。

骨骼肌在体内所处的自然长度，大致等于它们的最适初长度，因此能产生最佳的收缩效果。

2. 后负荷

后负荷是指肌肉开始收缩时所遇到的阻力，它不影响肌肉的初长度，只影响肌肉缩短的速度和程度。肌肉在有后负荷作用的情况下收缩，总是先有张力的增加，以克服后负荷的阻力，然后才有长度的缩短。后负荷越大，肌肉收缩产生的张力越大，而肌肉缩短出现得越晚，缩短速度越慢。因此，后负荷的大小影响肌肉收缩的张力、时间和缩短速度。当后负荷超过肌肉所产生的最大张力时，肌肉的缩短速度为零，所以适度的后负荷才能获得肌肉做功的最佳效率。

3. 肌肉收缩能力

肌肉收缩能力是在前负荷、后负荷不变的情况下，由肌肉内部的功能状态所决定的肌肉收缩效率。肌肉收缩能力的大小主要取决于兴奋-收缩耦联期间 Ca^{2+} 的水平和横桥的 ATP 酶活性，而与前负荷和后负荷无关。在其他条件不变的情况下，肌肉收缩能力增强，可使肌肉收缩的张力增加、收缩速度加快，做功效率增加。肌肉收缩能力受环境因素的影响，如缺氧、酸中毒、疲劳时肌肉收缩能力降低，而钙离子、咖啡因、肾上腺素等则能显著提高肌肉收缩能力。

思考题

一、名词解释

1. 单纯扩散
2. 阈电位
3. 动作电位
4. 静息电位
5. 肌小节

二、填空题

1. 易化扩散根据膜上_____的作用和形态不同，可以分为_____和_____两种类型。

2. 钠-钾泵又称_____。

3. 膜内电位向负值减小方向变化，称为_____。

4. 细胞膜去极化后，膜电位又恢复到原来静息时的极化状态，称为_____。

5. 一个横管与两侧肌小节的终池一起合称_____。

三、选择题

1. 单纯扩散、易化扩散和主动转运的共同特点是（　　）
   A. 需要消耗能量　　　　　　B. 顺浓度梯度　　　　　　C. 需要膜蛋白帮助
   D. 转运的物质都是小分子　　E. 需要载体蛋白的帮助

2. 可兴奋细胞发生兴奋时的共同表现是产生（　　）
   A. 收缩活动　　　　　　　　B. 分泌活动　　　　　　　C. 静息电位
   D. 动作电位　　　　　　　　E. 局部电位

3. 产生静息电位和动作电位（去极和复极过程）的跨膜离子移动过程属于（　　）
   A. 单纯扩散　　　　　　　　B. 载体中介的易化扩散　　C. 通道中介的易化扩散
   D. 主动转运　　　　　　　　E. 出入胞作用

四、简答题

1. 简述细胞膜物质转运的方式。
2. 简述动作电位的概念及其产生机制。
3. 简述肌丝滑行理论。

（董泽飞）

第三章

血 液

○○
○○
○○

【学习目标】

◆ 掌握：血浆渗透压的作用；各种血细胞正常值；红细胞的生成；ABO 血型；输血原则。

◆ 熟悉：血液的组成和理化特性；各种血细胞生理功能；血液凝固基本过程；Rh血型。

◆ 了解：血液功能；红细胞的破坏；抗凝与促凝方法及临床应用；纤溶；红细胞凝集。

案例导入

案例回放：

　　1665 年英国的理查·罗维尔把一只狗的血输给另一只狗，得到血液的狗被救活。1667 年法国医生丹尼斯把一只羊的血输给一个 15 岁男孩。1795 年美国医生菲利普完成首例有记载的人类输血；1818 年英国医生布伦德尔成功进行一例人类输血并救治一名孕妇。此后进行了很多输血尝试，但结果多数不理想，患者得不到救治。直到 1901 年，奥地利医生卡尔·兰茨泰纳发现 ABO 血型，输血技术才得到快速发展，成功率大大提高，卡尔·兰茨泰纳也因此获得 1930 年诺贝尔医学奖。

思考问题：

　　1.为什么在血型发现以前的输血结果多数不理想？

　　2.输血的原则是什么？

　　血液（blood）是由血浆（plasma）和血细胞（blood cells）组成的流体组织，在心血管中按一定方向循环流动，起着沟通人体各个部分及人体与外环境之间的作用，为人体内功能最活跃的液体组织。物质运输是血液的基本功能，运输 O_2、CO_2、营养物质、激素和代谢产物等，以维持机体正常的新陈代谢；血液中含有多种缓冲物质，可调节酸碱平衡，维持机体内环境稳态；血液具有重要的防御和保护功能，抵抗细菌、病毒和毒素等对机体的损害；血液还有调节体温、参与生理性止血等功能。

　　在人体内，当血液总量或组织器官的血流量不足、血液成分或理化性质发生改变、血液循环障碍等，若超过一定限度，均可造成人体功能损害和组织损伤，严重时危及生命。与此同时，器官功能改变或疾病，又往往会导致血液的成分或性质改变，因此血液检验在医学诊断上具有重要价值。

第一节 概　述

一、血液的组成

（一）血浆

血浆是含有多种溶质的水溶液，溶质占 8%～9%，主要有无机盐、血浆蛋白、非蛋白有机物和气体等。

1. 水

水占血浆总量的 91%～92%。血浆中的营养物质、代谢产物等大多均溶解于水而运输，此外，水还能运输热能，参与体温调节。

2. 无机盐

无机盐约占血浆总量的 0.9%，绝大部分以离子形式存在，其中以 Na^+、Cl^- 为主。无机盐在形成和维持血浆晶体渗透压、维持酸碱平衡、维持神经-肌肉正常兴奋性等方面具有重要作用。

3. 血浆蛋白

血浆蛋白（plasma protein）是血浆中各种蛋白质的总称，正常含量为 60～80g/L。可以分为白蛋白（albumin）、球蛋白（globulin）和纤维蛋白原（fibrinogen）三类，各自的正常值及生理功能见表 3-1。

表 3-1　血浆蛋白的分类、正常值和主要生理功能

分类	含量/（g/L）	主要生理功能
白蛋白	40～50	形成胶体渗透压
球蛋白	20～30	免疫防御作用
纤维蛋白原	2～4	参与血液凝固

4. 其他

血浆中还含有氨基酸、葡萄糖、脂类、乳酸、酮体、激素、维生素等有机化合物和尿素、尿酸、肌酐等代谢产物。此外，还有 O_2 和 CO_2 等气体分子。

（二）血细胞

血细胞分为红细胞、白细胞和血小板三类。若将新采的血液经抗凝处理后，置于比容管中，经离心沉淀，血细胞便与血浆分离，上部淡黄色的液体是血浆，下部不透明深红色的是红细胞，中间一薄层灰白色的则是白细胞和血小板。血细胞在血液中所占的容积百分比称为血细胞比容（hematocrit）（图 3-1）。正常成年男性为 40%～50%，成年女性为 37%～48%。血细胞比容可反应全血中血细胞（主要是红细胞）的相对值，如贫血患者可能会减小，而严重脱水患者则会增大。红细胞在血管中分布不均匀，大

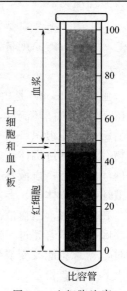

图 3-1　血细胞比容

血管中血液的血细胞比容略高于微血管。

二、血液的理化特性

（一）颜色

血液呈红色，这是因为红细胞内含有血红蛋白。动脉血中红细胞含氧合血红蛋白较多而呈鲜红色；静脉血中红细胞含还原血红蛋白较多而呈暗红色。血浆因含胆色素而呈淡黄色；空腹时血浆相对清澈透明，进食之后尤其是摄入较多的脂类食物后，血浆变得混浊。因此，临床做某些血液成分检验时，要求空腹采血。

（二）比重

正常人全血比重为 1.050～1.060，其大小主要取决于红细胞数量及血浆蛋白含量，红细胞数量越多，全血比重越大。血浆比重为 1.025～1.030，血浆蛋白含量越多，血浆比重越大。

（三）黏滞性

液体黏滞性（viscosity）是由于其内部分子或颗粒之间的摩擦所引起。全血相对黏滞性是 4～5，其大小主要取决于红细胞数量；血浆相对黏滞性是 1.6～2.4，其大小主要取决于血浆蛋白含量。当血流速度低于一定限度时，血液黏滞性也会增大。血液黏滞性是血流阻力的重要来源之一，血液的黏滞性增大，血流阻力便随之增大，会引起血压升高、微循环障碍、血管内凝血等，影响血液循环正常进行。

（四）酸碱度

正常人血浆的 pH 为 7.35～7.45，变动范围极小。当血浆 pH 低于 7.35 时称为酸中毒，高于 7.45 时称为碱中毒，酸中毒或碱中毒都会影响组织细胞正常生理活动。当血浆 pH 低于 6.9 或高于 7.8 时，将危及生命。血浆酸碱度的相对稳定主要依赖于血液中缓冲物质以及正常的肺、肾功能。血浆中的缓冲对有 $NaHCO_3/H_2CO_3$、蛋白质钠盐/蛋白质和 Na_2HPO_4/NaH_2PO_4，其中以 $NaHCO_3/H_2CO_3$ 最为重要。红细胞内也有缓冲对，参与维持血浆 pH 的恒定。

（五）血浆渗透压

1. 渗透现象和渗透压

渗透现象是指被半透膜隔开的两种不同浓度的溶液，水分子从低浓度溶液通过半透膜向高浓度溶液中扩散的现象。渗透现象发生的动力是渗透压（osmotic pressure）。渗透压是指溶液中的溶质颗粒吸引水分子透过半透膜的力量。

2. 血浆渗透压的组成和正常值

血浆渗透压由晶体渗透压和胶体渗透压两部分组成，由晶体物质（无机盐等）形成的渗透压称为晶体渗透压（crystal osmotic pressure）；由胶体物质（血浆蛋白）形成的渗透压称为胶体渗透压（colloid osmotic pressure），约为 3.3kPa（25mmHg）。血浆渗透压的大小与血浆的溶质颗粒数成正比，而与溶质颗粒的种类、大小和理化性质等无关，其正常值约为 770kPa（相当于 5800mmHg 或 300mOsm/L）。

在临床或生理试验中，将与血浆渗透压相等的溶液称为等渗溶液，如 0.9％NaCl（又称生理盐水）和5％葡萄糖溶液等。高于血浆渗透压的溶液称为高渗溶液，低于血浆渗透压的溶液称为低渗溶液。

3. 血浆渗透压的生理作用

由于细胞膜和毛细血管壁是具有不同通透性的半透膜，因此血浆晶体渗透压和胶体渗透压表现出不同的生理作用。

（1）血浆晶体渗透压的作用　正常情况下，细胞膜内、外的渗透压基本相等，血细胞在血浆中保持正常形态和功能。若将红细胞置于低渗溶液中，红细胞内渗透压相对较高，水分被吸入红细胞内，引起红细胞膨胀，甚至破裂，血红蛋白逸出，称为溶血。若将红细胞置于高渗溶液中，高渗溶液吸水力相对较强，将红细胞内的水分吸出，引起红细胞脱水、皱缩。因此，血浆晶体渗透压的相对稳定对维持细胞内外的水平衡和保持红细胞正常形态功能具有重要作用（图3-2）。

（2）血浆胶体渗透压的作用　血浆晶体物质可以自由通过毛细血管壁，血浆和组织液的晶体渗透压基本相等。血浆蛋白则不容易通过毛细血管壁，所以血浆胶体渗透压虽小，但在调节血管内、外水分的平衡和维持血浆容量相对稳定中起重要作用（图3-2）。构成血浆胶体渗透压的蛋白质主要是白蛋白，因其含量多，分子量小，因此分子数目多。如肝疾病、肾疾病等引起白蛋白减少，可导致组织水肿和血浆容量降低。

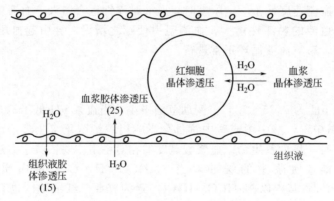

图 3-2　血浆渗透压作用示意图

图中数字单位为 mmHg

三、血量

血量（blood volume）是指全身血液的总量，血液的大部分在心血管中循环流动，称为循环血量；有小部分血液滞留于肝、肺、腹腔及皮下静脉等处，称为储存血量。正常成人血量占体重7％～8％，即每千克体重有70～80ml血液。正常情况下，由于神经和体液调节作用，体内血量保持相对恒定。相对恒定的血量是维持动脉血压稳定、保证组织器官正常血液供应的必要条件。一般来说，一次失血不超过全身血量的10％，机体可以通过增强心脏功能、血管收缩和储存血量释放等功能代偿，无明显临床症状，血液的量和成分均可以较快得到恢复；如急性失血达到全身血量的20％，此时机体功能将难以代偿，会出现血压下降、脉搏加快、四肢冰冷、眩晕、恶心、乏力，甚至昏倒等临床表现；若急性失血达30％以上，可能危及生命。对失血伤员，在及时止血的同时，输血或补液是有效的救治手段。

第二节　血细胞

一、红细胞

（一）红细胞的形态、数量和功能

正常成熟的红细胞（red blood cell，RBC）无核，呈双凹圆盘状，此形状增大了红细胞的表面积，有利于气体交换；也增加了红细胞的可塑性，利于其通过毛细血管。红细胞是血液中数量最多的血细胞，正常成年男性为 $(4.0\sim5.5)\times10^{12}/L$，平均为 $5.0\times10^{12}/L$；女性为 $(3.5\sim5.0)\times10^{12}/L$，平均为 $4.2\times10^{12}/L$。红细胞数可随外界条件和年龄的不同而有所变化。红细胞中含有丰富的血红蛋白，成年男性为 $120\sim160g/L$，女性为 $110\sim150g/L$。临床上将外周血中红细胞数、血红蛋白值及红细胞比容低于正常称为贫血。

红细胞的主要生理功能是运输 O_2 和 CO_2，并能缓冲血液酸碱度的变化，这些功能都是由红细胞内的血红蛋白实现，一旦红细胞破裂，血红蛋白逸出，即失去其正常功能。此外，CO 与血红蛋白的亲和力是 O_2 的 210 倍，一旦血红蛋白与 CO 结合，将丧失与 O_2 的结合能力，导致机体缺氧，这便是煤气中毒的原理。

（二）红细胞的生理特性

1. 可塑变形性

正常红细胞具有可塑性变形能力。血液循环中的红细胞，必须经过变形才能通过比它直径小的毛细血管和血窦孔隙，而后又可恢复其正常形态。这主要是因为双凹圆盘状使得红细胞有较大的表面积与体积比，且细胞膜和内容物均具有流动性。因此，红细胞的可塑性能力的大小与红细胞的形态、膜特性及内容物的性质和量有关。衰老的红细胞和遗传性球形红细胞的变形能力降低。

2. 悬浮稳定性

红细胞相对稳定地悬浮于血浆中而不易下沉的特性称为红细胞的悬浮稳定性（suspension stability）。临床上常用红细胞沉降率（erythrocyte sedimentation rate，ESR）来表示，是将抗凝血加入血沉管中垂直静置，记录第 1 个小时末红细胞下沉的数值，即血沉管上部出现的血浆毫米数。正常成年男性为 $0\sim15mm/h$，女性为 $0\sim20mm/h$。在月经期、妊娠或某些病理情况下（如活动性肺结核、风湿热等疾病时）会出现红细胞沉降率加快。据实验观察，红细胞沉降率的快慢不在红细胞本身，而与血浆成分有关。若血浆中带正电荷的球蛋白、纤维蛋白原和胆固醇含量增多时，红细胞能较快地以凹面相贴，这种现象称为红细胞叠连，发生红细胞叠连时红细胞沉降率加快。若血浆中白蛋白、卵磷脂增多，则红细胞沉降率减慢。

3. 渗透脆性

红细胞的渗透脆性是指红细胞膜对低渗溶液的抵抗力。正常情况下，红细胞在 $0.6\%\sim0.8\%$ NaCl 溶液中，会膨胀成球形但并不破裂；当 NaCl 浓度降到 0.42% 时，开始有部分红细胞破裂而发生溶血；当 NaCl 浓度降到 0.35% 以下时，全部红细胞发生溶血。这一现象说明红细胞对低渗溶液具有一定的抵抗力，这种抵抗力的大小，用渗透脆性（osmotic fragility）

来表示。渗透脆性越大，表示红细胞对低渗盐溶液抵抗力越小，越容易发生溶血，反之亦然。一般来说新生的红细胞渗透脆性较小，衰老的红细胞渗透脆性较大。有些疾病可影响红细胞的渗透脆性，如遗传性球形红细胞增多症患者的红细胞脆性变大。故测定红细胞的渗透脆性有助于一些疾病的临床诊断。

（三）红细胞的生成与破坏

1. 红细胞的生成

（1）生成部位　人出生后的造血部位是红骨髓，红骨髓造血功能正常是红细胞生成的前提。红细胞的发育成熟是一个复杂的过程，可将其分为几个阶段：骨髓造血干细胞分化为红系祖细胞，经原红细胞、早幼红细胞、中幼红细胞、晚幼红细胞、网织红细胞，最后成为成熟红细胞。红细胞在发育成熟的过程中，体积逐渐由大变小，细胞核由大变小最后消失，细胞质中的血红蛋白从无到有，直至达到正常含量。当骨髓受到某些药物（抗癌药、氯霉素等）、射线等理化因素的作用时，其造血功能受到抑制，出现全血细胞减少，称为再生障碍性贫血。

（2）生成原料　红细胞的主要成分是血红蛋白，铁和蛋白质是合成血红蛋白的基本原料。成人每天需 20～30mg 的铁，其中 95% 来自于衰老红细胞破坏后，血红蛋白分解释放的"内源性铁"，可以循环利用；其余 5% 约为 1mg，则每天由食物提供。如铁需求量增大、摄入不足、吸收利用障碍和长期慢性失血等，都会导致机体缺铁，从而使血红蛋白合成减少，引起临床上常见的缺铁性贫血（小细胞低色素性贫血）。

（3）成熟因子　在红细胞分裂和成熟过程中，需要叶酸和维生素 B_{12} 参与。叶酸是DNA 合成酶的辅酶，维生素 B_{12} 可促进叶酸的转化与利用。维生素 B_{12} 的吸收需要内因子（见第六章）的参与。当叶酸、维生素 B_{12} 或内因子缺乏时，红细胞分裂延缓甚至发育停滞，引起巨幼细胞贫血。

2. 红细胞生成的调节

红细胞生成主要受促红细胞生成素和雄激素调节。

（1）促红细胞生成素（erythropoietin，EPO）　主要是在肾合成的一种糖蛋白，其主要生理作用是与骨髓红系定向祖细胞膜上的受体结合，加速其增殖、分化及促进网织红细胞的成熟与释放，使血液中成熟红细胞增多。当机体缺氧时，该激素释放增加，刺激红骨髓，使红细胞生成增多。高原居民、长期从事强体力劳动和体育锻炼的人，由于组织缺氧的刺激使促红细胞生成素合成增加，红细胞生成增多。严重肾病患者促红细胞生成素合成不足会引起肾性贫血。目前临床上已将重组的人类促红细胞生成素应用于促进贫血患者的红细胞生成。

（2）雄激素　既能直接刺激骨髓造血，又能促进肾合成促红细胞生成素，使红细胞生成增多。雌激素可以抑制红细胞的生成。因此，青春期后男性红细胞多于女性。

3. 红细胞的破坏

正常人红细胞平均寿命 120 天。衰老的红细胞变形性差且脆性加大，在湍急的血流中受到碰撞而破损。衰老或破损的红细胞易滞留于肝、脾的血窦中，被巨噬细胞吞噬。脾功能亢进时，红细胞破坏增加，引起脾性贫血。巨噬细胞吞噬红细胞后，将血红蛋白消化，释放出铁、氨基酸和胆红素，其中铁和氨基酸被重新利用，而胆红素则由肝排入胆汁，最后排出体外。在血管内破坏的红细胞释放出的血红蛋白立即与血浆中的触珠蛋白结合，进而被肝摄取，经代谢释放出铁，生成的胆红素经胆汁排出。若血管内红细胞大量破坏，血红蛋白超过触珠蛋白结合能力，血红蛋白直接经肾由尿排出，出现血红蛋白尿。

二、白细胞

（一）白细胞的形态、数量和分类

白细胞（white blood cell，WBC）无色、有核，在血液中一般成球形。正常成人白细胞总数为（4.0～10.0）×10^9/L，新生儿白细胞可达（12.0～20.0）×10^9/L。饭后、运动、妊娠分娩及月经期等均可使白细胞增多，一天中下午较早晨多。

根据细胞质中是否含有特殊颗粒，可将白细胞分为有粒白细胞和无粒白细胞两类。有粒白细胞包括中性粒细胞、嗜碱性粒细胞和嗜酸性粒细胞；无粒白细胞包括淋巴细胞和单核细胞。白细胞分类百分比及主要生理功能见表3-2。

表 3-2　白细胞分类百分比及主要生理功能

分类	百分比/%	主要生理功能
中性粒细胞	50～70	吞噬细菌，尤其是入侵的化脓性细菌
嗜碱性粒细胞	0～1	与组织中的肥大细胞共同参与过敏反应
嗜酸性粒细胞	0.5～5	限制过敏反应，参与蠕虫免疫
淋巴细胞	20～40	参与特异性免疫
单核细胞	3～8	吞噬病原微生物及衰老细胞；识别杀伤肿瘤细胞

（二）白细胞的生理功能

白细胞的主要功能是通过吞噬作用和免疫反应，实现对机体的防御和保护作用。白细胞所具有的变形、游走、趋化和吞噬等特性，是实现其功能的生理基础。

1. 中性粒细胞

中性粒细胞是血液中主要的吞噬细胞，具有非特异性吞噬能力，可在机体抵抗病原微生物尤其是急性化脓性细菌入侵的第一道防线。当细菌侵入时，中性粒细胞在炎症区域产生的趋化性物质作用下，通过变形运动从血管壁渗出，并集中到病灶处，将细菌吞噬，并在细胞内溶酶体酶的作用下将其消化分解。当中性粒细胞吞噬数十个细菌后，自身即解体，而释放的溶酶体酶又可溶解周围组织而形成脓液。临床上白细胞总数增多和中性粒细胞比例增高，常提示患有急性化脓性细菌感染。当血液中中性粒细胞减少时，机体抵抗力下降，容易发生感染。

2. 嗜碱性粒细胞

嗜碱性粒细胞的胞质颗粒内含有肝素（heparin）、组胺（histamine）、过敏性慢反应物质（slow reacting substance of anaphylaxis，SRS-A）和嗜酸性粒细胞趋化因子等。肝素具有抗凝血作用，利于保持血管通畅。组胺、过敏性慢反应物质可使毛细血管壁通透性增加，局部充血水肿，并使支气管平滑肌痉挛，从而引起荨麻疹、哮喘等过敏反应。嗜酸性粒细胞趋化因子可吸引嗜酸性粒细胞，以限制嗜碱性粒细胞在过敏反应中的作用。

3. 嗜酸性粒细胞

嗜酸性粒细胞有一定的吞噬能力，但基本上无杀菌作用。嗜酸性粒细胞的主要作用是：①限制过敏反应，嗜酸性粒细胞能抑制嗜碱性粒细胞合成和释放生物活性物质并能释放组胺酶等将其破坏，还能吞噬嗜碱性粒细胞排出的颗粒物质。②参与对蠕虫的免疫反应，嗜酸性粒细胞可以黏附在蠕虫上，释放某些酶类损伤虫体。当机体发生过敏反应或寄生虫感染时，常伴有嗜酸性粒细胞增多。

4. 单核-巨噬细胞

单核细胞吞噬能力较弱，进入组织发育成巨噬细胞（macrophage），吞噬能力大为提高，能吞噬各种病原微生物和衰老死亡的细胞，识别和杀伤肿瘤细胞。此外，单核-巨噬细胞还能合成和释放多种细胞因子，参与其他细胞生长的调控，并在特异性免疫应答的诱导和调节中起重要作用。

5. 淋巴细胞

淋巴细胞又称免疫细胞，在免疫应答反应中起核心作用。淋巴细胞包括多种形态相似、功能不同的细胞群，主要分为 T 淋巴细胞和 B 淋巴细胞两大类。T 淋巴细胞主要与细胞免疫有关，B 淋巴细胞主要与体液免疫有关。

三、血小板

（一）血小板的形态和数量

血小板（platelet）是骨髓中成熟的巨核细胞脱落下来的细胞质碎片，体积小，无细胞核，平均寿命为 7～14 天。正常成人血小板数为（100～300）$\times 10^9$/L。剧烈运动、妊娠、较大损伤后可使血小板增多；妇女月经期血小板减少。当血小板少于 50×10^9/L 时，称血小板过少，可出现出血倾向。当血小板多于 1000×10^9/L 时，称血小板过多，则易发生血栓。

（二）血小板的生理特性

1. 黏附、聚集和释放

当血管损伤暴露内膜下的胶原纤维时，血小板便可黏于其上，这是血小板发挥作用的开始。血小板彼此黏着在一起的现象称为聚集。血小板受刺激后，将其颗粒内含物（如 5-羟色胺、儿茶酚胺等）排出的现象称为释放。引起血小板聚集的因素，多能引起血小板释放反应，许多血小板释放的物质能进一步引起血小板活化、聚集，加速止血过程。血小板的黏附、聚集和释放几乎同时发生。

2. 收缩和吸附

血小板具有收缩功能。当血小板活化后可引起其收缩反应，使血凝块回缩变硬，牢固地堵塞血管破口，巩固止血过程。血小板表面可吸附许多凝血因子，当血管破损时，随着血小板的黏附与聚集，受损局部的凝血因子浓度升高，有利于血液凝固和生理性止血。

（三）血小板的生理功能

1. 维持血管内皮完整性

血小板可随时沉着于毛细血管壁上，填补血管内皮细胞脱落留下的空隙，并融合入毛细血管内皮细胞，及时修补血管内皮，以维持毛细血管壁的正常通透性。临床中观察到，当血小板减少到 50×10^9/L 以下时，毛细血管脆性增高，微小创伤甚至血压升高便会出现出血点或紫癜，称为血小板减少性紫癜。

2. 参与生理性止血

生理性止血是指小血管损伤破裂，血液从小血管内流出后数分钟自行停止的现象。其过程是：首先，受损小血管收缩，这是由于损伤性刺激反射性地引起局部血管收缩和血小板释放 5-羟色胺、肾上腺素等缩血管物质引起的，以缩小或封闭血管伤口，产生暂时性止血；其次，血小板黏附、聚集形成松软的止血栓以堵塞血管伤口，实现初期止血；最后，在血小板参与下促进血液凝固形成血凝块，并使血块回缩形成牢固的止血栓，达到有效的生理性止血。

3. 促进凝血

血小板含有许多与凝血过程有关的因子，能较强地促进血液凝固。血小板所含的这些因子统称为血小板因子（PF），如纤维蛋白原激活因子（PF_2）、抗肝素因子（PF_4）、抗纤溶因子（PF_6）等，而最主要的是血小板磷脂表面（PF_3），这些因子在血液凝固过程中起重要作用。

止血和凝血是两个既有联系又有区别的概念。从血管破损、血液流出到出血自然停止的时间称为出血时间（bleeding time），正常为 $1 \sim 4min$；从血液流出血管至出现纤维蛋白细丝的时间称为凝血时间（clotting time），正常为 $2 \sim 8min$（玻片法）。测定出血时间可以了解生理止血过程是否正常，测定凝血时间可以了解凝血因子是否缺乏或减少。

第三节 血液凝固与纤维蛋白溶解

一、血液凝固

血液由流动的液体状态变为不能流动的凝胶状态的过程称为血液凝固（blood coagulation），简称凝血。其实质是血浆中可溶性纤维蛋白原转变为不溶性纤维蛋白的过程。血液凝固后，血凝块逐渐回缩，析出的淡黄色液体称为血清（blood serum）。血清与血浆的主要区别在于血清中不含纤维蛋白原。

血液凝固是一系列复杂的酶促反应过程，需要多种凝血因子的参与。

（一）凝血因子

血浆与组织中直接参与血液凝固的物质统称为凝血因子（blood coagulation factor）。按国际命名法，依凝血因子发现的先后顺序用罗马数字编号的有 12 种（因子Ⅵ是活化的因子Ⅴ，故不再视为独立凝血因子）（表 3-3）。此外，还有前激肽释放酶、激肽原和血小板磷脂等。

表 3-3 按国际命名法编号的凝血因子

编号	同义名	编号	同义名
因子Ⅰ	纤维蛋白原	因子Ⅷ	抗血友病因子
因子Ⅱ	凝血酶原	因子Ⅸ	血浆凝血激酶
因子Ⅲ	组织因子	因子Ⅹ	斯图亚特因子
因子Ⅳ	钙离子（Ca^{2+}）	因子Ⅺ	血浆凝血激酶前质
因子Ⅴ	前加速素	因子Ⅻ	接触因子
因子Ⅶ	前转变素	因子ⅩⅢ	纤维蛋白稳定因子

上述凝血因子中：①除因子Ⅳ是 Ca^{2+} 外，其余均为蛋白质。②因子Ⅱ、Ⅶ、Ⅸ、Ⅹ、

Ⅺ、Ⅻ、ⅩⅢ和前激肽释放酶等都是丝氨酸蛋白酶，正常情况下是以酶原形式存在，激活后才具有酶的活性，活性形式以右下角加"a"（指 activated）表示。③除因子Ⅲ存在于组织中外，其余的凝血因子均存在于血浆中。④大部分凝血因子在肝合成，且因子Ⅱ、Ⅶ、Ⅸ、Ⅹ等在合成时需要维生素 K 参与。若肝功能障碍或维生素 K 缺乏，会因凝血障碍而发生出血倾向。

（二）凝血过程

凝血过程可分为凝血酶原激活物形成、凝血酶形成和纤维蛋白形成三个基本步骤。

1. 凝血酶原激活物形成

凝血酶原激活物是因子Ⅹa、Ⅴ、Ca^{2+} 和 PF_3 的总称。因子Ⅹ的激活过程，按其起始点和参与的凝血因子不同，可分为内源性凝血和外源性凝血两条途径（图 3-3）。

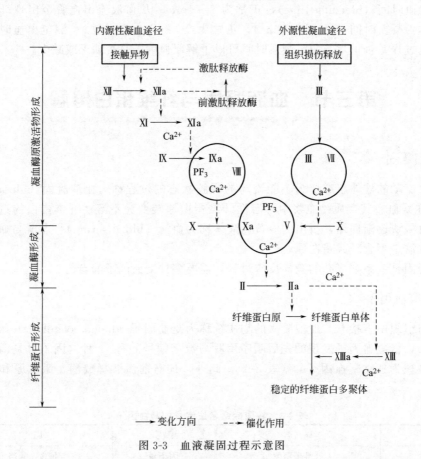

图 3-3　血液凝固过程示意图

（1）内源性凝血途径　是指参与凝血的因子全部存在于血液中，由激活因子Ⅻ启动的凝血过程。当血管内膜损伤暴露出内膜下的胶原纤维或带有负电荷的异物附着时，因子Ⅻ与之结合并被激活成因子Ⅻa。因子Ⅻa可激活前激肽释放酶使之成为激肽释放酶，后者又可激活因子Ⅻ，通过这一正反馈可形成大量因子Ⅻa。因子Ⅻa可激活Ⅺ，在 Ca^{2+} 参与下，再激活因子Ⅸ为Ⅸa。因子Ⅸa与因子Ⅷ被 Ca^{2+} 结合在血小板的磷脂表面形成复合物，共同激活因子Ⅹ。因子Ⅷ作为辅助因子，能使因子Ⅸa对因子Ⅹ的激活速度大大提高。临床发现，如果缺乏因子Ⅷ、Ⅸ、Ⅺ的患者，凝血过程缓慢，微小创伤亦可出血不止，分别称为甲型血友病、乙型血友病、丙型血友病。

知识链接

英国皇室病——血友病

1838年18岁的维多利亚登上了英国女王的宝座，1840年和她的表哥阿尔伯特结婚，他们共生了9个孩子，4个男孩有3个患有血友病，先后早夭。五个女孩也是血友病基因携带者，她们虽美丽、健康、聪明，然而当她们先后嫁到西班牙等欧洲的王室后，她们所生下的小王子也都患上了血友病，所以当时把血友病称为"皇室病"。血友病是一种"伴性遗传"疾病，该病的基因位于X染色体上。男性的性染色体是XY型，于是发病，而女性的性染色体是XX，病变的X染色体被另外一条健康的X染色体所代偿，所以不发病。

（2）外源性凝血途径　是指由血管外的因子Ⅲ暴露于血液而启动的凝血过程。在组织损伤、血管破损的情况下，受损组织释放因子Ⅲ，其与因子Ⅶ结合。与因子Ⅲ结合的因子Ⅶ迅速转变为Ⅶa。因子Ⅲ与因子Ⅶa、Ca^{2+}共同形成复合物，激活因子Ⅹ成为Ⅹa。因子Ⅲ作为辅助因子，能使因子Ⅶa对因子Ⅹ的激活速度大大提高。生成的因子Ⅹa又能反过来激活Ⅶ，进而激活更多的因子Ⅶ，形成正反馈效应。

2. 凝血酶形成

由内、外源性凝血途径所产生的因子Ⅹa，在Ca^{2+}的存在下与因子Ⅴ在血小板磷脂表面形成凝血酶原激活物，可迅速将血浆中的凝血酶原激活成具有活性的凝血酶（Ⅱa）。

3. 纤维蛋白形成

凝血酶能迅速催化纤维蛋白原成为纤维蛋白单体。同时，凝血酶还能将因子ⅩⅢ激活成因子ⅩⅢa。在Ca^{2+}参与下，因子ⅩⅢa使纤维蛋白单体互相聚合，形成牢固的、不溶性的纤维蛋白多聚体，即纤维蛋白。纤维蛋白交织成网，网罗血细胞形成血凝块，血液凝固过程全部完成（图3-4）。

凝血过程是一系列复杂的酶促连锁反应，每步反应均有放大效应，一旦触发，凝血因子的相继激活就如"瀑布"样迅速进行，直到血液凝固。

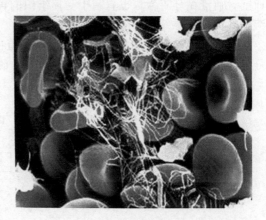

图3-4　血液凝固结果

二、抗凝与促凝

（一）抗凝系统

正常情况下血液不会发生凝血现象，即使有血管损伤，血液凝固也仅限于受损血管的局部，并不延及未损部位，全身血液循环不会受到影响，主要原因是：①血管内皮完整，可防止凝血因子、血小板等与内皮下成分的接触，避免凝血系统的激活和血小板活化。②纤维蛋白与凝血酶有高度亲和力，在凝血过程中所形成的凝血酶绝大部分被纤维蛋白吸附，这既有利于加速局部凝血反应，又避免凝血酶向周围扩散。③少量被激活的凝血因子被快速循环的血流带走稀释，并被巨噬细胞所吞噬，因达不到有效浓度而不会发生广泛性凝血。④血液中存在许多抗凝物质。

血液中的抗凝物质主要有抗凝血酶Ⅲ和肝素。抗凝血酶Ⅲ主要由肝细胞和血管内皮细胞合成，抗凝血酶Ⅲ能与凝血酶结合使其失活。在缺乏肝素的情况下，抗凝血酶Ⅲ的抗凝作用弱而慢，而与肝素结合后，其抗凝作用可以增强 2000 倍。肝素主要由肥大细胞和嗜碱性粒细胞产生，几乎存在于所有组织中，尤以心、肺、肝、肌肉中含量最高，但生理情况下血浆中含量甚微。肝素的抗凝作用主要是通过增强抗凝血酶Ⅲ的活性而间接发挥作用。此外，肝素还能阻止血小板黏附、聚集和释放反应而发挥抗凝作用。

（二）抗凝与促凝措施

临床工作中常需要采取各种措施加速或抑制血液凝固。阻断或延缓血液凝固过程的措施称为抗凝；加速血液凝固过程的措施称为促凝。外科手术常用温热盐水纱布等进行压迫止血，就是利用纱布是异物以激活因子Ⅻ和适当加温使酶促反应加速而凝血加快，而降低温度和增加异物表面的光滑度可延缓凝血过程。血液凝固多个环节需 Ca^{2+} 参与，故常用枸橼酸钠、草酸钾作为体外抗凝剂，与 Ca^{2+} 结合以除去血浆中 Ca^{2+} 而起抗凝作用。维生素 K 拮抗剂可抑制维生素 K 依赖性凝血因子的合成而具有抗凝作用。肝素在体内、体外均能立即发挥抗凝作用，已广泛应用于临床防治血栓形成。

三、纤维蛋白溶解

正常情况下，组织损伤后所形成的止血栓在完成止血使命后将逐步溶解，从而保证血管通畅，血液循环正常，也有利于受损组织的再生和修复。止血栓的溶解主要依赖于纤维蛋白溶解系统（简称纤溶系统）。

纤维蛋白被分解液化的过程称为纤维蛋白溶解，简称纤溶（fibrinolysis）。纤溶过程可分为纤溶酶原激活和纤维蛋白溶解两个基本阶段（图 3-5）。

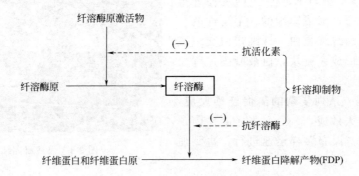

图 3-5　纤维蛋白溶解过程示意图
——▶ 表示变化方向；-(一)-- 表示抑制作用

（一）纤溶酶原的激活

纤溶酶原是由肝产生的一种球蛋白。能使纤溶酶原激活的物质统称为纤溶酶原激活物（plasminogen activator，PA），主要有以下几类：①由血管内皮细胞释放的血管激活物。②组织损伤时释放的组织激活物，以子宫、前列腺、甲状腺、肾上腺、淋巴结、卵巢和肺等组织中含量最高。因此，这些部位手术后伤口易渗血，妇女经血不凝也与此有关。肾合成的尿激酶是一种活性很强的组织激活物，目前已应用于临床治疗血栓栓塞性疾病。③依赖于因子Ⅻa的激活物。当血液与异物表面接触而激活Ⅻ时，一方面启动内源性凝血系统，另一方面通过Ⅻa激活激肽释放酶而激活纤溶系统，使凝血与纤溶相互配合，保持平衡。

（二）纤维蛋白和纤维蛋白原的溶解

纤溶酶可将纤维蛋白和纤维蛋白原分解为许多可溶性的小肽，统称为纤维蛋白降解产物（fibrin degradation products，FDP）。纤维蛋白降解产物通常不再发生凝固，其中部分小肽还具有抗凝作用。

（三）纤溶抑制物

血浆中存在许多对抗纤维蛋白溶解的物质统称为纤溶抑制物，主要有两类：一类是抗活化素，能够抑制纤溶酶原的激活。另一类是抗纤溶酶，能与纤溶酶结合成复合物并使其失活。

正常情况下，机体的凝血与纤溶处于动态平衡状态，既保证出血时能有效止血，又能适时疏通血管，维持血流的正常运行。若凝血过强或纤溶过弱，易形成血栓；反之，纤溶过强或凝血过弱，易发生出血倾向。

第四节　血型与输血

一、血型

（一）血型与红细胞凝集

血型（blood group）是血细胞膜上特异性抗原的类型，这些抗原是人体免疫系统识别"自我"与"异己"的标志。通常所说的血型是指红细胞血型，即红细胞膜上特异性抗原的类型。在临床上，血型鉴定是输血及组织器官移植成败的关键。

若将血型不同的两个人的血液滴加在玻片上并使之混合，则红细胞可凝集成一簇簇不规则细胞团，这个现象称为红细胞凝集。在补体参与下，可引起凝集的红细胞破裂，发生溶血。当给人体输入血型不相容的血液时，在血管内发生红细胞凝集和溶血，可危及生命。

红细胞凝集的本质是抗原-抗体反应。在凝血反应中起抗原作用的红细胞膜上特异性糖蛋白或糖脂称为凝集原（agglutinogen），能与红细胞膜上凝集原起反应的特异性抗体称为凝集素（agglutinin）。发生抗原-抗体反应时，抗体上具有的抗原结合位点，便可以在带有相应抗原的红细胞之间形成桥梁，使它们聚集成簇。

（二）红细胞血型

到目前为止，已经发现并为国际输血协会（International Society of Blood Transfusion，ISBT）血型命名委员会承认的红细胞血型系统有 29 个，其中与临床关系最密切的血型系统是 ABO 血型系统和 Rh 血型系统。

1. ABO 血型系统

根据红细胞膜上 A 凝集原和 B 凝集原的有无和种类，ABO 血型系统可分为四型（表 3-4）：凡红细胞膜上只含 A 凝集原者为 A 型；只含 B 凝集原者为 B 型；含有 A 和 B 两种凝集原者为 AB 型；A 和 B 两种凝集原均没有者为 O 型。

ABO 血型系统存在天然凝集素，主要是 IgM，分子量大，不能通过胎盘。不同血型的人血清中含有不同的凝集素，但不会含有与自身凝集原相对应的凝集素。故 A 型血的血清中只有抗 B 凝集素，B 型血的血清中只有抗 A 凝集素，AB 型血的血清中两种凝集素都没有，O 型血的血清中两种凝集素都有（表 3-4）。

表 3-4　ABO 血型中的凝集原与凝集素

血型	凝集原	凝集素
A 型	A	抗 B
B 型	B	抗 A
AB 型	A、B	无
O 型	无	抗 A、抗 B

ABO 血型系统还有多种亚型，其中与临床关系密切的主要是 A 型中的 A_1 和 A_2 亚型，同样 AB 型血型中也有 A_1B 和 A_2B 两种亚型。ABO 亚型的存在可能引起血型误判，因此在输血时应特别注意亚型的存在。

2. Rh 血型系统

Rh 血型系统是继 ABO 血型系统之后被发现的又一个红细胞血型系统，因最先于恒河猴（Rhesus monkey）的红细胞发现而命名为 Rh 血型。该血型系统红细胞膜上已发现有 40 多种抗原，与临床关系密切的有 D、E、C、c、e 5 种。从理论上推断，有 3 对等位基因，即 C 与 c、D 与 d 及 E 与 e，控制着 6 种抗原，但目前未发现 d 抗原。在已发现的 5 种抗原中，以 D 抗原的抗原性最强，临床意义最大。凡红细胞膜上含有 D 抗原者称为 Rh 阳性，无 D 抗原者称为 Rh 阴性。

Rh 血型系统的特点是血清中不存在天然抗体，但 Rh 阴性者经 D 抗原刺激后可产生抗 D 抗体。当 Rh 阴性者第一次接受 Rh 阳性者的血液，不会发生凝集反应，但 Rh 阴性者经输血后会产生抗 D 抗体。若再次接受 Rh 阳性者的血液，就可发生红细胞的凝集反应而溶血。同理，若 Rh 阴性的母亲怀有 Rh 阳性的胎儿，在分娩时胎儿的红细胞或 D 抗原可以进入母体，母体经刺激后产生抗 D 抗体（为获得性的，属于 IgG，其分子量相对较小，能透过胎盘）。若再次孕育 Rh 阳性胎儿，母体内的抗 D 抗体就会通过胎盘与胎儿红细胞膜上的 D 抗原发生凝集反应，引起胎儿死亡或新生儿溶血。如果在 Rh 阴性母亲生育第一胎后，及时输注特异性抗 D 免疫球蛋白中和进入母体的 D 抗原，以避免母体致敏，则可预防下一次妊娠时新生儿溶血的发生。因此，对 Rh 阴性者的输血及多次妊娠的妇女应特别重视。

Rh 阴性人群的分布因种族不同而差异很大。在白种人中的比例较高，约 15%。我国汉族和大部分少数民族人群中，Rh 阳性占 99% 以上，Rh 阴性不到 1%。但在某些少数民族地区，Rh 阴性的人比例较高，如塔塔尔族为 15.8%，苗族为 12.3%，布依族和乌孜别克族为 8.7%，在这些民族聚集区，Rh 血型应受到特别重视。

（三）白细胞血型与血小板血型

白细胞和血小板除存在与红细胞相同的血型抗原外，还有它们特有的血型抗原。白细胞上最重要的同种抗原是人类白细胞抗原（HLA）。HLA 系统是一个极为复杂的抗原系统，在体内分布广泛，是引起器官移植后发生免疫排斥反应的最重要抗原。由于无关个体间 HLA 表型完全相同的概率极低，因此 HLA 的分型成为法医学上用于鉴定个体或亲子关系的重要手段之一。血小板表面也有一些特异的血小板抗原系统，如 PI、ZW、KO 等。

二、输血

输血（blood transfusion）是治疗某些疾病、抢救失血伤员和保证手术顺利进行的重要手段。为了安全和有效的输血，必须遵守输血原则。输血的根本原则就是要避免发生凝集反应，首选同型输血。

由于血液中存在多种血型系统，即使是 ABO 血型系统，也存在着亚型，为避免亚型之间发生凝集反应，即使同型输血，也须进行交叉配血试验。交叉配血试验分为主侧与次侧：主侧试验是把供血者的红细胞与受血者的血清混合；次侧试验是把受血者的红细胞与供血者的血清混合（图 3-6）。配血结果有三种。

1. 配血不合

主侧出现凝集反应为配血不合，绝对不能进行输血。

2. 配血相合

主侧、次侧均不凝集为配血相合，可以进行输血。只有输同型血才会配血相合。

3. 配血基本相合

主侧不凝集，次侧凝集，为配血基本相合，见于异型输血，只在紧急情况下，进行少量输血（一次不超过 300ml），输血速度不宜过快，并应密切注意观察。异型输血时只考虑主侧不凝集，而不考虑次侧，原因在于异型输血量少、缓慢，所输入的血浆可被受血者的血浆所稀释，抗体浓度降低，与受血者红细胞发生凝集反应的危险性大大降低。

ABO 血型之间输血关系如图 3-7 所示。以往曾把 O 型血的人称为"万能供血者"，AB 型血的人称为"万能受血者"，这种说法是不足取的。因为 O 型血的红细胞上虽然没有 A 抗原和 B 抗原，不会被受血者的血浆凝集，但其血浆中的抗 A 抗体和抗 B 抗体能与其他血型受血者的红细胞发生凝集反应。当输入的血量较大时，供血者血浆中的抗体未被受血者的血浆足够稀释时，受血者的红细胞会被广泛凝集。同理，AB 血型的人 A 抗原和 B 抗原可能与献血者的血清发生凝集反应。

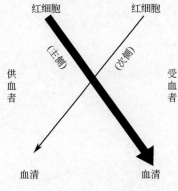

图 3-6　交叉配血试验

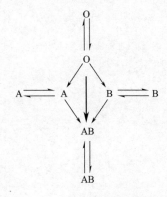

图 3-7　ABO 血型之间的输血关系

成分输血

随着医学和科学技术的进步，由于血液成分分离机的广泛应用以及分离技术和成分血质量的不断提高，输血疗法已经从原来的输全血发展为成分输血。成分输血是把人血中的各种不同成分，如红细胞、粒细胞、血小板和血浆，分别制备成高纯度或高浓度的制品，再输注给患者。不同的患者对输血有不同的要求，成分输血可增强治疗的针对性，提高疗效，减少不良反应，还能节约血源。

思考题

一、名词解释

1. 血细胞比容
2. 血清
3. 红细胞沉降率
4. 血液凝固
5. 血型

二、简答题

1. 简述血浆蛋白、红细胞、白细胞、血小板的正常值和主要生理功能。
2. 血浆晶体渗透压和血浆胶体渗透压分别主要由哪些物质形成？各有何生理作用？
3. 红细胞正常生成需要哪些条件？
4. 简述血液凝固的基本过程。
5. ABO 血型系统是如何分型的？有何特点？
6. Rh 血型系统有何特点和生理意义？
7. 交叉配血试验怎么做？输血原则是什么？

（叶颖俊）

血液循环

第四章

○ ○
○ ○

【学习目标】

◆ **掌握**：心动周期概念，心脏的泵血过程，心脏泵血功能的评价；动脉血压的形成及影响因素；颈动脉窦和主动脉弓压力感受性反射；中心静脉压的概念和意义；肾上腺素、去甲肾上腺素对心血管活动的调节。

◆ **熟悉**：心室肌、窦房结细胞的跨膜电位及其形成机制；影响心排血量的因素；心肌的生理特性，心脏正常起搏点，兴奋性的周期性变化，传导性途径和特点；微循环的血流通路和功能；心血管活动的基本中枢；影响静脉血流回流的因素；组织液的生成及影响因素。

◆ **了解**：各类血管的功能特点；心音；动脉脉搏；血管紧张素、血管升压素、心房钠尿肽的作用；器官循环。

案例导入

案例回放：

王同学蹲在地上帮园丁除草，听到有同学喊他，于是他突然站起来回头，顿时觉得有些头晕、眼前发黑、心跳加快，扶墙站立片刻后头晕等症状逐渐缓解，很快恢复正常。

思考问题：

1. 王同学突然从蹲位到直立后出现的头晕等现象是正常的生理现象吗？

2. 上述常见的生理现象蕴含什么原理？

机体的循环系统主要由心脏和血管组成，构成一个相对密闭的管道系统。血液在循环系统中按一定方向周而复始地流动称为血液循环（blood circulation）。心脏是血液循环的动力器官，血管是输送血液的管道和实现物质交换的场所。

血液循环的主要功能是完成体内的物质运输，运输营养物质和代谢产物，保证机体新陈代谢不断进行，运输激素或其他体液因素，实现机体的体液调节；通过血液不断循环流动，维持机体内环境的相对稳定和实现血液的防卫功能。机体的循环功能出现障碍，各组织器官将因失去正常的物质转运而发生新陈代谢障碍，从而影响器官功能，严重可导致死亡。

第一节　心脏的生物电活动

心脏的主要功能是泵血，通过其节律性的收缩和舒张，收缩时将血液射入动脉，为血液流动提供能量，舒张时接受血液由静脉回流到心脏。心脏的泵血活动是在心肌生理特性的基础上产生的，心肌的各种生理特性又是以心肌细胞的生物电活动为基础。

一、心肌细胞的生物电现象

（一）心肌细胞的分类

心肌细胞的生理特性主要包括兴奋性、传导性、收缩性、自律性，根据电生理学特性和功能特点可将其分为两大类。一类是普通的心肌细胞，具有兴奋性、传导性和收缩功能，包括心房肌和心室肌细胞。称为工作细胞，因无自律性又称为非自律细胞。另一类是特殊分化的心肌细胞，具有兴奋性、传导性和自动产生节律性兴奋的能力，故又称自律细胞，主要包括 P 细胞和浦肯野细胞。自律细胞与另一些不具收缩功能的细胞组成心脏的特殊传导系统，包括窦房结、房室交界、房室束和浦肯野纤维。

（二）心肌细胞的跨膜电位及其形成机制

心肌细胞的跨膜电位与神经-骨骼肌细胞的跨膜电位有着显著的不同。不同类型的心肌细胞的跨膜电位也存在明显差异（图 4-1）。

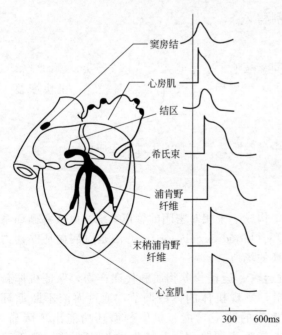

图 4-1　心脏不同部位细胞的跨膜电位

1. 静息电位

人和哺乳动物心室肌细胞的静息电位约为 $-90mV$，形成机制与神经纤维和骨骼肌基本相同，其主要是由于 K^+ 外流形成的 K^+ 平衡电位。

2. 动作电位

心室肌细胞的动作电位包括去极化过程和复极化过程，复极化过程比较复杂，持续时间较长，动作电位整个过程分为 0、1、2、3、4 五个时期。

（1）0 期（去极化期）　在适宜的刺激作用下，膜内电位由 $-90mV$ 迅速上升到 $+30mV$ 左右，即膜两侧由原来的极化状态变成反极化状态（超射），构成动作电位的上升支。0 期形成的机制是在刺激作用下，细胞膜上的钠通道部分开放，少量 Na^+ 内流，使膜部分去极化，当去极化达到阈电位水平（$-70mV$）时，大量钠通道被激活，Na^+ 迅速内流，膜内电位急剧上升，直到 Na^+ 平衡电位，此时钠通道已失活关闭。钠通道激活快，失活也快，因此又称快通道。

（2）1 期（快速复极化初期）　动作电位达到峰值后，出现一快速而短暂的复极化。膜内电位迅速降到 0mV 左右，称为 1 期。1 期形成的原因是一种以 K^+ 为主要离子成分的一过性外向电流。

（3）2 期（平台期或缓慢复极化期）　膜内电位降到 0mV 左右时，复极化过程变得非常缓慢，膜电位基本停滞于接近 0mV 的水平。在动作电位的曲线上形成坡度很小的平台。平台期的形成是由于同时存在的 Ca^{2+} 和 Na^+ 的内向离子流和 K^+ 的外向离子流处于平衡状态的结果。钙通道其激活、失活的时间均长于钠通道，故又称慢通道。平台期使复极化过程明显延长。这是心室肌细胞生物电的主要特征之一。

（4）3 期（快速复极末期）　平台期后，复极化速度加快，膜内侧电位迅速下降到 -90mV，形成快速复极末期。此时，钙通道已失活，K^+ 大量外流，使复极化过程快速完成。

（5）4 期（静息期）　3 期后，膜内侧电位恢复并稳定于静息电位水平。但膜内外离子的分布尚未恢复，此时钠泵活动增强，将动作电位期间进入细胞内的 Na^+ 泵出细胞，将流出细胞外的 K^+ 泵入细胞，进入细胞的 Ca^{2+} 也主动转运至细胞外。这样，细胞内外离子浓度恢复至原先水平，以保持细胞正常的兴奋性（图 4-2）。

（三）自律细胞的生物电特点

自律细胞的动作电位在 3 期复极末到达最大复极电位后，4 期的膜电位并不稳定于这一水平，而是开始自动除极，除极达到阈电位后，自动引起下一个动作电位的产生。因此，4 期自动除极是自律性的基础。不同类型的自律细胞形成的机制也不同。

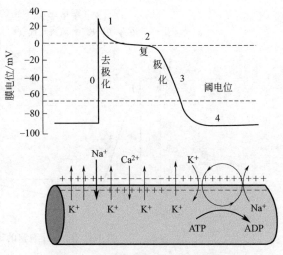

图 4-2　心室肌细胞的动作电位示意图

1. 窦房结 P 细胞的动作电位特点

窦房结细胞属于慢反应自律细胞。其动作电位的幅值小，由 0 期、3 期和 4 期组成。最大复极电位为 -60～-65mV。在此电位下，钠通道已失活。当 4 期自动去极化达到阈电位水平时（约 40mV），膜上钙通道被激活，Ca^{2+} 内流引起 0 期去极化。随后钙通道逐渐失活，Ca^{2+} 内流逐渐减少。与此同时，在复极初期有一种钾通道被激活，K^+ 开始外流，由于 Ca^{2+} 内流逐渐减少和 K^+ 外流逐渐增加，形成了复极化过程。当膜复极化达 -40mV 时，这种钾通道便逐渐失活，K^+ 外流渐渐减少，与此同时，一种内向的 Na^+ 流逐渐增强，导致膜内电位缓慢上升，因而出现 4 期自动去极化。目前认为，构成窦房结细胞起搏电流的成分比较复杂，但上述 K^+ 外流的进行性衰减是窦房结细胞 4 期自动去极化最重要的离子基础（图 4-3）。

2. 浦肯野细胞的动作电位特点

浦肯野细胞属快反应自律细胞，其动作电位与心室肌细胞相似，产生的离子基础也基本相同，不同之处在于 4 期缓慢自动去极化，主要是由随时间而逐渐增强的 Na^+ 内流引起（图 4-4）。

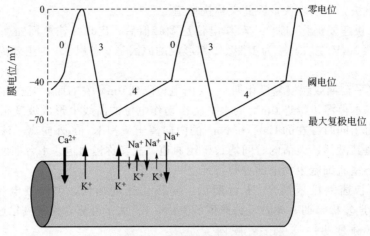

图 4-3 窦房结 P 细胞的动作电位示意图

在 4 期，K^+ 外流进行性衰减，Na^+ 内流进行性递增

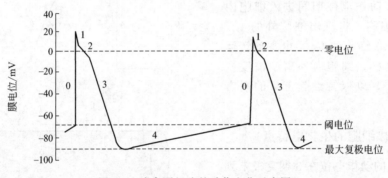

图 4-4 浦肯野细胞的动作电位示意图

心房肌细胞和心室肌细胞复极化过程中具有的平台期，使其复极化过程明显长于其他可兴奋细胞；心脏内特殊传导系统的自律细胞 4 期膜电位不稳定，形成 4 期自动去极化的特点。这些特点是形成心肌生理特性的重要基础。

二、心肌的生理特性

心肌具有自律性、兴奋性、传导性、收缩性四种生理特性。自律性、兴奋性、传导性是在心肌细胞生物电活动的基础上形成的，属于心肌的电生理特性。收缩性属于心肌的机械特性。

（一）自动节律性

组织、细胞在没有外在刺激作用下，能够自动地发生节律性兴奋的特性，称为自动节律性，简称自律性（autorhythmicity）。具有自律性的组织或细胞称为自律组织或自律细胞。自律性的高低用单位时间（每分）内能自动发生兴奋的次数，即兴奋的频率来衡量。在心内传导系统中，不同部位的自律细胞自律性高低不一。

1. 心脏起搏点

心的自律细胞分别存在于窦房结、房室交界、房室束和浦肯野纤维。窦房结细胞自律性最高，约 100 次/分，房室交界次之，约 50 次/分。浦肯野纤维自律性最低，约 25 次/分。

正常情况下，心脏的节律性活动受自律性最高的窦房结控制，窦房结发出兴奋，向四周扩布。心各部按一定顺序接受由窦房结传来的冲动而发生兴奋和收缩。故把窦房结称为心脏的正常起搏点（pacemaker），把由窦房结控制的心搏节律，称为窦性心律（sinus rhythm）。其他部位的自律细胞由于自律性较窦房结低，受来自窦房结冲动的控制，本身的自律性表现不出来，称为潜在起搏点。在某些异常情况下，窦房结自律性降低，兴奋的传导受阻或其他自律组织的自律性异常升高时，潜在起搏点也会表现出来，以这些部位为起搏点的心脏活动，则称为异位心律。

2. 影响自律性的因素

自律性的基础是细胞 4 期自动去极化，使膜电位从最大舒张电位达到阈电位，从而引发兴奋，因此影响自律性的因素如下。

（1）4 期自动去极化的速度　其他条件不变，如果 4 期自动去极化的速度加快、膜从最大舒张电位去极化到阈电位所需要的时间缩短，则单位时间内发生的兴奋次数就会增多，即自律性增高。反之，则自律性降低。

（2）最大舒张电位和膜电位之间的差距　自律性的高低还取决于 4 期自动去极化由最大舒张电位达到阈电位所需的时间。如去极化速度不变，所需时间取决于最大舒张电位与阈电位之间的差距。当最大舒张电位减小或阈电位下移，两者之间差距缩小时，去极化达到阈电位所需的时间缩短，自律性增高。反之，则自律性降低。

因此，凡是能影响自律细胞 4 期自动去极化速度、最大舒张电位和阈电位水平的神经、体液因素以及药物都能影响心肌的自律性（图 4-5）。

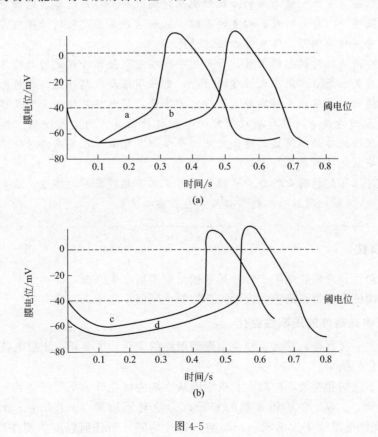

图 4-5

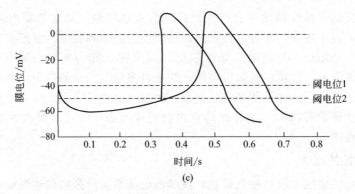

图 4-5　影响心肌自律性的因素示意图

(a) 4 期自动去极化速度（a、b）对自律性的影响；（b）最大舒张电位

(c、d) 对自律性的影响；（c）阈电位水平（1、2）对自律性的影响

知识链接

人工心脏起搏器

　　人工心脏起搏器的作用是替代心脏的起搏点，使心脏有节律地跳动起来。起搏器是由电池和电路组成的脉冲发生器，能定时发放一定频率的脉冲电流，通过起搏电极导线传输到心房肌或心室肌，使局部的心肌细胞受到刺激而兴奋，兴奋通过细胞间的传导扩散传布，导致整个心房和（或）心室的收缩。从而治疗某些严重的心律失常，如窦房结功能障碍、房室传导阻滞、阵发性心动过速等。

　　急症治疗用的临时性起搏装置，多采用导线经皮联接体外佩戴的起搏器。对慢性不易恢复的心律失常患者做永久性起搏治疗，都采用埋藏式起搏器。起搏器安装手术由心内科医生施行，通常在局部麻醉下进行。方法是，将电极导线从手臂或锁骨下方的静脉插入，在 X 线透视下，将其插入预定的心腔起搏位置，固定并检测。然后在胸部埋入与电极导线相连接的起搏器，缝合皮肤，手术即可完成。很多患者对安装起搏器感到担忧，其实安装起搏器很安全。

　　起搏器可根据起搏的心腔分为单腔起搏器、双腔起搏器（起搏左、右心房，或右心房和右心室）、三腔起搏器（起搏右心房，左、右心室）。

（二）兴奋性

　　心肌的兴奋性和骨骼肌细胞一样，具有接受刺激后产生兴奋，即动作电位的能力。兴奋性的高低也用阈值来衡量，阈值大表示兴奋性低，阈值小表示兴奋性高。

1. 心肌细胞兴奋性的周期性变化

　　心肌每发生一次兴奋，其兴奋性会出现周期性的变化，主要是由于膜电位变化引起离子通道的性状变化的结果。

　　（1）绝对不应期和有效不应期　心肌细胞从 0 期去极化开始至复极化约 -55mV 相当于动作电位的 0 期、1 期、2 期和 3 期的初段，为绝对不应期（absolute refractory period，ARP）。此期间钠通道处于失活状态，细胞兴奋性为零，对任何强度的刺激均不发生反应。在膜电位从 -55mV 复极化到 -60mV 期间，只有少量的钠通道开始复活，给予足够强度的刺激可引起局部反应，但不能引起动作电位。此期和绝对不应期合称为有效不应期（effective refractory period，ERP），即对任何强度的刺激均不能产生动作电位的时期。在有效不应期内，心肌细胞是不可能发生兴奋和收缩的。

（2）相对不应期　在有效不应期之后，膜电位复极化从$-60\sim-80\mathrm{mV}$，这一期间为相对不应期（relative refractory period，RRP）。在此期内钠通道活性逐渐恢复，但只有部分由失活状态转为备用状态，受刺激后钠通道开放的数量较少，细胞的兴奋性仍低于正常，阈上刺激才能引起细胞兴奋，而且此时动作电位去极化的速度和幅度均小于正常，兴奋的传导速度也比较慢。

（3）超常期　复极化从$-80\sim-90\mathrm{mV}$为超常期（supranormal period，SNP）。在此期内钠通道已基本恢复到备用状态。由于膜电位在$-80\sim-90\mathrm{mV}$，与阈电位之间的差距小于正常，容易产生兴奋，因而细胞兴奋性高于正常，此时小于阈值的刺激即可引起细胞兴奋，故称超常期。此时，动作电位去极化的速度和幅度也都小于正常，兴奋传导的速度也较慢。

复极化完毕。膜电位恢复至正常水平，细胞的兴奋性也恢复正常（图4-6）。

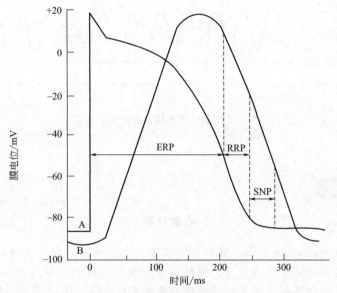

图4-6　心室肌兴奋性的周期性变化与机械收缩之间的关系
A—动作电位；B—机械收缩

2. 影响兴奋性的因素

心房和心室肌细胞在窦房结传来兴奋后，在静息电位的基础上去极化达到阈电位水平，引发大量钠通道开放，产生动作电位。因此，影响兴奋性的因素如下。

（1）静息电位和阈电位之间的差距　静息电位增大或阈电位水平上移时，两者之间的差距增大，此时引起兴奋所需的刺激阈值增大，兴奋性降低。反之，由于静息电位减小或阈电位水平下移，使二者之间的差距缩小时，则兴奋性增高。

（2）钠通道的状态　钠通道有备用、激活和失活三种状态，心肌细胞兴奋的产生是以钠通道能够被激活为前提的。处于何种状态取决于当时的膜电位和有关的时间进程。以心室肌细胞为例，膜电位为正常静息电位$-90\mathrm{mV}$时，膜上的钠通道处于备用状态，细胞兴奋性正常。当细胞受到刺激，膜电位去极化到$-70\mathrm{mV}$时钠通道被激活而迅速开放，进入激活状态，Na^{+}快速大量内流。钠通道激活后很快即失活而关闭，进入失活状态，而且暂时不能再次被激活。此时细胞的兴奋性为零。随着复极开始，钠通道逐渐恢复活性，等到膜电位复极化回到静息电位水平时，钠通道才能完全复活恢复到备用状态，细胞兴奋性也恢复正常。因此，细胞膜上钠通道是否处于备用状态，是决定心肌细胞兴奋性高低的关键。

3. 期前收缩和代偿性间歇

正常情况下，心脏的搏动是按照窦房结发出的兴奋节律进行活动的。在两次窦房结兴奋之间，在兴奋的有效不应期之后给予心室肌一次额外刺激，就可能引发一次提前出现的兴奋和收缩。由于兴奋和收缩发生在下一个心动周期的窦房结节律性兴奋传来之前，故称之为期前兴奋和期前收缩（premature systole），又称早搏。期前兴奋也有自己的有效不应期，如果随之而来的正常窦房结的节律性兴奋恰好落在期前兴奋的有效不应期内，便不能引起心室兴奋，即出现一次兴奋的"脱失"，必须到再下一次窦房结的节律性兴奋传来时才能引起心室的兴奋和收缩。因此，在一次期前收缩之后往往有一段较长的心舒期，称为代偿性间歇（compensatory pause）（图 4-7）。

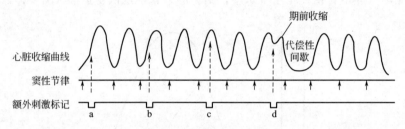

图 4-7　期前收缩和代偿性间歇示意图

（三）传导性

心肌细胞具有传导兴奋的能力或特性，称为传导性（conductivity）。兴奋在单个心肌细胞上传导也是通过局部电流实现的。心肌细胞之间由于存在电阻很小的闰盘，兴奋可以不衰减地迅速从一个细胞传到与其相邻的细胞。因此，只需有一个心肌细胞兴奋，动作电位就会迅速扩布，引起所有心肌细胞兴奋。这就使左心房、右心房和左心室、右心室各自成为一种功能上的合胞体，而实现同步的收缩和舒张。但心房与心室之间有纤维结缔组织环将二者隔开，因此，兴奋由心房传向心室的唯一途径是房室交界。心房和心室能按一定的顺序先后收缩与舒张，是因为心内有传导速度较快的特殊传导系统传导兴奋。

1. 心脏内兴奋传播的途径

正常情况下，由窦房结发出的兴奋通过心房肌直接传到右心房和左心房，引起两心房的兴奋和收缩。同时兴奋经由心房肌组成的"优势传导通路"迅速传到房室交界区，再传入心室。由于心房与心室之间有结缔组织分隔，心内特殊传导系统房室交界区的心肌纤维就成为兴奋从心房进入心室的唯一通道，从房室交界区经过房室束、左束支、右束支和浦肯野纤维网传到心室肌，引起心室肌兴奋，最后传到整个心室。这就是心内兴奋正常传导的途径。

2. 兴奋传导的速度和意义

兴奋在心脏各部位传导的速度不同，不同心肌细胞上的传导速度与细胞直径呈正变关系。直径大者，细胞内电阻小，传导速度快。反之，则传导速度慢。心房肌传导速度约为 0.4m/s。心房"优势传导通路"的传导速度为 1～2m/s，通过"优势传导通路"兴奋传遍左右心房只需 0.06s，这就使两心房肌细胞几乎同步兴奋和收缩。房室交界区的传导速度很慢，其中的结区仅为 0.02m/s。兴奋需在此延搁 0.1s 才能通过房室交界传向心室，称为房-室延搁（atrioventricular delay）。房-室延搁使心室在心房收缩完毕后才开始收缩，避免房室同时收缩，保证心室的充盈和射血。传导速度最快的是浦肯野纤维网，约 4m/s，心室肌传导速度约 1m/s。兴奋从房室束传遍左右心室也仅 0.06s，因此两心室肌细胞也几乎是同步兴奋和收缩的。

3. 影响传导性的因素

心肌细胞的电生理学特性是影响传导性的主要因素，包括以下几个方面。

（1）0 期去极化的速度和幅度　兴奋的传导是通过局部电流的作用，0 期去极化速度快，则局部电流形成快；0 期去极化幅度大，则形成的局部电流强。局部电流形成越快越强，使邻近部位细胞膜去极化达到阈电位所需的时间越短，传导速度就快，反之传导速度就慢。

（2）邻近部位细胞膜的兴奋性　兴奋的传导是细胞依次兴奋的过程，只有邻近部位膜的兴奋性正常时，才能正常传导。邻近部位细胞膜的兴奋性取决于静息电位与阈电位之间的差距。邻近部位兴奋性高，即邻近部位膜静息电位与阈电位之间的差距小，传导速度就快。兴奋性降低时，邻近部位膜静息电位与阈电位之间的差距增大，产生动作电位所需的时间延长，则传导速度减慢。

（四）收缩性

心肌细胞的收缩原理与骨骼肌相似，但由于自身结构和功能的特点其收缩性明显不同于骨骼肌。

1. 不发生强直收缩

心肌细胞在兴奋的过程中有效不应期特别长，相当于心肌的整个收缩期和舒张早期，因此，心肌不可能像骨骼肌那样发生多个收缩过程的融合，一定是收缩结束进入舒张期后才能接受新的刺激产生新的收缩，因此不会形成强直收缩。这样心肌始终保持收缩与舒张交替进行的节律性活动，从而保证心脏有序的充盈与射血。

2."全或无"式的收缩

如前所述，心房和心室肌细胞之间有闰盘结构，使其形成功能性的合胞体，兴奋传导速度非常快，故心房或心室的收缩均表现出"全或无"式的特点。"全或无"式收缩是指在其他条件不变的情况下，心房肌纤维或心室肌纤维要么不收缩，要么全部收缩。这种方式的收缩力量大，有利于提高泵血的效率。

3. 对细胞外液 Ca^{2+} 有很大依赖性

心肌细胞的肌质网不如骨骼肌发达，Ca^{2+} 的贮存量和释放量均较少，兴奋-收缩耦联过程所需 Ca^{2+} 要从细胞外液转运进来。心肌细胞兴奋时，平台期 Ca^{2+} 的内流正好起到这个作用。因此，在一定范围内，细胞外液的 Ca^{2+} 浓度升高，细胞兴奋时内流的 Ca^{2+} 量增多时，心肌收缩力增强；反之则心肌收缩力减弱。

以上心肌生理特性多与心肌细胞生物电活动的特点有关，而心肌细胞的生物电活动又是以跨膜离子流为基础的。因此，细胞外液中离子浓度的变化必然会对心肌生理特性产生影响。

（五）离子对心肌生理特性的影响

1. K^+

K^+ 对心肌的主要影响是抑制作用，血 K^+ 浓度升高时，表现为心率减慢、传导阻滞和心肌收缩力减弱，严重时心脏停在舒张状态。所以临床上，在给患者补 K^+ 时，不能直接由静脉注射，必须低浓度缓慢滴注，以防心脏停搏；低血 K^+ 对心肌的主要作用为兴奋，易导致期前收缩和异位节律。

2. Ca^{2+}

Ca^{2+} 是心肌收缩所必需的，有增强心肌收缩力的作用。Ca^{2+} 浓度增高可使心肌收缩力增强，血 Ca^{2+} 浓度降低时，可使心肌收缩力减弱。

三、心脏的泵血功能

心脏作为循环系统的动力器官，通过节律性的收缩和舒张实现泵血功能。心脏收缩射血，通过动脉系统将血液运输到全身各处，心脏舒张充盈，通过静脉系统使血液回流到心脏。

（一）心动周期

心脏每收缩和舒张一次构成的机械性活动的周期称为一个心动周期（cardiac cycle）。心动周期的长短取决于每分钟心脏跳动的次数，即心率（heart rate），心动周期与心率成反变关系。正常成人安静时心率为 60～100 次/分，平均 75 次/分。每个心动周期历时 0.8s。在这 0.8s 内，以心房收缩为起始，心房收缩期占 0.1s，舒张期占 0.7s，心房收缩结束后心室开始收缩，心室收缩期占 0.3s，舒张期占 0.5s。从心室舒张开始到下一个心动周期心房开始收缩的 0.4s，心房心室都处于舒张状态，称为全心舒张期（图 4-8）。

心房与心室其舒张期均明显长于收缩期。这样使心脏有足够时间接纳由静脉回流的血液

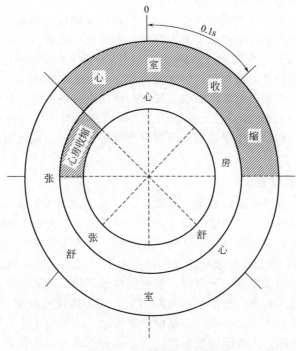

图 4-8 心动周期示意图

以保证其收缩前的充盈，又能让心肌得到充分休息，有利于心脏的持久工作。因此心动周期的延长和缩短主要影响心舒期，心率过快心舒期会明显缩短，不利于心脏持久的工作。由于在泵血过程中心室起主要作用，通常所说的心缩期和心舒期都是指心室的收缩期和舒张期。

心动周期的时程因心率而异，二者呈反变关系。心率减慢时，心动周期延长，心率加快时，则周期缩短。心率因年龄、性别和生理状况不同而异。新生儿心率每分钟可达 140 次以上。随着年龄增长心率逐渐减慢，至青春期接近成人。成人中，女性心率略快于男性。经常进行体育锻炼或从事体力劳动者，心率较慢。温度升高可引起心率加快、温度下降可引起心率减慢。同一个人，安静或睡眠时心率较慢，情绪激动或运动时心率加快。心率是临床常用的指标之一，但是在评价所测得的心率是否正常时，必须考虑到以上各种生理因素，才能得出正确结论。

（二）心脏的泵血过程

心脏的泵血过程是心肌电活动、肌肉收缩、瓣膜活动共同作用来实现的，在这个过程中心室的泵血起到了主导性的作用。左心与右心的活动基本是同步的，现以左心室为例，说明心室收缩射血和心室舒张充盈的过程。

1. 心室收缩与射血过程

（1）等容收缩期 心室收缩开始前，心室处于舒张末期，心房收缩将血液挤压进入心室，完毕后转入舒张。此时，室内压低于房内压和动脉压，房室瓣处于开放状态，室内压低于动脉压，动脉瓣处于关闭状态。心室开始收缩后，室内压快速上升，很快超过房内压，这就顺势推动房室关闭，防止血液倒流入心房。此时室内压仍低于动脉压，动脉瓣仍处于关闭状态，血液既不能进入和流出心室，也不能被压缩。因此，心室容积不可能发生变化，这一时期称为等容收缩期。相当于从房室瓣关闭至动脉瓣开放之间的时程，约 0.05s。在等容收缩期内，心室肌强烈收缩，室内压急剧上升。

（2）快速射血期　等容收缩期结束时，室内压超过动脉压，动脉瓣被推开，心室开始射血。此时，心室肌强烈收缩使室内压上升至峰值，射血速度很快，心室容积迅速缩小，称为快速射血期，历时约 0.1s。此期射入动脉的血量相当于整个心缩期内全部射血量的 70%。

（3）减慢射血期　快速射血期后，因大量血液进入动脉，动脉内压力上升，与此同时，由于心室内血液减少，心室收缩强度减弱。导致射血速度逐渐变慢，称为减慢射血期，历时约 0.15s。在减慢射血期内，室内压已略低于大动脉内压，但由于血液受到心室肌收缩的推挤作用获得较大动能，靠惯性作用仍可逆压力差缓慢进入动脉。减慢射血期末，心室容积缩至最小。

2. 心室舒张与充盈过程

（1）等容舒张期　减慢射血期结束，心室开始舒张，室内压下降。动脉内血液顺压力差向心室反流时推动动脉瓣，使之关闭，防止血液回流入心室。此时室内压仍大于房内压，房室瓣仍处于关闭状态。心室再次成为一个密闭的腔隙，心室的容积不发生变化，故称为等容舒张期，历时约 0.07s，相当于从动脉瓣关闭到房室瓣开放之前的时间。

（2）快速充盈期　当心室进一步舒张，室内压继续下降，降到低于房内压时，血液顺压力差冲开房室瓣快速流入心室，心室容积急剧增大，称为快速充盈期，历时约 0.11s。此时心房亦处于舒张状态，心房内的血液向心室内快速流动，主要是由于心室舒张时，室内压下降所形成的"抽吸"作用。大静脉内的血液这时也源源不断经心房流入心室。因此，心室有力地收缩和舒张，不仅有利于向动脉内射血，而且有利于静脉血液向心房回流和心室的充盈，此期流入心室的血量约占总充盈量的 2/3。

（3）减慢充盈期　随着心室内血量的增多，房室之间的压力差逐渐减小，血流速度减慢，称减慢充盈期，此期全心处于舒张状态，房室瓣仍是开放状态，房内压与室内压接近大气压。大静脉内的血液经心房缓缓流入心室，心室容积缓慢增大，历时约 0.22s。接着进入下一心动周期，心房开始收缩。

（4）心房收缩期　心室减慢充盈期后心房开始收缩，房内压上升，血液顺压力差快速输入心室，使心室得到进一步充盈。房缩期历时约 0.1s。由心房收缩增加的心室充盈量仅占心室总充盈量的 10%～30%。故临床上心房颤动患者，虽然心室充盈量减少，但不致引起心排血量明显减少；若发生心室颤动，心室不能有效收缩，如不及时抢救，就会危及患者生命。

从心室射血与充盈的全过程不难看出，心室收缩与舒张引起的心室内压力变化是造成室内压与房内压、室内压与动脉压之间压力差变化的主要原因。血液顺压力差流动时推动瓣膜关闭或开放，使血液只能单向流动，从心房流向心室，再从心室流向动脉的关键。

左右心的活动过程基本相同，但因肺动脉压较低，仅为主动脉内压的 1/6。右心室射血时所遇到的阻力远小于左心室，在射血过程中右心室内压变化的幅度也明显小于左心室内压。左心室内压的峰值可达 17.3kPa（130mmHg），而右心室内压的峰值仅有 3.2kPa（24mmHg）。

心脏泵血过程示意见图 4-9。

（三）心音

在心动周期中，心肌收缩、瓣膜的开启和关闭、血流对血管壁的冲击作用等引起的机械振动，通过心脏周围的组织传导到胸壁，用听诊器在胸壁上能够听到这些振动形成的声音，称为心音（heart sound）。

正常心脏在一次搏动过程中可产生四个声音，分别称为第一心音、第二心音、第三心音

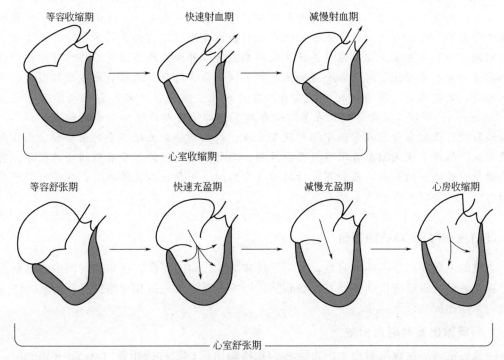

图 4-9　心脏泵血过程示意图

和第四心音。使用听诊器通常只能听到第一心音和第二心音。在某些健康儿童和青年有时也可听到第三心音，40 岁以上的健康人可能会出现第四心音。

第一心音音调较低，持续时间较长，发生在心室收缩期，标志着心室收缩开始，于心尖搏动（左锁骨中线第 5 肋间）处听得最清楚。它由房室瓣关闭、心室收缩时血流冲击房室瓣引起心室振动及心室射出的血液撞击动脉壁引起的振动而产生。它可反映心缩力强弱。

第二心音音调较高，持续时间短，发生在心室舒张早期，标志着心室舒张开始，于胸骨旁第 2 肋间（主动脉瓣和肺动脉瓣听诊区）处听得最清楚。它由主动脉瓣和肺动脉瓣迅速关闭、血流冲击大动脉根部及心室内壁振动而形成。它可反映主动脉和肺动脉压力的高低。

第三心音出现在心室舒张早期，是低频低振幅的心音，其发生可能与血液从心房突然冲入心室引起心室壁和乳头肌振动有关。

第四心音又称心房音，出现在心室舒张的晚期。可能与强烈的心房收缩和左室壁顺应性降低有关。

心脏的某些病变可以产生异常的心音，所以听取心音对心脏疾病的诊断有一定意义。

> ### 知识链接
>
> #### 心脏杂音
>
> 心脏杂音（cardiac murmur）指在心音与额外心音之外，在心脏收缩或舒张时血液在心脏或血管内产生湍流所致的室壁、瓣膜或血管振动所产生的异常声音，是具有不同频率、不同强度、持续时间较长的噪杂声。心脏杂音可见于健康人，更多发生于心血管疾病患者。某些杂音是诊断心脏病的主要依据。

心脏的杂音可分为收缩期杂音和舒张期杂音，收缩期杂音（systolic murmur）是临床最常见的杂音，可为功能性或器质性，以功能性多见。二尖瓣关闭不全时，在左心室收缩期，血液自左室反流至左房并产生收缩期杂音，并向左腋下传导。任何可以增加收缩期左心室和左心房之间压力阶差的因素都可以使杂音增强。无症状或症状轻微者，不需治疗，定期随访。器质性收缩期杂音，应针对原发病进行治疗。舒张期杂音（diastolic murmur）指心脏杂音发生在第二心音与下一心动周期的第一心音之间者。如二尖瓣狭窄的舒张期杂音常在舒张中期及晚期出现；而主动脉瓣关闭不全的杂音常发生在舒张早期。临床上收缩期杂音很多是功能性的，而舒张期及连续性杂音则均为病理性。有病理性心脏杂音的患者，在劳累或活动后可有胸闷、气急、心慌等感觉，应及时给予药物治疗，必要时可进行手术治疗。

（四）心脏泵血功能的评价

心脏的主要功能是不断地泵血，以满足机体新陈代谢的需要。在单位时间内心脏是否输出足够的血量，以适应机体各器官组织新陈代谢的需要，可通过相应指标进行衡量。评价心功能的常用指标有以下几项。

1. 每搏输出量和射血分数

一侧心室每一次收缩射出去的血量称为每搏输出量，简称搏出量（stroke volume），相当于心室舒张期末容量与收缩期末容量之差。正常成年人安静状态下心室舒张末期容积约为125ml，收缩末期容积约为55ml，两者之差即为搏出量，约70ml。由此可见心室收缩时并不能将心室内的血液全部射入动脉。搏出量占心室舒张期末容积的百分比称为射血分数（ejection fraction），射血分数反应心室射血的效率，健康成人在安静状态时射血分数为55%～65%。心室肌收缩力增强时，射血分数可增大。目前射血分数已成为临床应用较为广泛的评定心功能的重要指标之一。

2. 每分输出量和心指数

一侧心室1min内射入动脉的血量称为每分输出量，简称心排血量（cardiac output）。等于搏出量与心率的乘积。正常成人安静状态下，搏出量为70ml（60～80ml），按心率平均每分钟75次计算，心排血量为4.5～6.0L/min，即5.0L左右。成年女性比同体重男性心排血量约低10%，青年时期高于老年时期。情绪激动时心排血量可增加50%～100%，重体力劳动或剧烈运动时，心排血量可比安静时提高5～7倍，高达25～35L/min。麻醉状态下则可降低到2.5L/min。心输出血量的多少是评价心功能最基本的指标。

不同的个体，新陈代谢所需心排血量不同。故单纯用心排血量来衡量不同个体的心功能，予以评价，显然是不全面的。人体安静时，心排血量与其体表面积（m^2）成正比。以每平方米体表面积计算的心排血量[L/(min·m^2)]称为心指数（cardiac index）。体表面积用身高和体重求得，计算方法见第七章。我国中等身材成人的体表面积为1.6～1.7m^2，安静空腹情况下心排血量为4.5～6.0L/min，因此心指数为3.0～3.5L/(min·m^2)，称为静息心指数，是临床常用指标之一。

心指数和其他生理数据一样，也因不同生理条件而异。一般10岁左右的儿童，静息心指数最大，可达4L/(min·m^2)以上。以后随年龄增长逐渐下降，到80岁时，静息心指数降到接近于2L/(min·m^2)。运动、妊娠、情绪激动、进食等情况下，心指数均增大。

（五）影响心排血量的因素

心脏泵血功能受神经-体液因素的调节，心排血量不断变化以满足人体在不同情况下新陈代谢的需要。心排血量为搏出量与心率的乘积，下面从搏出量和心率两方面分析影响心排血量的因素。

1. 影响搏出量的因素

搏出量取决于心室肌收缩的强度和速度。心肌和骨骼肌一样，其收缩强度与速度也受前负荷、后负荷和心肌收缩能力的影响。

（1）前负荷　心室肌的前负荷是指心室肌收缩前所承受的负荷。其决定着心肌的初长度，而心室肌的初长度取决于心室舒张末期充盈量或充盈压。心室舒张末期充盈量是静脉回心血量和心室射血后剩余血量的总和。如果剩余血量不变，搏出量主要取决于回心血量。在一定范围内，回心血量增多，心室舒张末期充盈量增多，初长度增加，收缩量增强，搏出量增加。实验证明：心室最适前负荷时心室肌细胞的长度为最适初长度。在充盈压超过最适前负荷后，心室肌的长度便不再随着充盈压的增加而增加。因此，临床输液应限制量和速度，避免给心脏带来负担。静脉回心血量受两个因素的影响，即心室舒张充盈持续的时间和静脉回流速度。

（2）后负荷　这心肌的后负荷是指心室肌收缩后所承受的负荷。心室肌收缩时必须克服来自动脉压的阻力，当室内压高于动脉压时，推开动脉瓣才能将血液射入动脉。因此，动脉压是心室收缩射血时所承受的后负荷。如其他条件不变、若动脉压升高，后负荷将增大，导致等容收缩期延长，射血期缩短，射血速度减慢，此时搏出量必然减少。然而在正常情况下，搏出量的减少会造成射血期末心室内的余血量增多，如果此时静脉回流量不变，将使心室舒张期末的充盈量增加，心肌初长度增加，通过上述心肌自身调节的作用，心室肌收缩强度就会增大，使搏出量恢复到正常水平。对于高血压患者若动脉压持续保持较高水平，心室肌长期加强收缩，将会导致心室肌肥厚等病理变化。反之，当其他条件不变，动脉压降低时，搏出量将增大。

（3）心肌收缩能力　心肌收缩能力是指心肌不依赖前负荷、后负荷而改变其力学活动的一种内在特性。这种特性形成的基础主要是心肌细胞兴奋-收缩耦联过程中活化的横桥数量和 ATP 酶的活性。心肌细胞的收缩能力可因活化的横桥数量不同而改变。活化的横桥增多，心肌细胞的收缩能力增强，输出量增大，反之则减少。机制详见本书第二章。神经、体液、药物等都可通过改变心肌收缩能力来调节心搏出量。如肾上腺素能使心肌收缩力增强，乙酰胆碱则使心肌收缩力减弱。

2. 心率

心排血量是每搏输出量和心率的乘积。在一定范围心率与心排血量呈正变关系，但是心率过快时，大于每分钟 180 次时，因舒张期过短而严重影响心室充盈量，导致心排血量反而减少。另一方面，心率过慢，低于每分钟 40 次时，心舒期过长，心室充盈早已接近最大限度，充盈量即不再增加，搏出量也不会相应增大，心排血量同样会减少。可见心率过快或过慢都可以导致心排血量减少。

（六）心力储备

心泵功能的储备又称为心力储备（cardiac reserve），是指心排血量随人体代谢需要而提高的能力。正常成人静息时心排血量约为每分钟 5L。剧烈运动或重体力劳动时可提高 5～7

倍，达到每分钟 25～35L，说明健康人的心脏具有相当大的储备力量。心力储备来自搏出量和心率变化两个方面。

1. 搏出量储备

正常人静息时搏出量约为 70ml，剧烈活动时可增加到 150ml 左右。搏出量的增加，与心缩期射血量和心舒期充盈量的增加有关。前者称为收缩期储备，后者称为舒张期储备。正常人安静时，心室射血期末，心室内余血约 55ml。当心室做最大限度收缩，提高射血分数，可使心室内余血减少到 15ml。因此，充分动用收缩期储备，可以使输出量增加 35～40ml。一般心室舒张期末的容积为 145ml，由于心包的限制心肌伸展性很小，心室容积最大只能达到 160ml，因此舒张期储备只有 15ml 左右。心力储备在很大程度上反映心的功能状况。

2. 心率储备

健康成人静息时，心率平均为 75 次/分。在剧烈活动时可增快至 160～180 次/分。此时虽然心率增快很多，但不会因心舒期缩短而使心排血量减少。这是因为在剧烈运动或重体力劳动时，静脉回流速度大大加快，心室充盈速度也大大加快。一般情况下，动用心率储备是提高心排血量的主要途径，如果充分动用，可使心排血量增加 2～2.5 倍。

经常进行体育锻炼的人，心肌收缩力和心射血能力增强，心力储备增大。运动员的最大心排血量可增大到静息时的 7 倍。缺乏体育锻炼的人，虽然在安静状态下心排血量能满足代谢的需要，但因心力储备较小，一旦进行剧烈运动，心排血量不能满足机体代谢的需要，则出现缺血缺氧的心慌气短、头晕目眩等现象。

知识链接

心脏停搏后的急救措施（心肺复苏）

心脏停搏常发生心脏病、溺水、车祸、药物中毒、高血压、触电等，一旦发生，如不及时抢救，4～6min 后会造成患者脑和其他人体重要器官组织的不可逆的损害，因此心脏停搏后的心肺复苏（cardiopulmonary resuscitation，CPR）必须在现场立即进行。

方法/步骤如下。

1. 评估和现场安全

急救者在确认现场安全的情况下轻拍患者的肩膀，并大声呼喊，检查患者是否有呼吸，触摸颈动脉是否搏动，如果颈动脉无搏动，无呼吸或者只有喘息，立刻启动应急反应系统，开始胸外心脏按压。

2. 胸外心脏按压

施救者以一手叠放于另一手手背，十指交叉，将掌根部置于两乳连线的中点，依靠上半身的力量垂直向下压，胸骨的下陷距离≥5cm，双手臂必须伸直，不能弯曲，压下后迅速抬起，频率控制在每分钟 100～120 次。

3. 开放气道

通过仰头举颏法即施救者一手按住其额头向下压，另一手托起其下巴向上抬打开气道。

4. 人工呼吸

口对口人工呼吸。方法，干净的纱布或手巾置于患者的口部，防止细菌感染。施救者一手捏住患者鼻子，大口吸气，屏住，迅速俯身，用嘴包住患者的嘴，快速将气体吹入。与此同时，施救者需观察患者胸廓的起伏，确保气体进入肺。心脏按压与人工呼吸比例为 30：2。

5. 停止心肺复苏的指征

在施救的同时要时刻观察患者的生命体征。触摸患者颈动脉，发现恢复搏动即可停止心肺复苏，尽快把患者送往医院进行进一步的治疗。

第二节　血管生理

一、血管的分类和功能特征

（一）弹性贮器血管

弹性贮器血管包括主动脉、肺动脉主干及其最大的分支。其管壁坚厚，含有丰富的弹性纤维，具有很好的弹性和可扩张性。心室收缩射血所释放的能量，一部分推动血液向前流动，另一部分使大动脉弹性扩张，因而贮存一定量的血液，由于外周阻力的存在，只有 1/3 的血液流向了外周，2/3 的血液存留在大动脉中；心室舒张期，被动扩张的大动脉弹性回缩，继续挤压其中的血液流向外周。大动脉的弹性贮器作用，一方面使心脏间断的射血变成血管内连续的血流，另一方面可以缓冲动脉血压，减小每个心动周期中血压的波动幅度。

（二）分配血管

分配血管是指中等动脉及其分支，管壁富含平滑肌，其功能是将血液分配到各个器官和组织，称为分配血管。

（三）阻力血管

小动脉和微动脉的管径小，尤其是微动脉管壁富含平滑肌，通过平滑肌的舒缩活动改变血管口径，从而改变血流阻力。血液流经小动脉微动脉，血压降落的幅度最大，故对血流的阻力大，称为阻力血管。

（四）交换血管

交换血管是指毛细血管。此类血管口径小、数量多、管壁薄，由单层内皮细胞组成，外面是一层基膜，通透性高，是血液和组织液进行物质交换的场所。

（五）容量血管

静脉血管的管腔大、管壁薄，在外力的作用下易于扩张，安静时循环血量的 60%～70% 容纳在静脉血管中，故称为容量血管。

（六）短路血管

连接小动脉和小静脉之间的血管，又称动-静脉吻合支。它们可使小动脉内的血液不经过毛细血管直接流入小静脉。在功能上与体温调节有关。

二、血流动力学

血液在心血管系统中流动的力学称为血流动力学（hemodynamics）。其研究的基本问题是流量、阻力和压力以及三者之间的关系。

（一）血流量

单位时间内流过血管某一截面的血量称血流量（blood flow），又称容积速度，单位为 ml/min 或 L/min。血液中的一个质点在血管内移动的线速度称血流速度（velocity of blood flow），单位为 cm/s。血液在血管内流动时，血流速度与血流量成正比，与血管的横截面积成反比。按照流体力学的一般原理，单位时间内液体的流量（Q）可用下列公式表示：

$$Q = \Delta P / R$$

ΔP 为管道两端的压力差，R 为管道对液体的阻力，由于循环系统是一个封闭的系统，动脉、静脉和毛细血管各段总的血流量都是相等的，即 Q 都等于心排血量。R 为体循环的血流阻力，也称外周阻力，在体循环中，ΔP 是主动脉压与右心房压的压力差，基本接近于主动脉压（P），上述公式可写为 $Q = P/R$。在一般情况下，不同器官的动脉血压基本相等，故某器官的血流量主要取决于该器官对血流的阻力。

（二）血流阻力

血液在血管内流动时所遇到的阻力称血流阻力。血液流动时，血液内部的摩擦、血液与血管壁之间的摩擦产生阻力，消耗的能量通常表现为热能。这部分热能不能再转换成动能，故压力在驱动血液流动时，因需不断克服阻力而逐渐降低。根据泊肃叶定律，单位时间内液体的流量（Q）与管道两端的压力差（ΔP）及管道半径（r）的 4 次方成正比，与管道长度（L）成反比，用方程式表示为：

$$Q = K(\Delta P)r^4/L$$

方程式中 K 为常数，等于 $\pi/(8\eta)$，其中 η 为液体黏滞度。则此方程式可写为：

$$Q = (\Delta P)\pi r^4/(8\eta L)$$

通过比较泊肃叶定律方程式和 $Q = P/R$ 公式，则可得出计算血流阻力的方程式：

$$R = 8\eta L/(\pi r^4)$$

可见，血流阻力与血管的长度和血液的黏滞度成正比，与血管半径的 4 次方成反比。在生理条件下，血管长度和血液黏滞度的变化很小，但血管的口径易受神经-体液因素的影响而改变，特别是富含平滑肌纤维的小动脉和微动脉（形成外周阻力的主要血管）。机体主要通过控制各血管的口径而改变外周阻力，从而有效地调节各器官的血流量。

（三）血压

血压（blood pressure）是血管内流动的血液对单位面积血管壁的侧压力（压强）。临床常用毫米汞柱（mmHg）为单位（1mmHg=0.133kPa，1kPa=7.5mmHg）。大静脉和心房的压力较低，常以厘米水柱（cmH_2O）为单位（$1cmH_2O$=98Pa）。在不同血管内分别称为动脉血压、毛细血管血压和静脉血压。由于血液在血管内流动时要克服血流阻力而不断消耗能量，所以从动脉到静脉，血压逐渐降低，而以微动脉处的降落幅度最大、速度最快（图4-10）。一般所说的血压是指动脉血压。

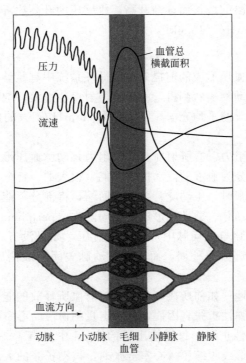

图 4-10　血管系统中压力、流速和总横切面积之间的关系

三、动脉血压和动脉脉搏

（一）动脉血压

动脉血压（arterial blood pressure）通常是指主动脉内的血压。由于从大动脉到中等动脉内血压下降幅度很小，为测量方便，通常以肱动脉血压代表主动脉血压。在血管内，血液流动需要不断克服阻力消耗能量，因此从主动脉到右心房，血压是逐渐降低的。各段血管中，以小动脉、微动脉阻力最大，血压降低的幅度也最大。

1. 动脉血压及其正常值

在一个心动周期中，动脉血压随心的舒缩活动而发生周期性变化。心缩期动脉血压上升达到的最高值，称为收缩压（systolic pressure）。心舒期动脉血压下降，降至最低的值，称为舒张压（diastolic pressure）。收缩压与舒张压之差称为脉搏压，简称脉压（pulse pressure）。一个心动周期中各瞬时动脉血压的平均值称为平均动脉压（mean arterial pressure）。由于心动周期中心舒期长于心缩期，故平均动脉压更接近舒张压。平均动脉压简略估算，约等于舒张压加 1/3 脉压。

血压是推动血液循环和保证各组织器官血流量的必要条件。血压过高或过低均对健康有害。我国健康青年人在安静状态时的收缩压为 100～120mmHg（13.3～16.0kPa），舒张压为 60～80mmHg（8.0～10.6kPa），脉搏压为 30～40mmHg（4.0～5.3kPa）。如果安静状态下，舒张压持续高于 90mmHg，收缩压持续高于 140mmHg，则可视为高血压；反之，舒张压持续低于 60mmHg，收缩压持续低于 90mmHg，则可视为低血压。

动脉血压不仅存在个体差异而且还有性别和年龄的差异。一般来说，肥胖者动脉血压稍高于中等体型者；女性在更年期前动脉血压比同龄男性的低，更年期后动脉血压升高；男性和女性的动脉血压都随年龄的增长而逐渐升高，收缩压的升高比舒张压的升高更为显著，至60岁时，收缩压约140mmHg（18.6kPa）。

2.动脉血压的形成

（1）循环血量　动脉血压形成的前提条件是循环系统中有足够的血液充盈，由此而形成的压力称之为充盈压。经动物实验测得，心脏暂停射血，血液均匀分布于心血管系统中，此时测得的充盈压为循环系统的平均充盈压，大约为7mmHg，人的循环系统平均充盈压接近于这个数值。

（2）心脏射血与外周阻力　心脏射血与外周阻力是动脉血压形成的两个基本要素。心脏射血提供的能量，一小部分为血液的流动提供动能，很大的一部分以势能的形式使主动脉扩张而储存起来。当心脏舒张时，主动脉管壁弹性回缩，将部分势能转化为动能，推动血液向前流动。在心脏射血与小动脉、微动脉形成的外周阻力（peripheral resistance）的共同作用下，血液能够存留在主动脉与大动脉中形成动脉血压，如果没有小动脉、微动脉阻力的作用，心脏射出的血液将全部流向外周，而不能对动脉关闭形成侧压力，从而不能形成动脉血压。

（3）大动脉管壁的弹性　如前所述，心室收缩射血所释放的能量，一部分推动血液向前流动，另一部分使大动脉弹性扩张，因而贮存一定量的血液。心室收缩射血时，由于外周阻力的存在，大动脉发生弹性扩张，每搏输出量的70ml中只有1/3的血液流向了外周，2/3的血液存留在大动脉中，形成收缩压；心室舒张期，被动扩张的大动脉弹性回缩，继续挤压其中的血液流向外周，并维持一定的压力，形成舒张压。大动脉的弹性贮器作用，一方面使心脏间断的射血变成血管内连续的血流，另一方面可以缓冲动脉血压，使收缩压不至于过高，舒张压不至于过低，减小每个心动周期中血压的波动幅度（图4-11）。

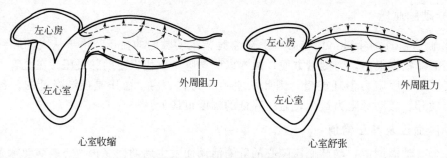

图4-11　大动脉弹性作用示意图

3.影响动脉血压的因素

足够的循环血量使血管充盈是形成血压的前提条件；心室收缩射血与外周阻力是形成动脉血压的两大要素；大动脉弹性起到使血液连续流动和缓冲动脉血压的作用。因此，凡是能影响以上几方面的因素，都能影响动脉血压。

（1）搏出量　在其他条件不变的情况下，动脉血压和搏出量是成正比的。心缩期射入动脉的血液量增多，血液对动脉管壁侧压力增大，故心缩期动脉血压明显升高。心舒期时，动脉弹性回缩力大，使血液加快流向外周。至心舒期末，动脉内存留的血液量与每搏输出量增加之前相比，增加并不多，故舒张压升高较少。反之，当心室肌收缩力减弱，搏出量减少时，则主要表现为收缩压的降低。因此，心室肌收缩力（或搏出量）主要影响收缩压。

（2）心率　如果心率加快，而其他因素不变，对动脉血压的影响表现为舒张压明显升高，脉压减小。因为心率加快时，心舒期的缩短比心缩期缩短更明显，心舒期内流至外周的血液减少，心舒期末存留在动脉内的血液增多，故舒张压升高较多。反之，心率减慢则舒张压的降低较收缩压明显。

（3）外周阻力　心排血量不变而外周阻力增大时，收缩压与舒张压均增高，但舒张压升高的幅度大于收缩压。这是因为外周阻力增大时，血液向外周流动的速度变慢，使心舒期末存留于动脉内的血量增多，因而舒张压明显增高。在心缩期内由于动脉压升高，使血流速度加快，动脉内增多的血量相对较少，故收缩压的升高不如舒张压明显。因此，外周阻力增大时，舒张压增高的幅度大于收缩压。当外周阻力减小时，舒张压的降低也较收缩压明显。一般情况下，舒张压的高低主要反映外周阻力的大小。临床上常见的高血压主要是由于小动脉、微动脉硬化，弹性降低、管腔变窄，使外周阻力增大，故以舒张压的增高为主。

（4）大动脉管壁弹性　大动脉的弹性贮器功能对动脉血压有缓冲作用，使收缩压不致过高，舒张压不致过低。人到老年，大动脉管壁弹性降低，缓冲血压的功能减弱，本应导致收缩压升高，舒张压降低；但是老年人多伴有小动脉、微动脉硬化，外周阻力增加，这会使收缩压和舒张压都增高。总的结果是收缩压明显上升，而舒张压变化不大。一旦舒张压明显增高，则有发生某种疾病的可能。这也是临床上更加重视舒张压的原因之一。

（5）循环血量与血管容量　循环血量与血管容量之间保持适当的相对关系是维持正常循环系统平均充盈压的基本条件。如血管容量不变，循环血量减少，或循环血量不变，血管容量增大，均会导致循环系统平均充盈压下降，使动脉血压降低。如大失血使循环血量明显减少，或感染、过敏导致的血管扩张血管容量异常增大，都会使血压急剧下降，前者应该及时输血、输液补充循环血量，后者则应该应用血管收缩的药物，减少血管容量。

以上讨论的是在其他因素不变的前提下，分析某一因素对动脉血压可能发生的影响。实际上，在不同生理情况下，上述各种影响动脉血压的因素可同时发生改变。因此在完体内，动脉血压的维持是多种因素综合作用的结果。

> **知识链接**
>
> ### 高血压
>
> 高血压（hypertension）是指以体循环动脉血压［收缩压和（或）舒张压］增高为主要特征（收缩压≥140mmHg，舒张压≥90mmHg），可伴有心、脑、肾等器官的功能或器质性损害的临床综合征。高血压是最常见的慢性病，也是心脑血管病最主要的危险因素。
>
> 临床上高血压可分为两类。
>
> 1. 原发性高血压
>
> 原发性高血压是一种以血压升高为主要临床表现而病因尚未明确的独立疾病，占所有高血压患者的90%以上。
>
> 2. 继发性高血压
>
> 在这类疾病中病因明确，高血压仅是该种疾病的临床表现之一，血压可暂时性或持久性升高。如主动脉缩窄所致的高血压可仅限于上肢；嗜铬细胞瘤引起的血压增高呈阵发性。
>
> 高血压的症状因人而异。早期可能无症状或症状不明显，常见的是头晕、头痛、颈项板紧、疲劳、心悸等。仅仅会在劳累、精神紧张、情绪波动后发生血压升高，并在休息后恢复正常。随着病程延长，血压明显的持续升高，逐渐会出现各种症状。当血压突

然升高到一定程度时甚至会出现剧烈头痛、呕吐、心悸、眩晕等症状，严重时会发生神志不清、抽搐，这就属于急进型高血压和高血压危重症，多会在短期内发生严重的心、脑、肾等器官的损害和病变，如脑卒中、心肌梗死、肾衰竭等。

高血压是一种可防可控的疾病，高血压治疗的主要目标是血压达标，降压治疗的最终目的是最大限度地减少高血压患者心、脑血管病的发生率和死亡率。降压治疗应该确立血压控制目标值。应改善生活行为，防止超重/肥胖、对长期高盐饮食、过量饮酒者应进行重点干预，定期健康体检，积极控制危险因素，同时合理使用降压药物。另一方面，高血压常与其他心脑血管病的危险因素合并存在，如高胆固醇血症、肥胖、糖尿病等，协同加重心血管疾病危险，治疗措施应该是综合性的，还应减缓靶器官损害，预防心、脑、肾并发症的发生，降低致残率及死亡率。

（二）动脉脉搏

动脉血压随左心室收缩和舒张活动呈周期性波动。这种周期性血压变化所引起的动脉血管的扩张与回缩称为动脉脉搏（arterial pulse），简称脉搏。通常在桡动脉处触摸。

由于动脉脉搏与心排血量、动脉管壁弹性以及外周阻力等因素有密切关系，因此可以在一定程度上反映心血管的功能状态，并有助于诊断某些疾病。如心率快，脉搏也快；心律失常，脉搏也不规则；收缩压高，脉搏紧张度高；血管内血液充盈度高、脉压大，则脉搏强。

由于血管壁的可扩张性和阻力血管的作用，脉搏波在传播过程中逐渐衰减。小动脉和微动脉对血流的阻力最大，故在微动脉段以后脉搏波动即大大减弱。到达毛细血管时，脉搏已基本消失。

四、静脉血压和静脉血流

静脉血管的主要作用是血液回流入心的通道，由于其易扩张、容量大。因此，静脉系统在血液贮存方面起着重要作用，故称为容量血管。静脉血管的收缩和舒张可使其容积发生较大变化，从而有效地调节回心血量，以适应人体不同代谢水平的需要。

（一）静脉血压

体循环血液经微动脉和毛细血管到达微静脉时，血压降至 15～20mmHg，流至下腔静脉时血压为 3～4mmHg，到达右心房时接近于 0mmHg。

1. 中心静脉压

右心房和胸腔内大静脉的血压称为中心静脉压（central venous pressure，CVP），其正常值为 4～12cmH_2O。中心静脉压的高低取决于心脏射血能力和静脉回心血量之间的相互关系。心脏射血能力较强，能及时将静脉回心的血液射入动脉，则中心静脉压较低；反之，心脏射血能力减弱，不能及时将静脉回心的血液射入动脉，则中心静脉压升高。在静脉回流速度加快、循环血量增加、全身静脉收缩或微动脉舒张等情况下，中心静脉压都会升高。可见，中心静脉压是反映心血管功能的又一指标。临床上在用输血或输液治疗危重患者时，除观察动脉血压变化外，也要观察中心静脉压的变化。如果中心静脉压偏低或有下降趋势，常提示输液量不足；如果中心静脉压高于正常并有进行性升高的趋势，则提示输液过快或心脏射血功能不全，则应停止输液进行观察。

2. 外周静脉压

各器官静脉的血压称为外周静脉压（peripheral venous pressure）。通常以人体平卧时的肘静脉压为代表，正常值为 $5\sim14cmH_2O$。当心脏射血功能减弱而使中心静脉压升高时，静脉回流将会减慢，较多的血液滞留在外周静脉内，使外周静脉压升高。

（二）影响静脉血液回流的因素

静脉回心血量是指单位时间内由静脉回流（如心脏的血量）。其影响因素主要是外周静脉压与中心静脉压之差及静脉血管的血流阻力。凡能影响差值及血流阻力的因素，均能影响静脉血液的回流。

1. 循环系统平均充盈压

循环系统平均充盈压是反映血管系统充盈程度的指标，它反映循环血量与血管容量之间的关系。循环血量增加或容量血管收缩时，循环系统平均充盈压升高，静脉回心血量增多；反之，循环血量减少或容量血管舒张时，循环系统平均充盈压降低，静脉回心血量减少。

2. 心肌收缩力

心肌收缩力增强，搏出量增大，使心舒期心室内余血量减少，压力降低，对心房和大静脉内血液的"抽吸"作用增强，静脉回心血量增多；反之心肌收缩力减弱，静脉回心血量减少。因此，右心衰竭时，中心静脉压升高，外周静脉回心血量减少，可出现颈外静脉怒张、肝充血肿大、下肢水肿；左心衰竭时，左心房和肺静脉压力升高，可出现肺淤血和肺水肿。

3. 骨骼肌的挤压作用

骨骼肌的节律性收缩可以挤压肌肉内的静脉，加速静脉流动。静脉具有只能向近心方向开放的静脉瓣，能防止血液逆流。当骨骼肌收缩时，静脉受到挤压，静脉内压力升高，血液被挤向心脏；当骨骼肌舒张时，静脉内压力降低，有利于血液从毛细血管流入静脉而使静脉充盈。因此，骨骼肌节律性的舒缩运动加静脉瓣共同组成"肌肉泵"或"静脉泵"，促进静脉血液回流心脏。长时间站立，因为下肢肌肉的持续收缩可阻止下肢静脉血液回流，并损坏静脉瓣导致下肢静脉淤血，易形成下肢静脉曲张。

4. 呼吸运动

呼吸运动对静脉回流也起着"泵"的作用。吸气时，胸腔容积加大，胸膜腔负压值增大，使胸腔内的大静脉和右心房被牵引而扩张，中心静脉压降低，有利于外周静脉内的血液回流入右心房。呼气时，胸膜腔负压值减小，由外周静脉回流入右心房的血量也相应减少。

5. 体位改变

当人体从卧位转变为立位时，身体低垂部位静脉血压比卧位时高得多，此时由于重力作用，低垂部位静脉扩张，容量增大，多容纳 $400\sim600ml$ 血液，故回心血量减少，心排血量降低，动脉血压下降，健康人可通过压力感受性反射作用使血压迅速回升。但对于长期卧床的患者，静脉管壁的紧张性较低，可扩张性较高，加之腹腔和下肢肌肉的收缩力量减弱，对静脉的挤压作用减小，从平卧位突然站立起来时，可因大量血液滞留在下肢，回心血量过少而发生昏厥。正常人，有时从蹲位突然转为直立时，也会由于静脉回心血量减少，导致搏出量减少，脑供血不足，而出现头晕、眼前发黑的症状，但很快会通过神经反射调节至正常。

五、微循环

微循环（microcirculation）是指微动脉与微静脉之间的血液循环。微循环的基本功能是进行血液和组织之间的物质交换，使得组织液不断更新，内环境保持稳态，组织细胞的新陈代谢才能正常进行。

(一) 微循环的组成和血流通路

各器官、组织的结构和功能不同，微循环的结构也不同。典型的微循环由七部分组成，包括微动脉、后微动脉、毛细血管前括约肌、真毛细血管、通血毛细血管、动-静脉吻合支和微静脉（图 4-12）。

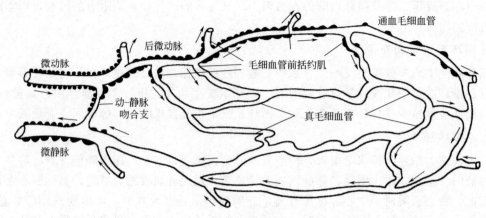

图 4-12　微循环组成模式图

微循环的血流通路有迂回通路、直捷通路和动-静脉短路，每条通路有不同的组成和功能。

1. 迂回通路

血液经微动脉、后微动脉、毛细血管前括约肌和真毛细血管网汇集到微静脉称为迂回通路。该通路中真毛细血管数量多，迂回曲折，交错成网，表面积非常大，管壁很薄，通透性大，血流缓慢，是实现血液与组织液之间物质交换的部位，故又称为营养通路。真毛细血管网交替轮流开放，在同一时间内大约有 20％的真毛细血管开放。

2. 直捷通路

血液从微动脉经后微动脉和通血毛细血管进入微静脉为直捷通路。较多分布于骨骼肌中。其管径较粗，血流速度较快，并经常处于开放状态，物质交换极少。其主要功能是使一部分血液迅速通过微循环进入静脉，以保证静脉回心血量。

3. 动-静脉短路

血液从微动脉经动-静脉吻合支直接流入微静脉为动-静脉短路。主要分布于皮肤上。其管壁较厚，血流速度快，无物质交换功能，故又称为非营养通路。其功能是参与体温调节。一般情况下该通路经常处于关闭状态，以保存体内的热量。当环境温度升高时，交感神经紧张性降低，动-静脉短路开放增多，皮肤血流量增大，使皮肤温度升高，散热增多；反之，散热减少。

(二) 微循环血流量的调节

微循环血流量主要受毛细血管的前后阻力改变的影响。毛细血管前阻力来自微动脉、后微动脉和毛细血管前括约肌。微动脉控制整个微循环的血流量，起着"总闸门"作用。后微动脉和毛细血管前括约肌控制所属部分毛细血管网的血流量，起着"分闸门"作用。毛细血管后阻力来自微静脉，起着"后闸门"作用。

这些血管壁的平滑肌受神经和体液因素的调节。当交感神经紧张性增高时，微循环的"总闸门"和"分闸门"趋于关闭，微静脉阻力也增大，故微循环的灌流量和流出量均减少。局部组织代谢产物（如 CO_2、乳酸、腺苷、组胺、K^+、H^+ 等）能使局部血管舒张。后微动脉和毛细血管前括约肌主要受局部代谢产物的调节。在安静状态下，组织代谢水平较低，局部代谢产物积聚较慢，分闸门处于收缩状态，真毛细血管网关闭。毛细血管网关闭一段时间后，局部组织中代谢产物积聚增多，使分闸门血管舒张，真毛细血管网开放，血流清除局部代谢产物，分闸门血管又收缩，使真毛细血管网重新关闭（图 4-13）。如此周而复始。当组织代谢活动加强时，代谢产物积聚迅速增多，使毛细血管网大量开放，微循环灌流量大大增加，使毛细血管与组织、细胞之间进行交换的面积增大，同时交换的距离缩短，从而适应组织代谢增强的需要。局部体液因素在微循环血流量的调节中起着十分重要的作用。

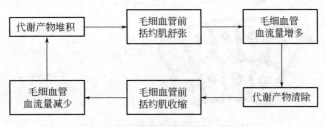

图 4-13　微循环血流调节示意图

六、组织液与淋巴液的生成和回流

（一）组织液的生成

存在于组织细胞间隙内的液体称为组织液。组织液因富含胶原纤维和透明质酸细丝，因此绝大部分呈胶冻状，不能流动，不会受重力影响流至身体的低垂部位，也不能被抽吸出来。组织液与血液通过毛细血管壁进行物质交换，不断更新，以保持内环境的相对稳定和细胞新陈代谢的需要。组织液中除蛋白质浓度明显低于血浆外，其他成分与血浆相同。

1. 组织液生成

组织液是血浆经毛细血管壁滤过生成的，同时组织液又通过重吸收回流入毛细血管。液体通过毛细血管壁的滤过和重吸收取决于四种力量的对比，即毛细血管血压、血浆胶体渗透压、组织液静水压和组织液胶体渗透压。毛细血管血压和组织液胶体渗透压是促使液体从毛细血管内向毛细血管外滤过的力量，即组织液生成的力量；血浆胶体渗透压和组织液静水压是促使组织液被重吸收，向毛细血管内回流的力量。滤过的力量与重吸收的力量之差，称为有效滤过压，可表示为：

有效滤过压＝（毛细血管血压＋组织液胶体渗透压）－（血浆胶体渗透压＋组织液静水压）

当有效滤过压为正值时，液体从毛细血管内滤出，即组织液生成；当有效滤过压为负值时，液体被重吸收入毛细血管，即组织液回流。正常情况下，人的毛细血管动脉端的血压平均为 30mmHg，组织液静水压约 10mmHg，血浆胶体渗透压约 25mmHg，组织液胶体渗透压约 15mmHg。按上式计算，毛细血管动脉端的有效滤过压等于 10mmHg。血液流经毛细血管至静脉端时血压降低，平均为 12mmHg，而组织液静水压、血浆胶体渗透压和组织液胶体渗透压基本不变。因此，毛细血管静脉端的有效滤过压等于－8mmHg。显而易见，组织液在毛细血管动脉端不断生成，而在静脉端则不断回流（图 4-14）。

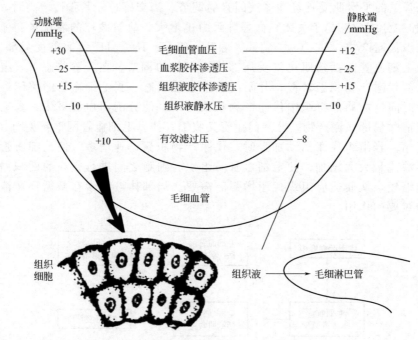

图 4-14 组织液生成和回流示意图

血液流经毛细血管时，血压是逐渐下降的。其他三个因素无明显变化，因此有效滤过压自然也是逐渐由正值下降到零，而后转变为负值的。所以组织液的生成和回流是一个逐渐变化移行的过程。从数值上分析，在毛细血管壁两侧，滤过的力量（10mmHg）大于重吸收的力量（8mmHg），因此生成的组织液中大约只有90％被重吸收回血液，其余10％则进入毛细淋巴管，形成淋巴液，经淋巴系统回流入血。

2.影响组织液生成的因素

在正常情况下，组织液的生成与回流总是维持着动态平衡，以保证体液的正常分布。如滤过增多或重吸收减少，使平衡受到破坏，可导致液体在组织间隙潴留，形成组织水肿。

（1）毛细血管血压　其他条件不变，毛细血管血压增高，有效滤过压增大，可使组织液生成增多，回流减少，而引起水肿。如炎症时，炎症部位小动脉扩张，毛细血管前阻力减小，进入毛细血管的血量增加而使毛细血管血压增高，引起局部水肿。右心衰竭时，静脉回流障碍，全身毛细血管后阻力增大，而使毛细血管血压增高.可引起全身水肿。

（2）血浆胶体渗透压　血浆胶体渗透压是由血浆蛋白质分子形成的。某些肾疾病，蛋白质随尿排出，使血浆蛋白含量减少，血浆胶体渗透压降低，导致有效滤过压增大而引起水肿。营养不良，蛋白质摄入过少，或肝疾病，蛋白质合成减少等情况，均可使血浆蛋白质减少，导致血胶体渗透压降低，使有效滤过压增大而发生水肿。

（3）淋巴液回流　已知从毛细血管滤出的组织液约有10％是经淋巴系统回流的。当局部淋巴管病变或被肿物压迫，使淋巴管阻塞时，受阻部位远心端的组织液回流受阻可出现局部水肿。局部慢性淋巴管炎或丝虫病患者，淋巴管堵塞，导致局部水肿。丝虫病患者会出现象皮肿。

（4）毛细血管通透性　蛋白质不易通过正常毛细血管壁，这就使血浆胶体渗透压和组织液胶体渗透压总能保持正常水平和一定差距。当毛细血管通透性异常增大时（如过敏、烧伤等情况），部分血浆蛋白渗出毛细血管，使病变部位组织液胶体渗透压升高，有效滤过压增大而发生局部水肿。

（二）淋巴液的生成和回流及淋巴循环的功能

1. 淋巴液的生成和回流

正常时，组织液的压力大于毛细淋巴管中淋巴液的压力，组织液顺压力差进入毛细淋巴管形成淋巴液。因此，来自某一组织的淋巴液成分和该组织的组织液非常接近。在毛细淋巴管起始端，内皮细胞的边缘像瓦片般互相覆盖，形成向管腔内开启的单向活瓣。另外，当组织液积聚在组织间隙内时，组织中的胶原纤维和毛细淋巴管之间的胶原细丝可以将互相重叠的内皮细胞边缘拉开，使内皮细胞之间出现较大的缝隙。因此，含有血浆蛋白质的组织液可以自由地进入毛细淋巴管。淋巴液由毛细淋巴管汇入淋巴管，途中经过淋巴结并获得淋巴细胞，最后汇聚成胸导管和右淋巴导管注入静脉。

2. 淋巴循环的功能

（1）回收蛋白质　组织液中的蛋白质不能逆浓度差进入毛细血管，但可以进入毛细淋巴管。每天由淋巴液带回到血液的蛋白质高达 $75\sim200g$，从而维持血浆蛋白的正常浓度。这是淋巴回流最重要的功能。

（2）运输脂肪及其他营养物质　食物中的脂肪 $80\%\sim90\%$ 由小肠绒毛中的毛细淋巴管运输到血液。因此，小肠的淋巴液呈乳糜状。少量胆固醇和磷脂也经淋巴管运输进入血液循环。

（3）调节血浆和组织液之间的液体平衡　淋巴回流的速度虽较缓慢，但一天中回流的淋巴液相当于全身血浆总量，故淋巴液回流在组织液生成和重吸收的平衡中起着一定的作用。

（4）防御和免疫功能　组织损伤时，红细胞、异物、细菌等进入淋巴液，在途经淋巴结时，被巨噬细胞清除。同时，淋巴结产生具有免疫功能的淋巴细胞，参与机体的免疫过程。

第三节　心血管活动的调节

人体在不同的功能状态下，由于各器官组织的代谢水平不同，对血流量的需要也不同。通过神经和体液因素调节心排血量和不同器官组织的血流阻力，使血流量在各器官之间的分配能适应各器官组织在不同代谢情况下的需要。

一、神经调节

心脏和血管接受自主神经支配。神经系统对心血管活动的调节是通过各种心血管反射实现的。

（一）心脏的神经支配

心脏接受心交感神经和心迷走神经的双重神经支配。

1. 心交感神经及其作用

心交感神经节前纤维起自第 $1\sim5$ 胸段脊髓灰质侧角神经元，经星状神经节及颈交感神经节换元后，节后纤维支配窦房结、房室交界、心房肌、房室束和心室肌。两侧交感神经对心脏的支配存在差异，右侧以支配窦房结为主，左侧对房室交界和心室肌的作用为主。

心交感神经兴奋，节后纤维末梢释放去甲肾上腺素，与心肌细胞膜上的肾上腺素 β_1 受体相结合，使心肌细胞膜对 Ca^{2+} 的通透性增高而对 K^+ 通透性降低，总的结果是对心脏产生兴奋作用，即正性的变时作用、正性的变力作用和正性的变传导作用，导致心率加快、心肌收缩力增强、房室传导速度加快，心排血量增多，血压升高。普萘洛尔是 β 受体阻滞剂，能够阻滞心交感神经对心脏的兴奋作用。

2. 心迷走神经及其作用

心迷走神经起自延髓迷走神经背核和疑核，节前纤维在迷走神经干中下行至胸腔后，与心交感神经一起组成心脏神经丛。心迷走神经节后纤维支配窦房结、心房肌、房室交界、房室束及其分支，对心室肌也有支配，但其纤维远少于心房肌。

心迷走神经兴奋时，迷走神经节后末梢释放乙酰胆碱，与心肌细胞膜上 M 型胆碱受体结合，使细胞膜对 K^+ 的通透性增大而对 Ca^{2+} 的通透性降低，产生负性变时作用、负性变力作用、负性变传导作用，导致心率减慢、心房肌收缩力减弱、房室传导减慢，心排血量减少，动脉血压降低。阿托品是 M 型胆碱受体阻滞剂，能够阻断心迷走神经对心脏的抑制作用。

心迷走神经和心交感神经对心脏作用是相互拮抗的。平时均有紧张性活动（即表现有一定频率的神经冲动），在安静状态下，心迷走神经的作用占优势；在机体兴奋或运动状态下，心交感神经的作用占优势。

（二）血管的神经支配

除真毛细血管外，其他血管的活动均接受自主神经系统的调节。引起血管平滑肌收缩的神经纤维称为缩血管神经纤维，引起血管平滑肌舒张的神经纤维称为舒血管神经纤维，两者统称为血管运动神经纤维。

1. 缩血管神经纤维

缩血管神经纤维都是交感神经纤维，故一般称为交感缩血管纤维。其纤维起自脊髓胸腰段灰质的中间外侧柱，兴奋时其末梢释放的递质为去甲肾上腺素。血管平滑肌细胞有 α 和 β_2 两类受体。去甲肾上腺素与 α 受体结合，可导致血管平滑肌收缩；与 β_2 受体结合，则导致血管平滑肌舒张。去甲肾上腺素与 α 受体结合的能力较与 β_2 受体结合的能力强，故缩血管纤维兴奋时主要引起缩血管效应，使外周阻力增大，血压升高。

体内绝大多数血管只接受交感缩血管神经纤维的单一支配。在安静状态下，交感缩血管纤维持续发放 1～3 次/秒的低频冲动，称为交感缩血管紧张，从而保持血管平滑肌一定程度的收缩状态。当交感缩血管紧张增强时，血管平滑肌进一步收缩；交感缩血管紧张减弱时，血管平滑肌收缩程度降低，血管舒张。因此，交感缩血管紧张的变化可以起到调节不同器官血流阻力和血流量的作用。

不同器官和管径的血管平滑肌，交感神经的分布密度是不同的。皮肤血管的交感缩血管神经纤维分布最密，骨骼肌和内脏的血管次之，脑血管和冠脉的神经分布最少。同名的动脉和静脉相比，动脉的分布密度大。不同管径的血管比较，管径小的血管分布密度较大，小动脉尤其是微动脉分布的密度最大。

2. 舒血管神经纤维

体内有少数血管除接受缩血管纤维支配外，还接受舒血管纤维支配。舒血管神经纤维主要有以下两种。

（1）交感舒血管神经纤维　交感舒血管纤维末梢释放的递质为乙酰胆碱，与血管平滑肌的 M 型受体结合，引起血管舒张，阿托品可阻断其效应。交感舒血管纤维在平时没有紧张性活动，只有在情绪激动状态和发生防御反应时才发放冲动，使骨骼肌血管舒张，血流量增多。

（2）副交感舒血管神经纤维　脑膜、唾液腺、胃肠外分泌腺和外生殖器等少数器官，其血管平滑肌除接受交感缩血管纤维支配外，还接受副交感舒血管纤维支配。副交感舒血管纤维末梢释放的递质为乙酰胆碱，与血管平滑肌的 M 型胆碱受体结合，引起血管舒张。副交感舒血管纤维的活动只对器官组织局部血流起调节作用。

（三）心血管中枢

心血管中枢（cardiovascular center）是指与心血管活动有关的神经元胞体在中枢神经内相对集中的部位。控制心血管活动的神经元从大脑皮质到脊髓都存在，各级中枢对心血管的调节具有不同作用，但基本中枢在延髓。

1. 延髓心血管中枢

延髓是调节心血管活动的基本中枢。包括位于延髓外侧部的心交感中枢和交感缩血管中枢，分别发出神经纤维控制脊髓心交感神经和交感缩血管神经元。心迷走中枢位于延髓的迷走神经背核和疑核，发出心迷走神经。

2. 延髓以上的心血管中枢

在延髓以上的脑干部分以及大脑和小脑中，都存在与心血管活动有关的神经元。它们在心血管活动调节中所起的作用更加高级，表现为对心血管活动和机体其他功能之间的复杂整合作用。如电刺激下丘脑的"防御反应区"，立即引起动物的警觉状态，同时出现一系列心血管活动的变化，主要是心率加快、心搏加强、心排血量增加、皮肤和内脏血管收缩、骨骼肌血管舒张。

（四）心血管反射

心血管系统的活动随人体的功能状态的不同而发生相应变化。这种调整是通过各种心血管反射实现的，其意义在于维持人体内环境的相对稳定和适应外环境的各种变化。

1. 颈动脉窦和主动脉弓压力感受性反射

颈动脉窦和主动脉弓压力感受器（aortic baroreflex）是位于颈动脉窦和主动脉弓血管外膜下的感觉神经末梢。它们的适宜刺激是血液对血管壁的机械牵张刺激。当动脉血压升高时，对动脉管壁的牵张刺激增强，压力感受器的传入冲动就增多。在一定范围内，压力感受器的传入冲动频率与动脉管壁的扩张程度成正比。颈动脉窦压力感受器的传入神经纤维是窦神经；窦神经合并入舌咽神经，进入延髓。主动脉弓压力感受器的传入神经纤维加入迷走神经干，同样进入延髓。延髓接受压力感受器等的传入冲动，使心血管中枢做出反应。通过传出神经心迷走神经、心交感神经和交感缩血管神经，调节效应器心脏和血管的活动（图 4-15）。

动脉血压升高时，压力感受器传入冲动增多，通过传入神经舌咽神经和迷走神经到达延髓心血管中枢，使心迷走中枢紧张性加强，心交感中枢和交感缩血管中枢紧张性减弱，通过迷走神经、心交感神经和交感缩血管神经纤维到达心脏和血管，使心率减慢，心肌收缩力减弱，心排血量减少，血管舒张，外周血管阻力降低，导致血压下降。因此，颈动脉窦和主动脉弓压力感受性反射又称为减压反射（depressor reflex）。反之，当动脉血压降低时，压力感受器传入冲动减少，使迷走中枢紧张性减弱，交感及交感缩血管中枢紧张性加强，使心率加快，心肌收缩力加强，房室传导加快，心排血量增加，外周血管阻力增大，血压回升。因此，压力感受性反射的意义在于维持血压稳态。

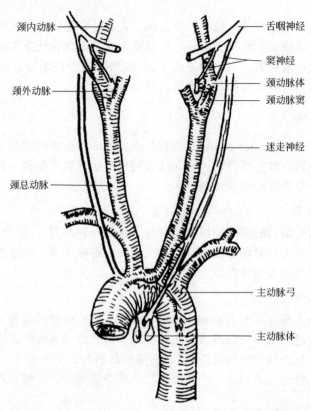

图 4-15　颈动脉窦和主动脉弓压力感受器和化学感受器

　　颈动脉窦、主动脉弓压力感受性反射的生理意义在于经常性监控动脉血压的波动。在心排血量、外周血管阻力、循环血量、体位等发生突然变化的情况下，对动脉血压进行快速和准确的调节，使动脉血压稳定在正常范围内而不致发生过大的波动。生理学中常将压力感受器的传入神经称为缓冲神经（buffer nerves）。压力感受性反射在动脉血压的长期调节中并不起重要作用，原发性高血压患者的压力感受器产生适应现象，对牵张刺激的敏感性降低，压力感受器反射在一个高于正常水平的范围内工作，故动脉血压维持在比较高的水平。

2. 颈动脉体和主动脉体化学感受性反射

　　颈总动脉分叉处和主动脉弓区域下方存在颈动脉体（carotid body）和主动脉体（aortic body）。这些小体中有特殊的感受细胞和很细微的神经末梢，共同组成化学感受器（chemo-receptor）。当动脉血液中氧分压下降，二氧化碳分压升高、H^+浓度升高时，刺激化学感受器兴奋，其感觉信号分别经窦神经（合并入舌咽神经）和迷走神经传入延髓，然后使延髓内呼吸神经元和心血管活动神经元的活动发生改变（图 4-15）。

　　化学感受性反射的效应主要是兴奋呼吸中枢，使呼吸加深加快。同时对缩血管中枢也有兴奋作用，使皮肤、内脏和骨骼肌的血管收缩，外周阻力增大，回心血量增多。在正常情况下，化学感受性反射的作用主要是调节呼吸运动，对心血管活动的调节很少起作用。只在低氧、窒息、失血、动脉血压过低和酸中毒等情况下才明显调节心血管的活动，此时的主要意义在于重新分配血流量，优先保证心、脑等重要器官的血液供应。

3. 心肺感受器反射

在心房、心室和肺循环大血管壁内存在许多压力感受器，称为心肺感受器。其传入神经走形在迷走神经干内。血压升高或血容量增大使心脏和血管壁受到较大牵张刺激时，心肺感受器兴奋。其结果是使交感神经紧张性降低，迷走神经紧张性加强，心率减慢，心排血量减少，外周阻力减小，血压降低。心肺感受器兴奋后，抑制肾交感神经，肾素、抗利尿激素释放减少，使肾血流量增加，尿量增多，调节循环血量。

二、体液调节

体液调节是指血液和组织液中一些化学物质对心血管活动的调节。按其作用范围可分为全身体液调节和局部体液调节。

（一）肾上腺素和去甲肾上腺素

肾上腺素和去甲肾上腺素在化学结构上都属于儿茶酚胺（catecholamine），是调节心血管活动的全身性体液因素之一。血液中的肾上腺素和去甲肾上腺素主要由肾上腺髓质分泌。两者对心脏和血管的作用有许多共同点，但由于两者对不同受体的亲和力不同，对心脏和血管的作用又各有特点。

肾上腺素主要与心肌细胞上的 β_1 受体结合，使心率加快，心收缩力加强，心排血量增加，临床上常用作强心药。肾上腺素对血管的作用取决于血管平滑肌上 α 和 β_2 受体分布的情况。在皮肤、肾、胃肠等器官的血管平滑肌上，α 受体占多数，使这些器官的血管收缩；在骨骼肌和肝的血管，β_2 受体占多数，使这些器官的血管舒张。小剂量肾上腺素常以兴奋 β_2 受体的效应为主，引起血管舒张，血压下降。大剂量时也兴奋 α 受体，且作用强于兴奋 β_2 受体的效应，引起血管收缩，血压升高。因肾上腺素对血管的作用既有收缩又有舒张，故对外周阻力影响不大。

去甲肾上腺素主要与 α 受体结合，使全身血管广泛收缩，动脉血压升高，临床上常用作缩血管的升压药。去甲肾上腺素也可与心肌膜上 β_1 受体结合，但较肾上腺素对心脏的作用弱。静脉注射去甲肾上腺素时可使全身血管广泛收缩，动脉血压升高；而血压升高导致压力感受性反射加强，使压力感受性反射对心脏的效应超过去甲肾上腺素对心脏的直接效应，故心率减慢。

（二）肾素-血管紧张素系统

肾素是由肾球旁细胞合成和分泌的一种酸性蛋白酶。肾素进入血液后，使由肝合成并释放入血浆中的血管紧张素原水解，先后形成血管紧张素 Ⅰ（angiotensin Ⅰ，Ang Ⅰ，十肽）、血管紧张素 Ⅱ（Ang Ⅱ，八肽）和血管紧张素 Ⅲ（Ang Ⅲ）。

一般而言，对体内多数组织、细胞来说，Ang Ⅰ 不具有活性。血管紧张素中最重要的 Ang Ⅱ 有广泛的作用：①兴奋血管平滑肌 Ang Ⅱ 受体，使全身微动脉收缩，外周阻力增高；使静脉收缩，回心血量增加，心排血量增多，故动脉血压升高。②作用于脑的某些部位，加强交感缩血管中枢紧张。③作用于交感神经节后纤维末梢，促进去甲肾上腺素的释放量增多，血管平滑肌收缩，外周阻力增大，动脉血压升高。④刺激肾上腺皮质球状带细胞合成和释放醛固酮，构成肾素-血管紧张素-醛固酮系统（renin-angiotensin-aldosterone system，RAAS），促进肾小管对 Na^+、H_2O 的重吸收，保钠保水，使细胞外液量增加，血量增多。⑤增强动物渴觉，导致饮水行为，血量增多。总之，Ang Ⅱ 的效应均与血压升高有关，是目前已知的最强的缩血管活性物质之一。Ang Ⅲ 的缩血管效应仅为 Ang Ⅱ 的 $10\%\sim20\%$，但其刺激肾上腺皮质球状带合成和释放醛固酮的作用则较强。

当大量失血、血压下降、肾血流量减少时，可刺激肾球旁细胞大量分泌肾素，启动肾素-血管紧张素-醛固酮系统，从而使血压回升和循环血量增加。

（三）血管升压素

血管升压素（vasopressin，VP）又称抗利尿激素（antidiuretic hormone，ADH），由下丘脑视上核和室旁核的神经元合成，经下丘脑-垂体束运送至神经垂体贮存，平时少量释放进入血液循环。血管升压素作用于肾远曲小管和集合管上皮细胞的 V_2 受体，促进水的重吸收，故又称抗利尿激素；也可作用于血管平滑肌的 V_1 受体，引起血管收缩。对循环系统的主要作用是引起全身血管平滑肌收缩，血压升高。是已知最强的缩血管活性物质之一。在完整机体中，生理剂量的血管升压素的主要作用是抗利尿效应；只有当其血浆浓度明显高于正常时，才引起血压升高。在禁水、失水、失血等情况下，心肺容量感受器的传入冲动减少，血管升压素释放增加；血浆渗透压升高时，可刺激脑渗透压感受器，也使血管升压素释放增加。反之，血管升压素释放减少。

（四）心房钠尿肽

心房钠尿肽（atrial natriuretic peptide，ANP）是由心房肌等多种组织合成和释放的一类多肽。心房壁受牵拉可引起 ANP 释放。ANP 主要作用于肾，抑制 Na^+ 的重吸收，使肾排钠和排水增多（利钠和利尿）。ANP 可使血管舒张，外周阻力降低，还可使每搏输出量减少，心率减慢，故心排血量减少；此外，ANP 还能抑制肾素、血管紧张素、醛固酮、血管升压素的释放。这些作用都可导致体内细胞外液量减少，血压降低。

（五）血管内皮生成的血管活性物质

血管内皮细胞可以合成、释放多种血管活性物质，引起血管平滑肌舒张或收缩。血管内皮合成的舒血管物质主要有前列环素和内皮舒张因子。内皮细胞内的前列环素合成酶可以合成前列环素，后者降低平滑肌细胞内 Ca^{2+} 浓度，使血管舒张。内皮细胞可生成多种缩血管物质，使血管收缩。内皮素是已知最强烈的缩血管物质之一。在生理情况下，血流对血管壁的切应力可促进内皮素的合成和释放。

（六）激肽

激肽是一类具有舒血管活性的多肽类物质，最常见的有血管舒张素和缓激肽。激肽可通过内皮释放 NO 而使血管平滑肌舒张，并能增加毛细血管通透性，参与对血压和局部组织血流的调节，是已知最强烈的舒血管物质；但激肽对其他平滑肌的作用则是引起收缩。

（七）前列腺素

前列腺素（prostaglandin，PG）是一族活性强、种类多的二十碳不饱和脂肪酸。全身各部的组织细胞几乎都含有合成前列腺素的前体及酶，因此都能产生前列腺素。前列腺素按其分子结构的差别，可分为多种类型。前列腺素 E_2（PGE_2）和前列环素（PGI_2）具有强烈的舒血管作用，而前列腺素 $F_{2\alpha}$（$PGF_{2\alpha}$）则使静脉收缩。

（八）组胺

组胺（histamine）是由脱羧酶催化组氨酸生成的。许多组织，特别是皮肤、肺和肠黏膜的肥大细胞中含有大量的组胺。当组织受到损伤或发生炎症和过敏反应时，都可释放组胺。组胺有强烈的舒血管作用，并能使毛细血管和微静脉管壁的通透性增加，组织液生成增多，导致局部水肿。

第四节　器官循环

体内各器官血流量与进出这一器官的动脉、静脉血压差成正比，与该器官对血流的阻力成反比。各器官的结构和功能特点各有不同，器官内部的血管分布又各有特征。因此，其血液供应的具体情况和调节机制也有各自的特征。本节主要叙述冠脉循环、肺循环和脑循环。

一、冠脉循环

冠脉循环是指心脏的血液循环。心脏的血液供应来自左、右冠状动脉。心脏所需要的营养物质和氧气完全依靠冠脉循环供给。

（一）冠脉血管的解剖特点

冠状动脉主干走行于心脏的表面，其小分支常以垂直于心脏表面的方向穿入心肌，并在心内膜下层分支成网。这种方式使冠脉血管在心肌收缩时容易受到挤压。分支最终形成毛细血管网分布于心肌纤维之间，并与之平行走行。心肌毛细血管网极为丰富，毛细血管数和心肌纤维的比例几乎为 1∶1，使心肌和冠脉之间能够进行充分的物质交换。吻合冠状动脉之间的侧支毛细血管细小，血流量很少，因而当冠状动脉突然阻塞时，侧支循环往往需要很长时间才能建立，可导致心肌梗死。如果阻塞是缓慢形成的，侧支可逐渐扩张，从而形成有效的侧支循环，起到一定的代偿作用。

（二）冠脉循环的生理特点

1. 血压高、血流量大

冠状动脉直接开口于主动脉根部，且冠脉循环的途径短，故血压高，血流快，循环周期只需几秒即可完成。在安静状态下，人冠脉血流量约为每百克心肌每分钟 60～80ml，总的冠脉血流量约为 225ml/min，占心排血量的 4%～5%。当心肌活动加强，冠脉达到最大舒张状态时，冠脉血流量可增加到静息时的 5 倍。

2. 心肌摄氧能力强

心肌摄氧率比骨骼肌摄氧率高约一倍。动脉血流经心脏后，其中 65%～70% 的氧被心肌摄取。100ml 动脉血含氧量为 20ml，其流经心脏后，被摄取和利用的氧近 13ml，静脉血中氧含量仅剩下 7ml 左右。心肌靠提高从单位血液中摄取氧的潜力较小，故心肌需要更多的氧气时主要依赖增加血流量，冠脉循环供血不足时，极易出现心肌缺氧现象。

3. 血流量受心肌舒缩的影响

心脏血管的大部分分支深埋于心肌内，心脏在每次收缩时对埋于其内的血管产生压迫，从而影响冠脉血流。在心室收缩期，由于心肌收缩的强烈压迫冠脉小血管，血流阻力大，冠状动脉血流减少。心室舒张时，对冠脉血管的压迫解除，故冠脉血流的阻力显著减小，血流量增加。安静时左心室收缩期的冠脉血流量仅占舒张期血流量的 20%～30%。可见，动脉舒张压的高低和心舒期的长短是影响冠脉血流量的重要因素。体循环外周阻力增大时，动脉舒张压升高，冠脉血流量增多。心率加快时，由于心动周期的缩短主要是心舒期缩短，故冠脉血流量也减少。右心室肌肉比较薄弱，收缩时对血流的影响不如左心室明显。在安静情况下，右心室收缩期的血流量和舒张期的血流量相差不多，甚至多于后者。

(三) 冠脉血流量的调节

1. 心肌代谢水平的影响

冠脉血流量和心肌代谢水平呈正变关系。当心肌代谢增强时，腺苷、H^+、CO_2、乳酸等代谢产物可使冠状动脉舒张，冠脉血流量增多。心肌本身的代谢水平是最重要的调节冠脉血流量的因素。在各种代谢产物中，腺苷起主要作用，它可使小动脉强烈舒张。

2. 神经调节

冠状动脉受交感神经和迷走神经支配。交感神经对冠状动脉的直接作用是激活冠状动脉平滑肌的 α 受体，使其收缩，但交感神经兴奋又同时激活心肌的 β 受体，使心率加快，心肌收缩加强，耗氧量增加，从而使冠状动脉舒张。故交感神经兴奋时，冠状动脉表现为先收缩后舒张。迷走神经对冠状动脉的直接作用是使其舒张，但实际上表现不明显。因为迷走神经兴奋使心率减慢，心肌代谢率降低，这些因素可抵消迷走神经对冠状动脉的直接舒张作用。一些药物如异丙基肾上腺素对冠状动脉 β 受体作用明显。

3. 体液调节

肾上腺素和去甲肾上腺素可通过增强心肌的代谢活动和耗氧量使冠脉血流量增加；同时也可直接作用于冠状动脉血管 α 受体或 β 受体，引起冠脉血管收缩或舒张。甲状腺激素增多时，心肌代谢加强，耗氧量增加，可使冠状动脉舒张，血流量增大。血管紧张素 Ⅱ 和大剂量血管升压素可使冠状动脉血管收缩，血流量减少。

知识链接

冠心病

冠状动脉粥样硬化性心脏病是冠状动脉血管发生动脉粥样硬化病变而引起血管腔狭窄或阻塞，造成心肌缺血、缺氧或坏死而导致的心脏病，常被称为"冠心病"。世界卫生组织将冠心病分为 5 大类：无症状心肌缺血（隐匿性冠心病）、心绞痛、心肌梗死、缺血性心力衰竭（缺血性心脏病）和猝死。临床表现为典型胸痛，即因体力活动、情绪激动等诱发，突感心前区疼痛，多为发作性绞痛或压榨痛，也可为憋闷感。疼痛从胸骨后或心前区开始，向上放射至左肩、臂，甚至小指和环指，休息或含服硝酸甘油可缓解。胸痛也可出现在安静状态下或夜间，由冠状动脉痉挛所致，也称变异型心绞痛。如胸痛性质发生变化，如新近出现的进行性胸痛，痛阈逐步下降，以致稍事体力活动或情绪激动甚至休息或熟睡时亦可发作。疼痛逐渐加剧、变频，持续时间延长，祛除诱因或含服硝酸甘油不能缓解，此时往往怀疑不稳定心绞痛。

冠心病的治疗包括以下几方面。①生活习惯改变：戒烟限酒，低脂低盐饮食，适当体育锻炼，控制体重等。②药物治疗：抗血栓（抗血小板、抗凝），减轻心肌氧耗（β受体阻滞剂），缓解心绞痛（硝酸酯类），调脂稳定斑块（他汀类调脂药）。③血运重建治疗：包括介入治疗（血管内球囊扩张成形术和支架植入术）和外科冠状动脉旁路移植术。药物治疗是所有治疗的基础。

二、肺循环

(一) 肺循环的生理特点

肺循环与呼吸功能配合实现肺泡和血液之间的气体交换。左右心室的每分输出量基本相同。肺动脉及其分支较粗，管壁较薄，且肺循环的全部血管都在胸腔内，而胸腔内的压力低于大气压。这些因素使肺循环具有与体循环不同的一些特点。

1. 血流阻力小、血压低

肺动脉管壁薄，厚度仅为主动脉的 1/3。其分支短而管径较粗，具有较大的可扩张性，总横截面积大，且肺血管全部被胸内负压所包绕，故肺循环的血流阻力很小，使肺动脉压远比主动脉压低。右心室的收缩力远较左心室的弱，肺动脉压为主动脉压的 1/6～1/5，平均肺动脉压约为 3mmHg（1.7kPa）。

2. 血容量变化大

肺循环的血容量约为 450ml，占全身血量的 9%。由于肺组织和肺血管的可扩张性大，肺部血容量的变化范围也较大。用力呼气时，肺部血容量减少到约 200ml；而深吸气时可增加到约 1000ml。故肺循环血管起着贮血库的作用。当机体失血时，肺循环可将一部分血液转移至体循环而起代偿作用。在每一个呼吸周期中，肺循环的血容量也发生周期性变化。吸气时血容量增多，呼气时血容量减少。因此，吸气初心排血量减少，动脉血压下降，并在吸气末降到最低点；呼气初心排血量增多，动脉血压回升，并在呼气末升至最高点。这种血压波动出现在呼吸周期中，称为动脉血压的呼吸波。

3. 无组织液存在

肺循环毛细血管血压平均约 0.9kPa（7mmHg），而血浆胶体渗透压平均为 3.3kPa（25mmHg），故将组织中的液体吸收入毛细血管的力量较大。现在一般认肺部组织液的压力为负压，这一负压使肺泡膜和毛细血管管壁互相紧密相贴，有利于肺泡和血液之间的气体交换。组织液负压还有利于吸收肺泡内的液体，使肺泡内没有液体积聚。在某些病理情况下，如左心衰竭时，肺静脉压力升高，肺循环毛细血管压也随着升高，可使液体积聚在肺泡或肺的组织间隙中而产生肺水肿。

(二) 肺循环血流量的调节

1. 肺泡气低氧的作用

急性或慢性的肺泡气低氧都能使肺部血管收缩，血流阻力增大。在肺泡气的二氧化碳分压升高时，低氧引起的肺部血管收缩更加显著。肺部血管收缩，肺血流减少，从而使较多的血液流经通气充足，肺泡气氧分压高的肺泡。在高海拔地区长期居住的人，因空气中氧气稀薄（氧分压过低），可引起肺循环微动脉广泛收缩，血流阻力增大，出现肺动脉高压，使右心室负荷长期加重而导致右心室肥厚。

2. 神经调节

肺循环血管受交感神经和迷走神经支配。刺激交感神经直接引起肺血管收缩和血流阻力增大；但在整体情况下，因体循环的血管收缩，将一部分血液挤入肺循环，肺循环血容量增加。刺激迷走神经可使肺血管轻度舒张，肺血流阻力稍下降。

3. 体液调节

在体液因素中，肾上腺素、去甲肾上腺素、血管紧张素 Ⅱ、血栓素 A_2、前列腺素 $F_{2\alpha}$ 等能使肺循环的微动脉收缩；而前列环素、乙酰胆碱等可引起肺循环的微动脉舒张。组胺、5-羟色胺能使肺循环的微静脉收缩，但均在流经肺循环后分解失活。

三、脑循环

（一）脑循环的特点

1. 血流量大、耗氧量多

脑组织的代谢水平高，血流量较多。在安静情况下，每百克脑的血流量为 $50 \sim 60\text{ml/min}$，整个脑的血流量约为 750ml/min，占心排血量的 15% 左右。脑组织的耗氧量也较大，在安静状态下，整个脑的耗氧量约占全身耗氧量的 20%。

2. 血流量变化小

脑位于骨性的颅腔内，其容积是固定的。颅腔被脑、脑血管和脑脊液所充满，三者容积的总和也是固定的。由于脑组织和脑脊液都是不可压缩的，故脑血管舒缩程度受到很大限制，血流量变化小。

3. 存在血-脑脊液屏障和血-脑屏障

无孔毛细血管壁和脉络丛细胞中运输各种物质的特殊载体系统是血-脑脊液屏障的基础。脑循环的毛细血管壁内皮细胞相互紧密接触，并有一定的重叠，管壁上没有小孔。同时，毛细血管和神经元之间并不直接接触，而是被神经胶质细胞隔开，这一结构特征对于物质在血液和脑组织之间的扩散起着屏障作用，称为血-脑屏障（blood-brain barrier）。

（二）脑血流量的调节

1. 脑血管的自身调节

脑血流量取决于脑的动、静脉之间的压力差和脑血管的血流阻力。在正常情况下，颈内静脉压接近于右心房压，且变化不大，故影响血流量的主要因素是颈动脉压。脑循环的正常灌注压为 $10.6 \sim 13.3\text{kPa}$（$80 \sim 100\text{mmHg}$）。当平均动脉压在 $8.0 \sim 18.7\text{kPa}$（$60 \sim 140\text{mmHg}$）范围内变化时，脑血管可通过自身调节的机制使脑血流量保持恒定。平均动脉压降低到 8.0kPa（60mmHg）以下时，脑血流量就会显著减少，引起脑的功能障碍。反之当平均动脉压超过 18.7kPa（140mmHg）时，脑血流量显著增加。

2. 二氧化碳分压和氧分压对脑血流量的影响

血液二氧化碳分压升高时，使细胞外液 H^+ 浓度升高而引起脑血管扩张，血流量增加。过度通气时，CO_2 呼出过多，动脉血二氧化碳分压过低，脑血流量减少，可引起头晕等症状。脑血管对氧分压很敏感，低氧能使脑血管舒张；而氧分压升高可引起脑血管收缩。

3. 脑的代谢对脑血流的影响

在同一时间内，脑不同部位的血流量不尽相同。各部分的血流量与该部分组织的代谢活动成正比。脑某一部位活动加强时，该部分的血流量就增多。这可能是通过代谢产物（如 H^+、K^+、腺苷）的聚积以及氧分压降低等，引起脑血管舒张。

4. 神经调节

脑血管有交感肾上腺素能纤维和副交感胆碱能纤维分布。二者对脑血管活动的调节作用不很明显。在多种心血管反射中，脑血流量一般变化都很小。

思考题

一、名词解释

1. 心动周期
2. 心排血量
3. 射血分数
4. 心指数
5. 窦性心律
6. 动脉血压
7. 中心静脉压
8. 减压反射

二、简答题

1. 心室肌细胞动作电位分几期？各期形成的离子活动机制是什么？
2. 简述影响心排血量的因素。
3. 动脉血压是如何形成的？其影响因素有哪些？动脉血压是如何维持相对稳定的？
4. 何谓中心静脉压？其高低反映什么问题？临床上观察中心静脉压有何意义？
5. 简述微循环的血流通路及其主要功能？
6. 组织液是怎样生成的？影响组织液生成的因素有哪些？
7. 肾上腺素和去甲肾上腺素对心血管的作用有哪些？
8. 人由蹲位突然直立时有时感到头晕眼花但片刻即可恢复，请用所学的生理知识解释这一现象发生的机制。

（景文莉　蔡凤英）

第五章

呼吸

【学习目标】

◆ **掌握**：呼吸的基本环节；肺通气的动力；呼吸时肺内压的变化；胸膜腔内压的形成及意义；肺的弹性阻力；肺泡表面活性物质；肺活量、用力呼气量和肺泡通气量的概念；通气/血流比值；O_2 和 CO_2 在血液中的运输形式；血液中 CO_2、O_2 和 H^+ 浓度变化对呼吸的影响。

◆ **熟悉**：肺通气的非弹性阻力和顺应性；气体交换的原理、过程和影响因素；氧解离曲线；肺牵张反射。

◆ **了解**：胸廓的弹性阻力；呼吸中枢和呼吸节律的形成；呼吸肌本体感受性反射；防御性呼吸反射。

案例导入

案例回放：

小李与同学在水库边玩耍，小李因脚一滑不慎掉入水里，其同学大声呼救，后有路人听到呼救声跳入水里将小李救上水岸，发现小李心跳与呼吸停止，路人迅速为其进行胸外按压和人工呼吸，后小李被紧急送往医院，由于抢救及时，小李最终脱离危险。

思考问题：

1.路人为什么要为小李进行人工呼吸？

2.人工呼吸的原理是什么？

机体与外界环境之间的气体交换过程称为呼吸（respiration）。通过呼吸，机体从外界环境摄取新陈代谢所需的 O_2，排出代谢产生的 CO_2。呼吸是维持机体生命活动所必需的基本生理过程之一，其意义主要是维持机体内 O_2 和 CO_2 含量的相对稳定，保证生命活动的正常进行。呼吸一旦停止，生命便将终结。

人体的呼吸过程由三个环节组成（图5-1）：①外呼吸，包括肺通气（肺泡与外界环境之间的气体交换过程）和肺换气（肺泡与肺毛细血管血液之间的气体交换过程）；②气体在血液中的运输；③内呼吸，又称组织换气，即组织毛细血管血液与组织细胞之间的气体交换过程。通常所说的呼吸，一般是指外呼吸。

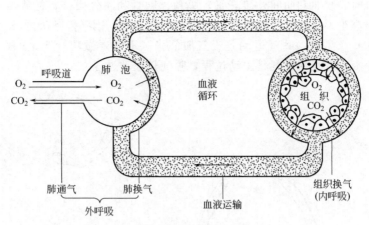

图 5-1　呼吸全过程示意图

第一节　肺通气

肺通气（pulmonary ventilation）是指肺泡与外界环境之间的气体交换过程。实现肺通气的结构包括呼吸道、肺泡和胸廓等。呼吸道是气体进出肺的通道，可对吸入的气体进行加温、加湿、过滤和清洁，并可引起防御反射（咳嗽反射和喷嚏反射等）等；肺泡是肺换气的主要场所；胸廓的节律性运动是实现肺通气的原动力。

一、肺通气原理

气体能否进出肺取决于两种力的相互作用，即推动气体流动的动力（肺通气的动力）和必须克服阻止气体流动的阻力（肺通气的阻力），建立肺泡与外界环境之间的压力差，才能实现肺通气。

（一）肺通气的动力

肺内压与大气压之间的压力差是肺通气的直接动力，呼吸肌收缩和舒张引起的呼吸运动是肺通气的原动力。

1. 呼吸运动

呼吸肌收缩和舒张引起的胸廓节律性扩大和缩小的运动称为呼吸运动（respiratory movement），包括吸气运动和呼气运动。呼吸肌包括吸气肌和呼气肌。主要的吸气肌有膈肌和肋间外肌，主要的呼气肌有肋间内肌和腹肌；此外，还有胸锁乳突肌、斜角肌等辅助呼吸肌。吸气肌参与平静呼吸时的呼吸运动，而呼气肌和辅助吸气肌只在用力呼吸时才参与呼吸运动。呼吸运动根据参与活动的呼吸肌的主次、多少和用力程度，可分为以下不同类型。

（1）平静呼吸和用力呼吸　安静状态下平稳而均匀的呼吸运动称为平静呼吸（eupnea），呼吸频率为 12～18 次/分。平静呼吸是由膈肌和肋间外肌的收缩和舒张所引起。膈肌收缩时，膈顶下降，使胸腔的上下径增大〔图 5-2（a）〕。肋间外肌收缩时，胸骨和肋骨上提，同时肋骨下缘向外侧偏转，从而使胸腔的前后径和左右径均增大〔图 5-2（b）〕。膈肌和肋间外肌收缩导致胸腔和肺容积增大，肺内压降低，当低于大气压时，外界气体进入肺，完成吸气运动。平静呼气时，膈肌和肋间外肌舒张，膈顶、胸骨和肋骨回位，使胸腔和肺容积缩小，肺内压升高，当高于大气压时，气体出肺，完成呼气运动。因平静呼吸的吸气运动是吸气肌收缩（需要做功）产生的，呼气运动是吸气肌舒张（不需要做功）产生的，呼气肌并未参与，因此平静呼吸的特点为吸气是主动过程，呼气是被动过程。

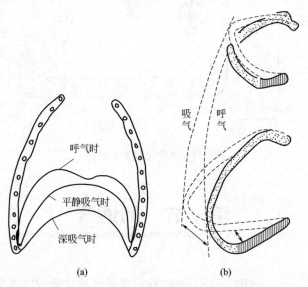

图 5-2　呼吸时膈肌和肋骨位置的变化示意图

当机体活动增强或吸入气中 O_2 含量减少、CO_2 含量增加时，呼吸运动加深加快，这种形式的呼吸运动称为用力呼吸（forced breathing）或深呼吸（deep breathing）。用力吸气时，除膈肌和肋间外肌收缩外，辅助吸气肌也参与收缩，使胸廓和肺进一步扩大，因此能吸入更多气体。用力呼气时，除吸气肌舒张外，呼气肌也参与收缩，使胸廓和肺进一步缩小，能呼出更多气体。所以，用力呼吸的特点是吸气和呼气都是主动过程。

（2）胸式呼吸和腹式呼吸　以肋间外肌舒缩为主表现为胸部明显起伏的呼吸运动，称为胸式呼吸（thoracic breathing）。以膈肌舒缩为主表现为腹部明显起伏的呼吸运动，称为腹式呼吸（abdominal breathing）。正常成人的呼吸呈胸式和腹式混合式呼吸，只有在胸部或腹部活动受限时，才会以某种单一的呼吸形式为主。如妊娠晚期的妇女或腹部有病变（腹腔有巨大肿块或严重腹水等）的患者，膈肌活动受限，以胸式呼吸为主；婴儿（胸廓未发育完全）或胸部有病变（胸膜炎或胸腔有积水等）时，胸廓活动受限，以腹式呼吸为主。

2. 肺内压

肺内压（intrapulmonary pressure）是指肺泡内的压力。呼吸过程中，肺内压随胸腔容积的变化而发生周期性变化。吸气初，肺容积增大，肺内压下降，低于大气压时，外界空气在此压力差推动下进入肺泡。随着肺泡内气体逐渐增多，肺内压逐渐升高，至吸气末，肺内压升高至与大气压相等，气流停止。呼气初，肺容积缩小，肺内压升高，超过大气压时，肺泡内气体排出体外，随着肺泡内气体逐渐减少，肺内压逐渐降低，至呼气末，肺内压又降至和大气压相等，气流亦停止（图 5-3）。在呼吸暂停、声门开放、呼吸道通畅时，肺内压与大气压相等。可见，在呼吸运动过程中，由于肺内压发生周期性波动，可建立肺内压和大气压之间的压力差，此压力差成为肺通气的直接动力。

呼吸过程中，肺内压变化的幅度取决于呼吸的深浅、缓急和呼吸道是否通畅等因素。平静呼吸时，肺内压变化的幅度较小。用力呼吸时，肺内压变化的幅度增大。如果呼吸道不通

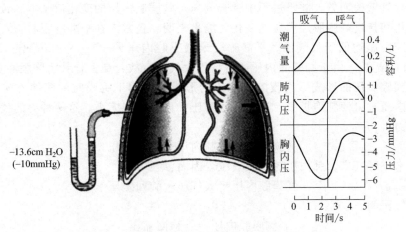

图 5-3　胸膜腔内压的直接测量示意图（左）及
呼吸时肺内压、胸膜腔内压和呼吸气量的变化（右）

畅，肺内压的变化幅度会更大。

3.胸膜腔内压

　　（1）胸膜腔内压的概念及正常值　　肺与胸廓在结构上没有直接联系，是两个独立的组织，肺自身也不能自主运动。但在呼吸运动过程中，肺能随着胸廓的运动而扩大和缩小，原因是什么？这与胸膜腔的结构特点和胸膜腔内压有关。

　　在肺和胸廓之间存在着一个密闭、潜在的腔隙称为胸膜腔。胸膜腔由紧贴于肺表面的脏层和紧贴于胸廓内壁的壁层两层胸膜构成。正常时，胸膜腔内没有气体，仅有少量浆液，浆液有两方面作用：一是起润滑作用，减小呼吸过程中两层胸膜滑动产生的摩擦；二是浆液分子的内聚力使两层胸膜紧密相贴，很难分开，从而使肺和胸廓紧贴在一起，所以肺可以随胸廓的运动而运动。

　　胸膜腔内压（intrapleural pressure）是指胸膜腔内的压力。胸膜腔内压的测定有直接法和间接法两种方法。直接法是用连接检压计的针头刺入胸膜腔内直接测量（图5-3），测定时要注意避免损伤脏层胸膜和肺。间接法是让受试者将带有薄壁气囊的导管吞下至食管下段，通过测量呼吸过程中食管内压的变化来间接地反映胸膜腔内压的变化。由于食管介于肺和胸壁之间，且食管壁薄而软，呼吸过程中食管内压与胸膜腔内压的变化值基本一致，故可用食管内压的变化间接反映胸膜腔内压的变化。测量表明：正常人在平静呼吸时，不论吸气或呼气时的胸膜腔内压均低于大气压。平静呼气末胸膜腔内压为$-5\sim-3$mmHg，平静吸气末为$-10\sim-5$mmHg。由于胸膜腔内压通常低于大气压，故习惯上称其为胸膜腔负压。

（2）胸膜腔负压的形成　胸膜腔内负压的形成与作用于胸膜腔的两种方向相反的力有关：一是肺内压，可使肺泡扩张；二是肺回缩压，可使肺泡缩小。这两种力的代数和即为胸膜腔内的压力。

$$胸膜腔内压＝肺内压－肺回缩压$$

在吸气末或呼气末，肺内压等于大气压，因而：

$$胸膜腔内压＝大气压－肺回缩压$$

若以大气压为 0，则：

$$胸膜腔内压＝－肺回缩压$$

可见，胸膜腔内压是由肺回缩压决定的，其数值也随呼吸过程的变化而变化。吸气时肺扩张程度增大，肺的回缩力也即肺的回缩压增大，胸膜腔内压的负值增大；呼气时肺缩小即扩张程度减小，肺的回缩力也即肺的回缩压减小，胸膜腔负压减小。用力呼吸或呼吸道阻力增加时，肺内压会发生大幅度波动，导致吸气时胸膜腔内压的负值更大，而呼气时胸膜腔内压可以为正压。

（3）胸膜腔负压的生理意义　①维持肺的扩张状态，并使肺能随胸廓的运动而扩张和回缩，保证肺通气正常进行；②促使腔静脉和胸导管等管道扩张，降低这些管道的压力，有利于静脉血和淋巴液的回流。

胸膜腔的密闭性是胸膜腔负压形成的前提。如果气体进入胸膜腔，造成积气状态，称为气胸（pneumothorax）。如外伤（胸部刺伤或肋骨骨折等）或医源性损伤（如手术、穿刺等）造成胸壁损伤，可引起创伤性气胸。在无外伤或人为因素情况下，肺组织及脏层胸膜自发破裂，可引起自发性气胸。气体进入胸膜腔可造成胸膜腔负压减小，甚至消失，两层胸膜彼此分开，肺因其本身的回缩力而塌陷（肺不张）。此时尽管呼吸运动仍在进行，肺随胸廓运动的能力已经减弱，减弱的程度视气胸的程度和类型而异。严重的气胸影响肺通气功能及循环功能，可危及生命。

（二）肺通气的阻力

肺通气过程中遇到的阻力为肺通气的阻力，肺通气的动力必须克服阻力，才能实现肺通气。肺通气的阻力包括弹性阻力和非弹性阻力两种。弹性阻力包括肺和胸廓的弹性阻力，是平静呼吸时肺通气的主要阻力，约占总阻力的 70%；非弹性阻力包括呼吸道阻力、惯性阻力和组织的黏滞阻力，约占总阻力的 30%。肺通气阻力增大是临床上肺通气障碍最常见的原因。

1. 弹性阻力

弹性物体受到外力作用发生变形时产生的对抗变形的力（即回位力），称为弹性阻力（elastic resistance）。胸廓和肺都是弹性组织，二者在呼吸过程中容积发生改变时都会产生弹性阻力，共同构成肺通气的弹性阻力。

肺和胸廓的弹性阻力不易测量，一般用顺应性来衡量弹性阻力的大小。顺应性（compliance）是指弹性物体在外力作用下扩张的难易程度。如果弹性物体容易扩张，则顺应性大，弹性阻力小；不容易扩张，则顺应性小，弹性阻力大。因此，顺应性与弹性阻力成反变关系，即：顺应性＝1/弹性阻力。

顺应性通常可用单位压力变化所引起的容积变化来衡量，即：

$$顺应性 = \frac{容积变化/L}{压力变化/cmH_2O}$$

（1）肺的弹性阻力和顺应性　肺的弹性阻力来自肺组织本身的弹性回缩力和肺泡内表面液-气界面产生的表面张力。前者约占肺弹性阻力的 1/3，后者约占肺弹性阻力的 2/3。肺的弹性阻力可以用肺顺应性表示，肺顺应性计算公式如下：

$$顺应性 = \frac{肺容积变化}{跨肺压} \; L/cmH_2O$$

公式中的跨肺压等于肺内压与胸膜腔内压之差，健康成年人的肺顺应性约是 $0.2L/cmH_2O$。

① 肺泡表面张力与肺泡表面活性物质：肺泡内表面覆盖着一薄层液体，它与肺泡内气体之间形成的液-气界面可产生肺泡表面张力。表面张力的方向是指向肺泡中央的，倾向于使肺泡缩小，产生弹性阻力。

肺泡表面活性物质（alveolar surfactant）是由肺泡 II 型上皮细胞合成并分泌的，其主要成分是二棕榈酰卵磷脂，以单分子层的形式垂直排列于肺泡的液-气界面，具有降低肺泡表面张力的作用。这种作用具有重要的生理意义：一是降低吸气阻力，有利于肺的扩张。二是维持大小肺泡的容积稳定。根据 Laplace 定律，肺泡的回缩压（P）与肺泡半径（r）成反比，与表面张力（T）成正比，即 $P = 2T/r$。根据此定律可知，如果表面张力相同的大小两个肺泡相通，则小肺泡的回缩压大于大肺泡，在大小肺泡之间压力差的作用下，小肺泡内的气体将流向大肺泡，从而使小肺泡内气体减少而导致萎缩，大肺泡内气体增多而发生膨胀甚至破裂，肺泡失去稳定性 [图 5-4(a)，图 5-4(b)]。但实际并不会发生这种情况，这是因为肺泡表面活性物质的密度在大小肺泡中不同。在小肺泡或呼气时，表面活性物质密度较大，分布密集，降低表面张力的作用强，表面张力较小，即肺泡的回缩力较小，可防止肺泡塌陷；在大肺泡或吸气时，表面活性物质密度较小，分布稀疏，降低表面张力的作用较弱，表面张力较大，即肺泡的回缩力较大，可防止肺泡过度膨胀，这样就保持了肺泡的稳定性 [图 5-4(c)]。三是减少肺部组织液的生成，防止肺水肿。肺泡表面活性物质可降低肺泡表面张力对肺泡间质的"抽吸"作用，从而使肺部组织液的生成减少，防止肺泡内液体积聚而发生肺水肿。

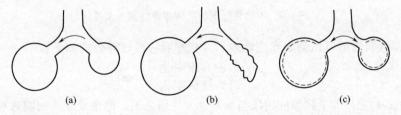

(a)　　　　　　　(b)　　　　　　　(c)

图 5-4　大小不同的肺泡气流方向及肺泡表面活性物质效应示意图

知识链接

新生儿呼吸窘迫综合征

胎儿在发育至 6～7 个月之后，肺泡 II 型细胞才开始合成和分泌肺泡表面活性物质，分娩前达到高峰。早产儿可因肺泡 II 型细胞未发育成熟，导致肺泡表面活性物质缺乏，出生时因肺泡表面张力较大而发生新生儿呼吸窘迫综合征，严重时可能导致死亡。肺泡表面活性物质在胎儿肺泡Ⅱ型细胞内合成并向肺泡腔分泌，在孕28周后出现于羊水中，临床上可通过检测羊水中肺泡表面活性物质的含量来预测新生儿发生这种疾病的可能性，从而采取预防措施。若检测出肺泡表面活性物质缺乏，可通过延长妊娠时间或用药物（糖皮质激素）促进其合成等措施，来预防新生儿呼吸窘迫综合征的发生。胎儿出生后也可给予外源性肺泡表面活性物质进行替代治疗。

② 肺的弹性回缩力：肺组织含弹性纤维和胶原纤维等弹性成分，当肺被扩张时，可产生弹性回缩力。在一定范围内，肺扩张的程度越大，弹性回缩力也越大；反之，就越小。

肺的弹性阻力是吸气的阻力，呼气的动力。成年人在患肺炎或肺血栓等疾病时，肺泡Ⅱ型细胞功能受损，肺泡表面活性物质分泌减少，肺泡表面张力增大，使吸气阻力增大，肺不易扩张，导致患者吸气困难。在肺气肿时，肺弹性纤维被大量破坏，肺的回缩力减小，弹性阻力减小，使呼气阻力增大，肺泡气不易被呼出，导致患者呼气困难。以上情况都会降低患者的肺通气功能。

(2) 胸廓的弹性阻力和顺应性　胸廓的弹性阻力来自胸廓的弹性成分。胸廓处于自然位置，即肺容量约为肺总量的67%（如平静吸气末）时，胸廓无变形，弹性阻力为零［图5-5(a)］。肺容量小于肺总量的67%（如平静呼气末）时，胸廓的弹性阻力向外，是吸气的动力和呼气的阻力［图5-5(b)］；肺容量大于肺总量的67%（如深吸气）时，胸廓的弹性阻力向内，是呼气的动力和吸气的阻力［图5-5(c)］。可见，胸廓的弹性阻力对呼吸的影响，视胸廓的位置而定。而肺的弹性阻力永远是吸气的阻力。

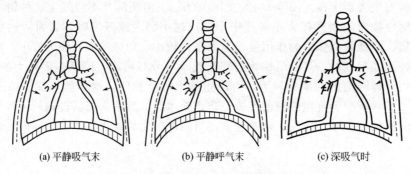

(a) 平静吸气末　　　　(b) 平静呼气末　　　　(c) 深吸气时

图 5-5　不同情况下肺与胸廓弹性阻力关系

胸廓的弹性阻力可以用胸廓顺应性表示，胸廓顺应性计算公式如下：

$$肺顺应性 = \frac{胸腔容积变化}{跨胸壁压变化} \ L/cmH_2O$$

公式中的跨胸壁压等于胸膜腔内压与胸壁外大气压之差，健康成年人的胸廓顺应性也约为 $0.2 \ L/cmH_2O$。在胸廓畸形、胸膜增厚以及肥胖等情况下，胸廓的顺应性减小，弹性阻力增大。

(3) 肺和胸廓的总弹性阻力和顺应性　由于肺和胸廓是两个串联排列的弹性体，故肺和胸廓的总弹性阻力是两者弹性阻力之和。顺应性是弹性阻力的倒数，所以两者的总顺应性计算公式如下：

$$\frac{1}{总顺应性} = \frac{1}{肺顺应性} + \frac{1}{胸廓顺应性}$$

健康人肺和胸廓的顺应性均约为 $0.2L/cmH_2O$，则肺和胸廓的总顺应性为 $0.1L/cmH_2O$。

2. 非弹性阻力

非弹性阻力包括惯性阻力、黏滞阻力和呼吸道阻力。惯性阻力是指气流在发动、变速、换向时因气流和组织的惯性所产生的阻力。平静呼吸时，呼吸频率及气流速度变化不大，故惯性阻力小，可以忽略不计。黏滞阻力是呼吸时组织相对位移所产生的摩擦阻力，占肺弹性阻力的 $10\%\sim20\%$。

呼吸道阻力来自气体通过呼吸道时，气体分子之间以及气体分子与气道壁之间的摩擦，占非弹性阻力的 $80\%\sim90\%$，是非弹性阻力的主要成分。呼吸道阻力增加是临床上肺通气障碍最常见的原因。

呼吸道阻力主要受气流速度、气流形式和气道口径大小等因素的影响。气流速度快，则呼吸道阻力大；气流速度慢，则呼吸道阻力小。气流形式有层流和湍流，层流阻力较小，湍流阻力较大。在气流速度太快和呼吸道管腔不规则时容易发生湍流。如气管内有黏液、渗出物、异物或肿瘤时，可采用排痰、清除异物或减轻黏膜肿胀等方法使呼吸道畅通并减少湍流，降低呼吸道阻力。呼吸道阻力与气道半径的 4 次方成反比，如果气道口径减小 1/2，呼吸道阻力将增大 16 倍。说明气道口径减小可使呼吸道阻力显著增加，因此气道口径是影响呼吸道阻力的主要因素。支气管哮喘患者发作时，支气管平滑肌痉挛，气道口径变小，呼吸道阻力显著增加，发生呼吸困难。气道管壁平滑肌受神经、体液因素的影响。交感神经兴奋，可引起平滑肌舒张，气道口径增大，阻力减小；迷走神经兴奋，平滑肌收缩，气道口径变小，阻力增大。临床上常用拟肾上腺素能药物解除支气管痉挛，缓解呼吸困难。体液因素（如儿茶酚胺）可引起气道平滑肌舒张，呼吸道阻力下降；组胺、5-羟色胺、缓激肽等可引起支气管平滑肌收缩，呼吸道阻力增大。

二、肺通气功能评价

肺通气功能受多种因素的影响。例如呼吸肌麻痹、肺和胸廓的弹性改变或气胸等可导致肺的扩张受限，引起限制性通气障碍；而支气管平滑肌痉挛、呼吸道有异物或分泌物过多、气道外肿瘤压迫等可引起呼吸道口径减小或阻塞，引起阻塞性通气障碍。测定患者的肺通气功能，可明确其是否存在肺通气功能障碍并鉴定障碍的类型。肺容积、肺容量和肺通气量可作为衡量肺通气功能的指标。

（一）肺容积和肺容量

1. 肺容积

肺容积（pulmonary volume）是指肺内气体的容积（图 5-6）。包括下述四种互不重叠的呼吸气量，全部相加后等于肺总量。

（1）潮气量　每次呼吸时吸入或呼出的气量为潮气量（tidal volume，TV）。正常成人平静呼吸时，潮气量为 400～600ml，平均约 500ml。运动或劳动时，潮气量增大。

（2）补吸气量　平静吸气末，再尽力吸气所能吸入的气体量称为补吸气量（inspiratory reserve volume，IRV）。正常成人为 1500～2000ml。补吸气量反映吸气的贮备能力。

（3）补呼气量　平静呼气末，再尽力呼气所能呼出的气量称为补呼气量（expiratory reserve volume，ERV）。正常成人为 900～1200ml。补呼气量反映呼气的贮备能力。

（4）残气量　最大呼气末仍存留于肺内，不能再呼出的气体量称为残气量（residual volume，RV）。正常成人为 1000～1500ml。残气量过大表示肺通气功能不良。支气管哮喘和肺气肿患者的残气量增加。

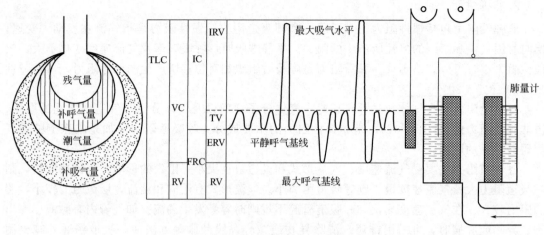

图 5-6　肺容积和肺容量示意图

2. 肺容量

肺容量（pulmonary capacity）是指肺容积中两项或两项以上的联合气体量（图 5-6）。

（1）深吸气量　平静呼气末做最大吸气时所能吸入的气体量称为深吸气量（inspiratory capacity，IC）。它等于潮气量和补吸气量之和，是衡量最大通气潜力的重要指标。胸廓、胸膜、肺和呼吸肌等发生病变，均可使深吸气量减少而降低最大通气潜力。

（2）功能残气量　平静呼气末仍存留于肺内的气体量，称为功能残气量（functional residual capacity，FRC）。它等于残气量和补呼气量之和。正常成人约为 2500ml，肺气肿患者的功能残气量增加，肺纤维化和肺弹性阻力增大的患者功能残气量减小。

（3）肺活量和用力呼气量　最大吸气后再尽力呼气，所能呼出的最大气体量称为肺活量（vital capacity，VC）。它等于潮气量、补吸气量和补呼气量之和。肺活量的个体差异较大，与年龄、性别、身材、呼吸肌强弱等因素有关。正常成年男性约为 3500ml，女性约为 2500ml。肺活量反映一次呼吸时肺的最大通气能力，一定程度上可作为评价肺通气功能的指标。但由于测定肺活量时不限制呼气时间，一些肺通气功能障碍的患者可以通过延长呼气时间，使测得的肺活量在正常范围之内。所以，肺活量不能充分反映通气功能的状况。为此提出了用力呼气量的概念。

用力呼气量（forced expiratory volume，FEV）也称为时间肺活量（timed vital capacity，TVC），是指一次最大吸气后再尽力尽快呼气，计算第 1、2、3 秒末呼出的气量占肺活量的百分数。正常成人第 1、2、3 秒末的用力呼气量，分别为 83%、96% 和 99%。其中第一秒末的用力呼气量意义最大。哮喘等阻塞性肺疾病患者，用力呼气量明显降低。用力呼气量是一种动态指标，不仅能反映肺活量的大小，且能反映通气阻力的变化，是评价肺通气功能的较好指标。

（4）肺总量　肺所能容纳的最大气量称为肺总量（total lung capacity，TLC）。它等于残气量和肺活量之和。肺总量的大小与性别、年龄、身材、运动情况和体位改变等因素有关，正常成年男性平均约为 5000ml，女性约为 3500ml。

（二）肺通气量和肺泡通气量

1. 每分通气量和最大通气量

（1）每分通气量　每分钟吸入或呼出的气体总量称为每分通气量（minute ventilation

volume），它等于潮气量与呼吸频率的乘积，即：

$$每分通气量＝潮气量×呼吸频率$$

正常人安静时潮气量约 500ml，呼吸频率为 12～18 次/分，则每分通气量为 6～9L。每分通气量随性别、年龄、身材和活动量的不同而有差异。

（2）最大随意通气量　劳动或运动时，每分通气量增大。尽力做深快呼吸时，每分钟所能吸入或呼出的最大气量称为最大随意通气量（maximal voluntary ventilation，MVV）。它反映单位时间内充分发挥全部通气能力所能达到的通气量，是评估一个人能进行多大运动量的重要生理指标。测定时，一般只测 15s，将测得的数值乘以 4 即可换算成每分最大通气量。健康成年人的最大通气量一般可达 70～120L/min。比较平静呼吸时的每分通气量与最大随意通气量，可了解通气功能的储备能力。常用通气贮量百分比表示：

$$通气贮量百分比＝\frac{最大随意通气量－每分平静通气量}{最大随意通气量}×100\%$$

通气贮量百分比的正常值应等于或大于 93%。呼吸肌收缩力降低、肺或胸廓顺应性降低、呼吸道阻力增大等因素均可使最大随意通气量减小。

2. 无效腔和肺泡通气量

每次吸入的气体总有一部分留在上呼吸道至终末细支气管之间的管腔内，不能与血液进行气体交换，这部分呼吸道的容积称为解剖无效腔（anatomical dead space），正常成人约为 150ml。当血流在肺内分布不均匀时，部分进入肺泡的气体也不能与血液进行气体交换，未能进行气体交换的这部分肺泡容量称为肺泡无效腔（alveolar dead space）。肺泡无效腔加上解剖无效腔合称为生理无效腔（physiological dead space）。健康成人平卧时，肺泡无效腔接近于零。因此，生理无效腔接近于解剖无效腔。

从气体交换的角度看，真正有效的气体交换量应该以肺泡通气量为准。肺泡通气量（alveolar ventilation）是指每分钟吸入肺泡且能与血液进行气体交换的新鲜空气量。其计算公式为：

$$肺泡通气量＝（潮气量－无效腔气量）×呼吸频率$$

如潮气量为 500ml，无效腔气量为 150ml，则肺泡通气量约为 4200ml/min，占每分通气量的 70% 左右。潮气量和呼吸频率发生改变时对每分通气量和肺泡通气量的影响并不相同。当潮气量减半而呼吸频率加倍时，每分通气量不变，但肺泡通气量明显减少。如果潮气量加倍而呼吸频率减半时，每分通气量仍保持不变，但肺泡通气量明显增加（表 5-1）。由此可见，在一定范围内，深而慢的呼吸比浅而快的呼吸通气效率更高。

表 5-1　不同呼吸频率和潮气量时的肺通气量和肺泡通气量

呼吸形式	潮气量/ml	呼吸频率/(次/分)	肺通气量/(ml/min)	肺泡通气量/(ml/min)
平静呼吸	500	12	6000	4200
浅快呼吸	250	24	6000	2400
深慢呼吸	1000	6	6000	5100

第二节　呼吸气体的交换

气体交换包括肺换气和组织换气。肺换气是指肺泡与肺毛细血管血液之间的气体交换，组织换气是指组织细胞和组织毛细血管血液之间的气体交换。

一、气体交换原理

气体分子总是不停地进行无定向运动，从分压高处向分压低处进行扩散，直到两处压力相等为止。单位时间内气体的扩散量称为气体的扩散速率（diffusion rate，D），它受以下多种因素的影响：

$$D \propto \frac{\Delta P \cdot T \cdot A \cdot S}{d \cdot \sqrt{MW}}$$

式中，ΔP 为分压差；T 为温度；A 为扩散面积；S 为溶解度；d 为扩散距离；MW 为分子量。

（一）气体的分压差

混合气体中某种气体所占的压力，称为该气体的分压（partial pressure，P）。各气体分压之和等于混合气的总压力。气体分压可按下式计算：

气体分压＝总压力×该气体的容积百分比

人在安静时，肺泡气、动脉血、静脉血和组织中的 PO_2 和 PCO_2 各不相同（表 5-2）。气体扩散的动力是两个区域之间气体的分压差（ΔP），分压差越大，气体的扩散速率越大。呼吸过程中 O_2 和 CO_2 的扩散是顺分压差进行的，即从分压高的地方向分压低的地方扩散。

表 5-2　肺泡气、血液和组织中 O_2 与二氧化碳分压　　单位：kPa（mmHg）

项目	肺泡气	动脉血	静脉血	组织
PO_2	13.6(102)	13.3(100)	5.3(40)	4.0(30)
PCO_2	5.3(40)	5.3(40)	6.1(46)	6.7(50)

（二）气体的分子量和溶解度

在其他条件不变时，气体的扩散速率除了与该气体的分压差成正比外，还与该气体分子量的平方根成反比。溶解度是指单位分压下溶解于单位容积溶液中的气体量。通常以一个大气压、温度为 38℃时，100ml 液体中溶解的气体毫升数来表示。如果气体在液相和气相之间扩散，气体的扩散速率还与气体在溶液中的溶解度成正比。溶解度与分子量的平方根之比称为扩散系数（diffusion coefficient），主要取决于气体分子本身的特性。CO_2 在血浆中的溶解度是 51.5ml/100ml，O_2 在血浆中的溶解度是 2.14ml/100ml。CO_2 和 O_2 的分子量分别是 44 和 32，则 CO_2 的扩散系数是 O_2 的 20 倍。当氧分压和二氧化碳分压差相同时，CO_2 的扩散速率约是 O_2 的 20 倍。在肺泡与静脉血液之间，O_2 的分压差为 CO_2 的 10 倍，综合以上各种因素的影响，肺换气时 CO_2 的扩散速率约为 O_2 的 2 倍。因此在肺换气障碍时，缺氧比二氧化碳潴留更常见，患者常常先出现缺氧。

（三）扩散面积与距离

气体扩散速率与扩散面积（A）成正比，与扩散距离（d）成反比。

（四）温度

扩散速率与温度（T）成正比。

二、肺换气

（一）肺换气的过程

由表 5-2 可以看到，肺泡内 PO_2 高于静脉血 PO_2，而 PCO_2 则低于静脉血 PCO_2。来自肺动脉的静脉血流经肺毛细血管时，在分压差的作用下，O_2 由肺泡扩散入血液，CO_2 由静脉血扩散入肺泡（图 5-7）。通过肺换气，静脉血变为动脉血。O_2 和的 CO_2 扩散都极为迅速，仅需 0.3s 即可完成。而血液流经肺毛细血管的时间约 0.7s，有足够的时间完成气体交换。

（二）影响肺换气的因素

肺换气除了受上述的气体分压差、扩散面积和距离、分子量和溶解度等因素的影响之外，还受呼吸膜及通气/血流比值的影响。

1. 呼吸膜的厚度

呼吸膜是指肺泡与肺毛细血管之间进行气体交换的结构。呼吸膜由以下六层结构组成（图 5-8）：肺泡内表面液体层（含肺泡表面活性物质）、肺泡上皮细胞层、肺泡上皮基膜层、肺间质层、毛细血管内皮基膜层和毛细血管内皮细胞层。生理情况下呼吸膜很薄，总厚度平均约为 $0.6\mu m$，有的部位只有 $0.2\mu m$，气体很容易扩散通过。气体扩散速率与呼吸膜的厚度成反比。任何使呼吸膜厚度增加或扩散距离增加的疾病，如肺水肿、肺纤维化等，都会降低气体扩散速率，减少气体扩散量。

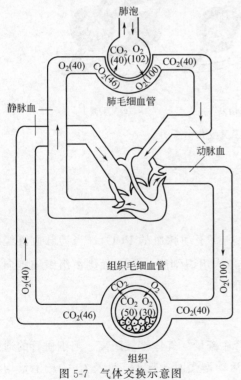

图 5-7　气体交换示意图

图中数字为气体分压（mmHg）

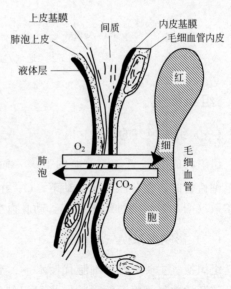

图 5-8　呼吸膜结构示意图

2. 呼吸膜的面积

正常成人的两肺约有 3 亿个肺泡，总扩散面积可达 $70m^2$。安静状态下，用于气体交换

的呼吸膜面积约 $40m^2$，故有很大的储备面积。劳动或运动时，肺毛细血管开放的数量和程度均增加，呼吸膜的扩散面积也显著增加。气体扩散速率与呼吸膜的面积成正比。病理情况下，如肺不张、肺气肿、肺叶切除或肺毛细血管关闭和阻塞，均可使呼吸膜扩散面积减小，导致气体扩散量减少。

3. 通气/血流比值

通气/血流比值（ventilation/perfusion ratio）简称 V/Q 比值，是指每分钟肺泡通气量与每分钟肺血流量的比值。正常成人安静时，肺泡通气量约为 4.2L/min，每分肺血流量约为 5.0L/min，则 V/Q 比值为 0.84。此时，肺泡通气量与肺血流量之间的匹配最适宜，肺换气效率最高 ［图 5-9(a)］。若 V/Q 比值大于 0.84，意味着肺通气增强或肺血流量不足，如肺血管栓塞时，部分肺泡气不能与血液进行气体交换，相当于肺泡无效腔增大 ［图 5-9(b)］；反之，如果 V/Q 比值小于 0.84，则意味着肺通气不足或肺血流量过多，如支气管痉挛时，部分静脉血液流经通气不良的肺泡得不到充分的气体交换，未能成为动脉血就流回心脏，犹如发生了功能性动-静脉短路 ［图 5-9(c)］。可见，V/Q 比值为 0.84 时，肺换气效率最高；不管比值大于或小于 0.84，肺换气效率均降低，可使机体缺氧和二氧化碳潴留，主要表现为缺氧。

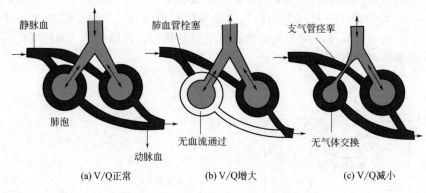

静脉血　　肺血管栓塞　　支气管痉挛

肺泡

动脉血　　无血流通过　　无气体交换

(a) V/Q正常　　(b) V/Q增大　　(c) V/Q减小

图 5-9　通气/血流比值及其变化示意图

三、组织换气

（一）组织换气的过程

组织内的 PO_2 低于动脉血的 PO_2，而 PCO_2 则高于动脉血的 PCO_2。当动脉血流经组织毛细血管时，在分压差的推动下，O_2 由血液扩散入组织细胞，CO_2 而则由组织细胞向血液扩散（图 5-7）。通过组织换气，动脉血变成了静脉血。

（二）影响组织换气的因素

组织换气主要受组织细胞代谢水平、毛细血管血流量、气体扩散距离、毛细血管的通透性及其开放数量等因素的影响。当组织细胞代谢活动增强时，耗 O_2 量及 CO_2 产生量均增多，使动脉血与组织间 PO_2 及 PCO_2 差增大，气体交换增多，同时组织代谢产生的酸性产物增多，使毛细血管大量开放，血流量增多，也有利于气体交换。此外，组织细胞与毛细血管之间的距离也影响气体交换。如组织水肿时，细胞与毛细血管之间的距离增大，气体的扩散距离也随之增大，同时，组织毛细血管受到压迫，血流量减少，均导致气体交换减少。

第三节　气体在血液中的运输

O_2 和 CO_2 在血液中的运输形式有两种，即物理溶解和化学结合。血液中以物理溶解形式存在的 O_2 和 CO_2 比例很小，但物理溶解很重要，因为它是实现化学结合和释放的先决条件。气体必须先溶解于血液才能发生化学结合，而结合状态的气体解离后也必须先溶解于血浆中，然后才能逸出血液。化学结合是气体运输的主要形式。

一、氧的运输

（一）物理溶解

O_2 在血液中的溶解量很少，约占血液总 O_2 含量的 1.5%。在 PO_2 为 100mmHg 的动脉血中，每 100ml 血液中仅溶解 0.3ml O_2。

（二）化学结合

血液中的 O_2 绝大部分与红细胞中的血红蛋白（Hb）结合形成氧合血红蛋白（HbO_2），HbO_2 是血液运输 O_2 的主要形式，约占血液运 O_2 总量的 98.5%。

1. O_2 与 Hb 结合的特征

（1）O_2 与 Hb 的结合是可逆的，反应快，不需酶催化。反应的方向取决于 PO_2 的高低，可表示为：

$$O_2 + Hb \xrightleftharpoons[PO_2\,低（组织）]{PO_2\,高（肺）} HbO_2$$

当血液流经 PO_2 较高的肺泡时，O_2 与 Hb 结合，形成 HbO_2；当血液流经 PO_2 较低的组织时，HbO_2 迅速解离为 O_2 和 Hb（去氧血红蛋白）。

（2）O_2 和 Hb 的结合是氧合（oxygenation），而不是氧化（oxidation）。因为 Hb 的 Fe^{2+} 与 O_2 结合后，离子价不发生改变，仍然是二价铁。

（3）1分子 Hb 可结合 4分子 O_2。HbO_2 呈鲜红色，去氧 Hb 呈紫蓝色。如果毛细血管床血液中去氧 Hb 量超过 50g/L 时，皮肤、甲床或黏膜呈青紫色，称为发绀（cyanosis）。发绀一般表示机体缺氧，但也有例外。例如，某些红细胞增多的人（高原性红细胞增多症），机体并不缺氧，但因为血红蛋白总量很多，血液中去氧 Hb 含量超过 50g/L，出现发绀。而严重贫血患者，虽有缺氧，但因其血红蛋白总量低，血液中去氧 Hb 含量达不到 50g/L，并不出现发绀。一氧化碳（CO）中毒时，由于 CO 与 Hb 的亲和力远大于 O_2，CO 便与 Hb 结合形成一氧化碳血红蛋白（HbCO），Hb 失去结合 O_2 的能力，患者虽有严重缺氧，但因血液中去氧血红蛋白并未增多，因此并不表现发绀，而是在口唇黏膜出现 HbCO 特有的樱桃红色。一氧化碳中毒时，应立即离开 CO 环境，给予患者足够的 O_2，改善缺氧状态。

2. 氧解离曲线及其影响因素

（1）氧解离曲线　通常将 100ml 血液中 Hb 所能结合的最大 O_2 量，称为 Hb 氧容量

（oxygen capacity of Hb）。而 100ml 血液中 Hb 实际结合的 O_2 量，称为 Hb 氧含量（oxygen content of Hb）。Hb 氧含量占 Hb 氧容量的百分比，称为 Hb 氧饱和度（oxygen saturation of Hb）。表示血液 PO_2 与 Hb 氧饱和度之间关系的曲线称为氧解离曲线（oxygen dissociation curve）。在一定范围内，血氧饱和度与氧分压呈正相关，但并非完全呈线性关系，而是近似 S 型的曲线（图 5-10）。该曲线分为三段，各段的特点及意义如下。

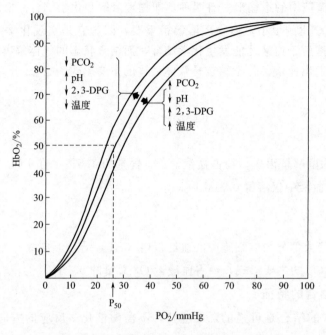

图 5-10　氧解离曲线及其影响因素示意图

① 氧解离曲线的上段：相当于 PO_2 在 60～100mmHg 范围变动时的曲线，此段曲线较平坦，表明 PO_2 在这个范围内变化时，对 Hb 氧饱和度影响不大。如 PO_2 为 100mmHg 时，相当于动脉血的 PO_2，Hb 氧饱和度为 97.4％，PO_2 下降到 70mmHg 时，Hb 氧饱和度为 94％，下降很少。因此，当环境 PO_2 在一定范围内降低时（如在高原、高空时），只要 PO_2 不低于 60mmHg，Hb 氧饱和度仍可维持在 90％以上，血液仍可携带足够量的 O_2，不会出现明显的低氧血症。

② 氧解离曲线的中段：相当于 PO_2 在 40～60mmHg 范围变动时的曲线，此段曲线较陡直，是反映 HbO_2 释放 O_2 的部分。当 PO_2 为 40mmHg 时，相当于混合静脉血的 PO_2，Hb 氧饱和度为 75％，血氧含量约为 14.4ml/100ml，即每 100ml 动脉血流经组织时可释放出 5ml O_2。其意义在于血液流经组织时，释放适量的 O_2，保证安静状态下组织代谢的需要。

③ 氧解离曲线的下段：相当于 PO_2 在 15～40mmHg 范围变动时的曲线，此段曲线最陡，也是反映 HbO_2 与 O_2 解离的部分。表明 PO_2 稍有下降，Hb 氧饱和度就明显降低，HbO_2 释放出大量 O_2。当组织活动增强时，耗氧量增多，PO_2 可下降至 15mmHg，HbO_2 进一步解离，Hb 氧饱和度降至更低水平，血氧含量仅约 4.4ml/100ml。这样，每 100ml 血液能释放 15ml O_2 供给组织利用，是安静时的 3 倍。该段曲线反映血液中 O_2 的贮备能力。其意义是保证机体活动时供给组织足够的 O_2。

（2）影响氧解离曲线的因素　氧解离曲线可受血液 PCO_2、pH、温度和 2,3-二磷酸甘油酸（2,3-DPG）等因素的影响。上述因素可使氧解离曲线的位置发生偏移，改变 Hb 与

O_2 的亲和力。如血液中 PCO_2 升高、pH 降低、温度升高或 2,3-DPG 增加时，氧解离曲线右移，表明 Hb 与 O_2 的亲和力降低，O_2 的释放增多；反之，血液中 PCO_2 降低、pH 升高、温度降低或 2,3-DPG 减少时，氧解离曲线左移（图 5-10），表明 Hb 与 O_2 的亲和力增加，O_2 的释放减少。

二、二氧化碳的运输

（一）物理溶解

血液中以物理溶解形式运输的 CO_2 占血液 CO_2 总运输量的 5%。每 100ml 静脉血液中可溶解 CO_2 3ml。

（二）化学结合

以化学结合形式运输的 CO_2 量占血液 CO_2 运输总量的 95%，其中以碳酸氢盐形式运输的占 88%，以氨基甲酰血红蛋白形式运输的占 7%。

1.碳酸氢盐

组织细胞代谢产生的 CO_2 扩散进入血液，大部分进入红细胞内，在碳酸酐酶的催化下 CO_2 与 H_2O 反应生成 H_2CO_3。H_2CO_3 很快解离成 HCO_3^- 和 H^+，其中 H^+ 与 HbO_2 结合，生成 HHb，缓冲了酸的增加。大部分 HCO_3^- 顺着浓度差通过红细胞膜扩散入血浆，与此同时，血浆中的 Cl^- 扩散进入红细胞，以维持红细胞膜两侧的电荷平衡，这种现象称为氯转移。HCO_3^- 在红细胞内与 K^+ 结合形成 $KHCO_3$，在血浆中则与 Na^+ 结合形成 $NaHCO_3$（图 5-11）。由此可见，进入血浆的 CO_2 主要以 $NaHCO_3$ 的形式在血浆中运输。上述反应是迅速而可逆的，在肺部，反应向相反的方向进行。

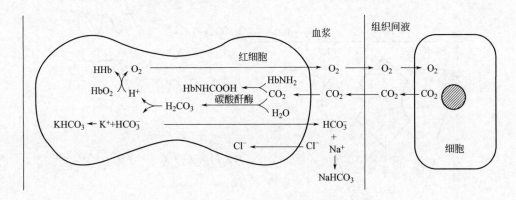

图 5-11　CO_2 在血液中的运输示意图

2.氨基甲酰血红蛋白

进入红细胞的部分 CO_2 可直接与 Hb 的氨基结合，生成氨基甲酰血红蛋白（HHbNHCOOH）。该反应无须酶的催化，且迅速可逆。调节此反应的主要因素是氧合作用。HbO_2 与 CO_2 结合形成氨基甲酰血红蛋白的能力比去氧血红蛋白小。在组织处，HbO_2 中的 O_2 解离释放，成为 Hb，Hb 与 CO_2 结合形成氨基甲酰血红蛋白；在肺部，O_2 与 Hb 结合，促使氨基甲酰血红蛋白解离，释放出 CO_2 并扩散入肺泡。

第四节　呼吸运动的调节

呼吸运动是一种节律性活动，受意识的控制。当机体内、外环境发生改变时，呼吸的频率和深度也随之发生适应性变化。例如在劳动或运动时，机体耗氧量增加，呼吸加深加快，肺通气量增加，可吸入更多 O_2，排出更多 CO_2，从而满足机体代谢活动增强的需要。呼吸运动能随环境的改变而变化，主要是通过神经调节和体液调节实现的。

一、呼吸中枢与呼吸节律的形成

中枢神经系统内产生和调节呼吸运动的神经细胞群，称为呼吸中枢（respiratory center）。这些神经细胞群广泛分布在大脑皮质、间脑、脑桥、延髓和脊髓等各级中枢，它们在呼吸节律的产生和调节中起不同的作用（图 5-12）。正常呼吸运动是在各级呼吸中枢的相互协调、相互配合下实现的。

（一）呼吸中枢

1. 脊髓

支配呼吸肌的运动神经元分布在脊髓。由第 3～5 脊髓颈段的前角细胞发出的膈神经支配膈肌，由脊髓胸段的前角细胞发出的肋间神经支配肋间肌和腹肌等。动物实验发现，在延髓和脊髓之间离断后，呼吸立即停止［图 5-12(a)］。这说明，节律性的呼吸运动不是由脊髓产生的，脊髓只是联系上位脑和呼吸肌的中继站，以及整合某些呼吸反射的初级中枢。

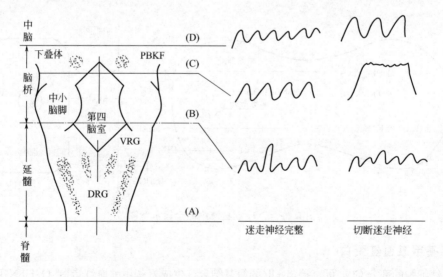

图 5-12　脑干呼吸核团和在不同平面横断脑干后呼吸的变化

DRG—背侧呼吸组；VRG—腹侧呼吸组；PBKF—臂旁内侧核和 Kölliker-Fuse 核；

A、B、C、D 表示不同平面横断后呼吸的变化

2. 延髓

在动物实验中可观察到，若在中脑和脑桥之间横断，呼吸无明显变化［图 5-12(d)］；

在延髓和脊髓之间横断，呼吸立即停止［图 5-12(a)］。这说明呼吸节律产生于低位脑干，延髓是调节呼吸运动的基本中枢。在中枢神经系统内，有的神经元能随呼吸运动同步放电，这些神经元称为呼吸神经元（respiratory neuron）。呼吸神经元包括吸气神经元和呼气神经元，主要集中在背内侧和腹外侧两个区域，分别称为背侧呼吸组（DRG）和腹侧呼吸组（VRG）。背侧呼吸组主要分布的是吸气神经元，腹侧呼吸组含有呼气神经元和吸气神经元。这些神经元通过下行神经纤维，支配脊髓中与呼吸有关的运动神经元。

3. 脑桥

脑桥的呼吸神经元相对集中于臂旁内侧核（NPBM）及其相邻的 Kölliker-Fuse（K-F）核，二者合称为 PBKF 核群。主要含呼气神经元，与延髓神经元有广泛的双向联系。动物实验发现，若在脑桥上、中部之间横断，动物的呼吸变深变慢［图 5-12(c)］，如再切断迷走神经，吸气大大延长；若在脑桥和延髓之间横断［图 5-12(b)］，出现一种不规则的喘息样呼吸，说明脑桥有调整延髓呼吸节律的神经细胞群，通常称其为呼吸调整中枢。其主要作用是抑制吸气，促使吸气向呼气转化，防止吸气过长，使呼吸频率加快。正常呼吸节律的形成是延髓和脑桥两个呼吸中枢共同作用的结果。

4. 高位中枢

高位中枢即脑桥以上的中枢（如大脑皮质、边缘系统、下丘脑等）对呼吸运动都有调节作用，特别是大脑皮质，呼吸运动在一定范围内受到它的随意调节。例如，人在一定范围内可有意识地暂时屏气或改变呼吸运动的深度与频率。大脑皮质还能通过条件反射调节呼吸运动，例如运动员进入比赛场所呼吸运动就会增强，说明大脑皮质对呼吸运动具有调节作用。

总之，中枢神经系统对呼吸运动的调节，是通过各级呼吸中枢的相互协调和共同作用实现的。延髓呼吸神经元能产生基本呼吸节律，是呼吸的基本中枢所在部位。脑桥呼吸调整中枢使呼吸节律更完善。大脑皮质能随意控制呼吸运动，使呼吸调节更具有适应性。

（二）呼吸节律的形成

目前关于正常呼吸节律的形成机制主要有两种学说：起步细胞学说和神经元网络学说。

起步细胞学说认为，就像心脏窦房结起搏细胞的节律性兴奋引起整个心脏产生节律性收缩一样，节律性呼吸是由延髓内具有起搏样活动的神经元节律性兴奋引起的。

神经元网络学说认为，呼吸节律的产生依赖于延髓内呼吸神经元之间的相互联系和相互作用。20 世纪 70 年代有学者提出了中枢吸气活动发生器和吸气切断机制模型（图 5-13）。该模型认为，延髓内存在一些神经元，起着中枢吸气活动发生器和吸气切断机制作用。中枢吸气活动发生器可引起吸气神经元渐增性放电，继而兴奋脊髓的吸气肌运动神经元，引起吸气。延髓吸气切断机制神经元接受来自吸气神经元、脑桥呼吸调整中枢和肺牵张感受器三条途径的传入冲动而兴奋，继而可反馈性抑制中枢吸气活动发生器的活动，使吸气活动终止，及时转为呼气。呼气时，吸气切断机制神经元的活动减弱，中枢吸气活动发生器的活动可逐渐恢复，使吸气活动再次发生。如此

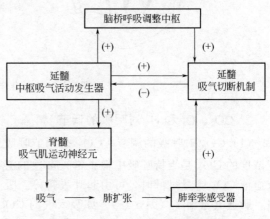

图 5-13　呼吸节律形成机制示意图

周而复始,形成节律性的呼吸运动。

二、呼吸的反射性调节

中枢神经系统接受各种感受器传入冲动,实现对呼吸运动的调节,称为呼吸的反射性调节。调节呼吸运动的反射主要有以下几种。

(一) 化学感受性反射

动脉血或脑脊液中 CO_2、H^+、O_2 等化学物质的浓度变化时,通过刺激化学感受器,反射性地调节呼吸运动的变化,称为化学感受性呼吸反射。该反射通过调节呼吸运动又可维持血液中 CO_2、H^+、O_2 等因素的相对稳定。

1. 化学感受器

化学感受器根据其所在部位不同可分为外周化学感受器和中枢化学感受器。

(1) 外周化学感受器　外周化学感受器指颈动脉体和主动脉体。当动脉血 PO_2 降低、PCO_2 或 H^+ 浓度升高时,感受器受到刺激,冲动分别经窦神经和迷走神经传入延髓,反射地引起呼吸加深加快和血液循环的变化。颈动脉体主要参与呼吸调节,主动脉体在循环调节方面较为重要。

(2) 中枢化学感受器　中枢化学感受器位于延髓腹外侧部的浅表部位,左右对称,包括头、中、尾三个影响呼吸的化学敏感区〔图 5-14(a)〕。头端和尾端区具有化学感受性;中间区不具有化学感受性,可能是头端区和尾端区传入冲动向脑干呼吸中枢投射的中继站。中枢化学感受器对脑脊液或局部细胞外液 H^+ 浓度的变化敏感,而对 CO_2 和缺氧的刺激不敏感。

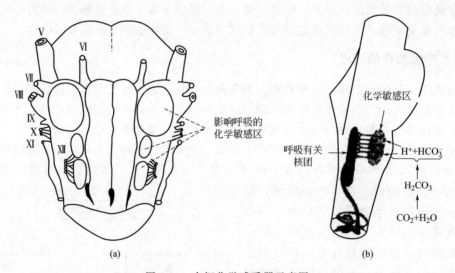

图 5-14　中枢化学感受器示意图

2. CO_2、O_2 和 H^+ 对呼吸的调节

(1) CO_2 对呼吸的调节　CO_2 是调节呼吸运动的最重要的生理性化学因素。血液中一定浓度的 CO_2 是维持呼吸中枢正常兴奋性的必要条件。人若过度通气,CO_2 排出过多,导致血液 CO_2 含量过低时,可引起呼吸暂停。吸入气中 CO_2 浓度在一定范围升高时,呼吸增强,肺通气量增多 (图 5-15)。如吸入气的 CO_2 含量由正常的 0.04% 增加到 1% 时,呼吸开始加深;增加到 4% 时,呼吸频率也增加,肺通气量增加 1 倍;增加到超过 7% 时,肺通气

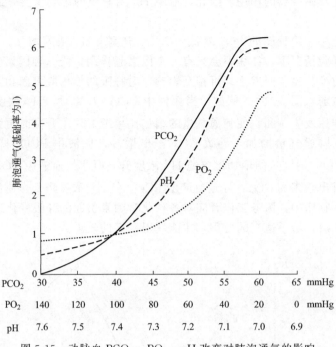

图 5-15　动脉血 PCO_2、PO_2、pH 改变对肺泡通气的影响

仅改变其中一种因素而保持另两种因素正常时的情况

量的增大已不足以完全排出体内多余的 CO_2，可出现头昏、头痛等症状；若超过 15%，呼吸被抑制，肺通气量显著降低，严重时可出现意识丧失、昏迷甚至呼吸停止。可见，动脉血 PCO_2 在一定范围内升高，可以增强呼吸，但超过一定限度则抑制呼吸。

CO_2 对呼吸的调节是通过刺激中枢化学感受器和外周化学感受器两条途径实现的，以刺激中枢化学感受器为主（约占 80%）。当血液中 PCO_2 升高时，CO_2 能快速通过过血-脑屏障进入脑脊液，在碳酸酐酶的作用下与 H_2O 结合生成 H_2CO_3，H_2CO_3 解离出 H^+ 刺激中枢化学感受器 [图 5-14(b)]，进而兴奋呼吸中枢。

（2）低氧对呼吸的影响　吸入气的 PO_2 降低时，肺泡气的 PO_2 也随之降低，呼吸加深加快，肺通气量增加（图 5-15）。低氧对呼吸的兴奋作用完全是通过刺激外周化学感受器实现的。低氧对呼吸中枢的直接作用是抑制性的。轻度低氧时，通过刺激周化学感受器引起兴奋呼吸中枢的作用，比其对呼吸中枢的直接抑制作用更强，所以表现为呼吸加强。但严重缺氧时，对呼吸中枢的直接抑制作用增强，超过了其对呼吸中枢的兴奋作用，故表现为呼吸减弱甚至停止。

通常动脉血 PO_2 下降到 80mmHg 以下时，才能察觉到肺通气量增加，因此动脉血 PO_2 的变化对正常呼吸的调节作用不大，仅在特殊情况下有重要意义。如严重肺气肿、肺源性心脏病患者，由于肺换气障碍而导致低氧和二氧化碳潴留。长期二氧化碳潴留可使中枢化学感受器对 CO_2 的刺激作用发生适应而不敏感，此时低氧对外周化学感受器的刺激成为驱动患者呼吸的主要因素。如果在这种情况下给患者吸入纯氧，由于解除了低氧的刺激作用，会造成呼吸停止，正确措施是给患者低浓度持续给氧。

（3）H^+ 对呼吸的影响　动脉血 H^+ 浓度升高，呼吸加深加快，肺通气量增加（图 5-15）；H^+ 浓度降低，呼吸受到抑制，肺通气量降低。H^+ 对呼吸的调节也是通过刺激外周化学感受器和中枢化学感受器两条途径实现的。由于血液中 H^+ 不易透过血-脑屏障，限制了它对中枢化学感受器的作用。因此，血中 H^+ 对呼吸的影响主要是通过刺激外周化学感受器实现的。

综上所述，血中一定程度的 PO_2 降低、PCO_2 升高、H^+ 浓度增加，都能使呼吸增强。实际上，在自然呼吸情况下，往往不会只有一个因素起作用，当一种因素改变时，通常可引起其他因素相继改变。这些因素之间可相互影响，对呼吸的作用既可因相互总和而增大，也可因相互抵消而减弱（图 5-16）。例如，当血液中 PCO_2 升高时，H^+ 浓度也随之升高，两者对呼吸的刺激作用发生总和，使肺通气量的增加比单纯 PCO_2 升高时更强。当 H^+ 浓度增加时，呼吸增强，肺通气量增加，导致 CO_2 排出增多，血液中 PCO_2 降低，可部分抵消 H^+ 的刺激作用，使肺通气量的增加比单纯 H^+ 浓度升高时小。血液中 PO_2 降低时，也可因肺通气量增加而排出较多的 CO_2，导致血液中 PCO_2 和 H^+ 浓度降低，使低氧对呼吸的兴奋作用减弱。因此在临床中，医务工作者应对各种化学因素引起的呼吸变化进行全面的分析和判断，找出主要矛盾，给予适当的处理，才能获得良好的效果。

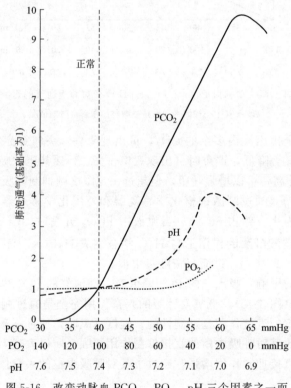

图 5-16　改变动脉血 PCO_2、PO_2、pH 三个因素之一而
不控制另外两个因素时的肺泡通气反应

（二）肺牵张反射

由肺扩张或缩小引起的吸气抑制或兴奋的反射称为肺牵张反射（pulmonary stretch reflex）或黑-伯反射（Hering-Breuer reflex）。它包括肺扩张反射和肺萎陷反射两种形式。肺牵张感受器主要分布在气管和细支气管的平滑肌中，对牵拉刺激敏感。

1. 肺扩张反射

肺扩张时引起吸气活动抑制的反射称为肺扩张反射（pulmonary inflation reflex）。当肺扩张达到一定程度时，牵张感受器受刺激而兴奋，冲动沿迷走神经传入延髓，通过一定的神经联系使吸气切断机制兴奋，切断吸气，转为呼气。若切断两侧迷走神经，吸气延长，呼吸变的深而慢。肺扩张反射的生理意义是：防止吸气过深过长，促使吸气及时向呼气转换，使呼吸频率增加。在成年人，潮气量要超过 1500ml 时才能引起肺扩张反射。因此，人在平静呼吸时，肺牵张反射对呼吸没有重要的调节作用。但在肺炎、肺水肿等病理情况下，肺的顺应性降低，肺扩张对牵张感受器的刺激较强，可引起该反射，使呼吸变浅、变快。

2. 肺萎陷反射

肺萎陷时增强吸气活动或促进呼气转换为吸气的反射称为肺萎陷反射（pulmonary deflation reflex）。呼气时，肺缩小，对牵张感受器的刺激减弱，经迷走神经传入的冲动减少，解除了对吸气中枢的抑制，使吸气神经元兴奋，再次转为吸气。肺萎陷反射一般在肺缩小程度较强时才出现，所以它在平静呼吸时作用不大，但在防止呼气过深以及在肺不张等情况下可能起一定作用。

（三）呼吸肌本体感受性反射

呼吸肌的本体感受器是肌梭。当肌梭受到牵张刺激发生兴奋时，可反射性地引起受牵拉的肌肉收缩，呼吸运动增强，这种反射称为呼吸肌本体感受性反射。在人类，该反射参与正常呼吸运动的调节，如在运动状态或呼吸道阻力增加时，可反射性地增强呼吸肌的收缩力，克服呼吸道阻力，以维持正常的肺通气。

（四）防御性呼吸反射

呼吸道黏膜受刺激时引起的一些对机体有保护作用的呼吸反射，称为防御性呼吸反射，主要有咳嗽反射和喷嚏反射。

1. 咳嗽反射

咳嗽反射是常见的重要的防御性呼吸反射。当位于喉、气管和支气管黏膜的感受器受到机械或化学刺激时，产生的神经冲动经迷走神经传入延髓，引发咳嗽反射。咳嗽时，先是短促的或较深的吸气，继而紧闭声门，呼气肌强烈收缩，肺内压和胸膜腔内压急剧升高，然后声门突然开放，由于肺内压很高，在压力差的推动下气体由肺内高速冲出，可将肺和呼吸道内的异物或分泌物排出。但剧烈咳嗽时，胸膜腔内压会显著升高，使静脉回流受阻，导致静脉压和脑脊液压升高。

2. 喷嚏反射

喷嚏反射与咳嗽反射类似。不同的是当刺激作用于鼻黏膜的感受器时，传入冲动经三叉神经传到中枢，反射性地引起腭垂下降，舌压向软腭，产生一个急促而有力的呼气，使肺内气体从鼻腔喷出，以清除鼻腔中的刺激物。

思考题

一、名词解释
1. 呼吸
2. 呼吸运动
3. 肺通气
4. 肺活量

5. 用力呼气量

6. 每分通气量

7. 肺泡通气量

8. 通气/血流比值

9. 肺牵张反射

二、简答题

1. 胸膜腔内压是如何形成的？有何生理意义？

2. 肺通气的弹性阻力的组成有哪些？它们的含义和来源是什么？

3. 肺换气的影响因素有哪些？简述各因素对气体交换速率的影响效果。

4. 临床上常见支气管哮喘患者呼气比吸气更为困难，其生理机制是什么？

5. 血液中 PCO_2 升高、PO_2 降低、H^+ 浓度升高对呼吸运动有何影响？其作用途径是什么？

6. 严重肺气肿、肺源性心脏病患者在治疗时为何不宜吸入纯氧改善其缺氧状况？

三、病例分析题

一位年轻女性在通风不好的房间内使用燃气热水器洗澡后，出现头痛、眩晕、心悸、恶心、呕吐、四肢无力、意识模糊、神志不清的症状，家属马上将其送到医院。经检查发现患者口唇呈樱桃红色；动脉血 PO_2 和 PCO_2 正常，血氧饱和度明显降低，诊断为一氧化碳中毒。

请问：

1. 根据血液的气体运输功能，请分析一氧化碳中毒对机体有哪些危害？为什么？

2. 对该一氧化碳中毒患者，应采取哪些急救措施？如何预防一氧化碳中毒？

（刘悦雁）

第六章

消化和吸收

○ ○
○ ○
○ ○

【学习目标】

◆ **掌握**：消化、吸收的概念；胃液、胰液、胆汁的性质、成分、生理作用及意义；营养物质吸收的部位、形式及途径；小肠在消化和吸收中的作用；交感神经和副交感神经对消化器官的生理作用。

◆ **熟悉**：消化道平滑肌的生理特性及其意义；胃的运动形式及意义；影响胃排空的因素；主要胃肠激素的生理功能；小肠各种运动形式的生理意义。

◆ **了解**：口腔内消化；小肠液的性质、成分和作用；大肠的运动形式；大肠液的作用及排便反射。

案例导入

案例回放：

患者，男性，28岁，在暴饮暴食后2h左右发病，左、右上腹部或脐部出现疼痛，疼痛表现为钝痛、钻痛、刀割痛或绞痛，呈阵发性加剧。继而，为持续性剧痛。疼痛可向左背和左肩部放射，也可串至左腰部，患者痛苦难忍，并可有恶心、呕吐、发热、黄疸等症状。

思考问题：

1.患者是什么病？

2.上述病症需要哪些生理知识？

第一节　概　述

机体需要不断地从外界摄取各种营养物质，为机体进行各种生命活动提供所需的物质和能量。营养物质主要来自食物，包括糖类、蛋白质、脂肪、水、维生素和无机盐，水、无机盐和维生素则不需要分解就可直接被吸收利用，而蛋白质、脂肪和糖类都是结构复杂的大分子物质，它们必须在消化道内分解成结构简单的、可溶性的小分子物质（如氨基酸、脂肪酸、甘油和葡萄糖等）才能被机体吸收和利用。消化（digestion）是指食物在消化道内被分解成可被吸收的小分子物质的过程。消化的方式有两种：一种是机械性消化（mechanical digestion），即通过消化道肌肉的舒缩活动，将食物磨碎，同时与消化液充分混合，并将食物不断地向消化道远端推送的过程；另一种是化学性消化（chemical digestion），即由消化腺分泌的消化液将食物中的大分子物质分解成可被吸收的小分子物质的过程。机械性消化和化学性消化是同时进行的，二者紧密结合、相互促进，共同完成对各种食物的消化。

食物经消化后形成的小分子物质以及水、无机盐和维生素通过消化道黏膜上皮细胞进入血液和淋巴的过程，称为吸收（absorption）。消化和吸收是两个相辅相成、紧密联系的过程。不能被消化和吸收的食物残渣最后以粪便的形式排出体外。

一、消化道平滑肌的生理特性

消化道中，除了口腔、咽、食管上段的肌肉和肛门外括约肌是骨骼肌外，其余部分均由平滑肌组成。消化道平滑肌除了具有肌肉组织的共同特性，同时还有其自身的特点。

（一）消化道平滑肌的一般生理特性

1. 兴奋性低、舒缩缓慢

消化道平滑肌的兴奋性较骨骼肌和心肌低，其收缩的潜伏期、收缩期和舒张期均很长，而且变异很大。这可使食物在消化道内停留较长的时间，以便被充分消化和吸收。

2. 自动节律性

消化道平滑肌在离体后置于适宜的环境中，仍能进行节律性舒缩，但与心肌相比其节律缓慢且不规则。

3. 紧张性

消化道平滑肌经常保持一种微弱的持续收缩状态，称为紧张性。紧张性使消化道管腔内经常保持一定的基础压力，并使胃、肠等维持一定的形状和位置。消化道的各种运动都是在此紧张性的基础上进行的。

4. 富有伸展性

消化道平滑肌能适应实际的需要而作较大的伸展。这一特性具有重要意义，它可以使中空的消化器官（尤其是胃）能容纳大量的食物而不发生明显的压力改变。

5. 对化学、温度变化和牵张刺激敏感

消化道平滑肌对电刺激不敏感，但对化学、温度变化和牵张刺激则特别敏感。例如，微量的乙酰胆碱、温度升高或牵拉均能引起其明显收缩。消化管平滑肌的这一特性是与它所处的生理环境分不开的，消化管内容物对平滑肌的牵张、温度和化学刺激是引起内容物推进或排空的自然刺激因素。

（二）消化道平滑肌的电生理特性

消化道平滑肌的电活动要比骨骼肌复杂得多，其主要有三种电变化，即静息电位、慢波电位和动作电位。

1. 静息电位

消化道平滑肌的静息电位为 $-50 \sim -60 \text{mV}$，其特点是电位较低而且不稳定，波动较大。静息电位主要由 K^+ 外流形成，此外还与 Na^+、Cl^-、Ca^{2+} 以及生电性钠泵的活动有关。

2. 慢波电位

消化道平滑肌在静息电位基础上自动产生节律性的电位波动，其频率较慢，称为慢波电位（slow wave），又称基本电节律（basic electrical rhythm，BER）。慢波电位的幅度为 5～15mV，持续几秒至十几秒。慢波电位的频率随所在消化道部位的不同而异，在人类，胃的慢波电位频率为 3 次/分，十二指肠为 11～12 次/分，回肠末端为 8～9 次/分。慢波电位起源于消化道的纵行肌和环行肌之间的 Cajal 间质细胞。慢波电位本身不引起肌肉收缩，但它可以引起平滑肌兴奋性周期变化。慢波电位可使静息电位接近阈电位，一旦达到阈电位，细胞膜上电压依从性离子通道开放，产生动作电位。

3. 动作电位

在慢波电位的基础上，当慢波电位去极化达到阈电位（约 -40mV）时，便可产生动作电位，每一次动作电位的持续时间为 10～20ms。平滑肌动作电位去极化主要依赖 Ca^{2+} 内流，故锋电位上升慢，持续时间长；复极化与骨骼肌相同，都为通过 K^+ 外流。Ca^{2+} 内流速度已足以引起平滑肌收缩，因此锋电位与收缩密切相关，每个慢波电位上所出现锋电位数目可作为收缩力大小的指标。

慢波电位、动作电位和平滑肌收缩三者之间是紧密联系的。在慢波电位去极化的基础上产生动作电位，由动作电位再引起平滑肌收缩，动作电位频率较高时引起的平滑肌收缩也较强（图 6-1）。因此，慢波电位是平滑肌收缩的起步电位，是决定肌肉收缩频率、传播方向和速度的控制波。

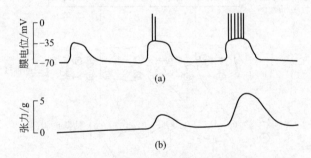

图 6-1　消化道平滑肌的电活动示意图

（a）细胞内电极记录的慢波电位，在第 2、3 个慢波电位的基础上出现数目不同动作电位；

（b）同步记录的肌肉收缩曲线，收缩波只出现在有动作电位时，动作电位数目越多，收缩幅度越大

二、消化腺的分泌功能

人每天由各种消化腺分泌消化液总量达 6～8L，主要成分为水、无机盐和多种有机物，其中最重要的成分是多种消化酶（表 6-1）。消化液主要功能为：①水解食物成分，便于吸收；②改变消化道内的 pH，使之适应于消化酶活性的需要；③稀释食物，使之与血浆渗透压相近，以利于吸收；④保护消化道黏膜，防止机械、化学和生物因素的损伤。

表 6-1　主要消化液的分泌量、pH 和主要成分

消化液	分泌量/(L/d)	pH	主要成分
唾液	1.0～1.5	6.6～7.1	唾液淀粉酶、黏液
胃液	1.5～2.5	0.9～1.5	盐酸、胃蛋白酶(原)、内因子、黏液
胰液	1.0～2.0	7.8～8.4	碳酸氢盐、胰淀粉酶、胰脂肪酶、胰蛋白酶(原)、糜蛋白酶(原)
胆汁	0.8～1.0	6.8～7.4	胆盐、胆固醇、胆色素
小肠液	1.0～3.0	7.6	肠激酶、黏液

消化液的分泌是腺细胞的主动活动过程，包括从血液中摄取原料、在细胞内合成分泌物以及将分泌物由细胞排出等一系列复杂的过程。

三、消化器官的神经支配及其作用

支配消化道的神经有外来神经系统和位于消化道的壁内神经丛组成的内在神经系统两大部分，它们相互协调，共同调节消化器官的功能（图6-2）。

（一）内在神经系统

消化道的内在神经系统又称为肠神经系统，由存在于食管中段至肛门绝大部分消化管壁内的无数神经元和神经纤维组成复杂神经网络。内在神经系统有感觉神经元和运动神经元，感觉神经元感受胃肠道内化学、机械和温度等刺激；运动神经元支配胃肠道平滑肌、腺体和血管。还有大量中间神经元和进入消化管壁的交感神经和副交感神经纤维。各种神经元之间通过短的神经纤维形成网络联系，构成了一个完整的、可以独立完成反射活动的整合系统，在胃肠活动调节中具有重要作用。当食物刺激消化管壁时，不需要中枢参与即可通过壁内神经丛完成局部反射。当切断外来神经后，局部反射仍可进行，但在整体内，壁内神经丛的活动受外来神经的调节。内在神经系统在调节胃肠运动和分泌，以及胃肠血流中起重要作用。

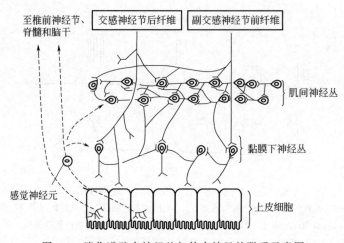

图6-2 消化道壁内神经丛与外来神经的联系示意图

内在神经丛分两大类：包括位于黏膜层和环形肌之间的黏膜下神经丛（麦氏神经丛）和位于环行肌和纵行肌之间的肌间神经丛（欧式神经丛）。内在神经系统丛释放多种神经递质，多数属于中枢神经递质。黏膜下神经丛中运动神经元释放乙酰胆碱（acetylcholine，ACh）和血管活性肠肽（vasoactive intestinal polypeptide，VIP），主要调节腺细胞和上皮细胞功能，也可支配黏膜下血管。肌间神经丛中，一部分为释放递质为乙酰胆碱和P物质（substance P）的兴奋性神经元，另一部分为释放递质VIP和一氧化氮（NO）的抑制性神经元。肌间神经丛运动神经元主要支配平滑肌细胞。两类神经丛之间有中间神经元相互联系，同时都接受外来神经纤维支配，并有感觉神经元传入。

（二）外来神经系统

消化道除口腔、咽、食管上段的肌肉以及肛门外括约肌受躯体神经支配外，其余受自主神经（包括交感神经和副交感神经，其中副交感神经对消化功能影响更大）系统的支配（图 6-3）。

1. 交感神经

起源于由脊髓的第 5 胸段至第 2 腰段侧角发出的节前神经，在腹腔神经节、肠系膜神经节或腹下神经节更换神经元后发出节后纤维，节后纤维分布到唾液腺、胃、小肠、结肠、肝、胆囊和胰腺。节后纤维末梢释放的递质为去甲肾上腺素。一般情况下，交感神经兴奋可使胃肠运动减弱，腺体分泌减少，而消化道括约肌则收缩。

2. 副交感神经

通过迷走神经、盆神经和第 Ⅶ、Ⅸ 对脑神经中的副交感神经支配消化器官。迷走神经起自延髓的迷走神经背核，支配食管下段、胃、小肠、结肠右 2/3、肝、胆囊和胰腺。盆神经起自脊髓骶段，支配远端结肠和直肠。副交感神经的节前纤维进入胃肠组织后，与壁内神经丛的神经元发生联系，节后纤维分布至消化道平滑肌和腺体。副交感神经兴奋时，除少数纤维外，大多数节后纤维释放乙酰胆碱，使消化道运动增强，消化液分泌增多，而消化道括约肌却松弛。此外，少数胃肠副交感神经的节后纤维为非胆碱能、非肾上腺素能纤维，释放的是一些肽类物质。迷走神经中约有 75% 的神经纤维为传入纤维，可将胃肠感受器信号传入高位中枢，引起反射调节，如"迷走-迷走"反射。

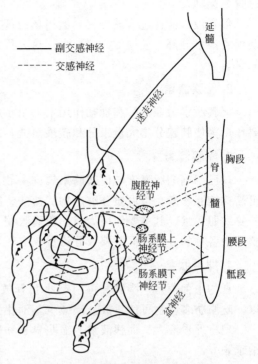

图 6-3　胃肠道自主神经支配示意图

四、胃肠激素

消化道内分泌细胞合成和释放的多种有生物活性的化学物质，统称为胃肠激素（gastrointestinal hormone）。对消化功能影响较大的胃肠激素主要有促胃液素（gastrin）、促胰液素（secretin）、缩胆囊素（cholecystokinin，CCK）和抑胃肽（gastric inhibitory peptide，GIP）等。它们与神经系统共同调节消化器官的运动、分泌和吸收等功能。

（一）胃肠激素的生理作用

胃肠激素绝大多数通过血液循环到达靶细胞发挥作用，其生理作用主要表现在以下三个方面：①调节消化腺的分泌和消化道的运动；②调节其他激素的释放，例如抑胃肽有促进胰岛素分泌的作用；③营养作用，指一些胃肠激素具有促进消化道组织生长和代谢的作用。

现将已确认的 4 种胃肠激素产生部位和主要作用分述如下。

1. 促胃液素

由胃幽门部 G 细胞和十二指肠上段黏膜分泌，也称促胃液素。迷走神经冲动以及对幽门部机械或化学性刺激（主要为蛋白质消化产物），均可引起促胃液素释放。促胃液素主要作用为促进胃腺壁细胞分泌大量盐酸，而对胃蛋白酶分泌作用较弱。此外，促胃液素还可促进胃窦运动。

促胃液素能促进胃酸分泌，但当幽门部或十二指肠胃酸超过一定浓度时，亦可反过来抑制促胃液素分泌，使胃酸分泌减少。这为负反馈自动调节方式，对于调节胃酸水平具有重要意义。

2.促胰液素

促胰激素为在盐酸和食糜作用下，由小肠黏膜（主要为小肠上段）释放一种激素。它主要作用为使胰腺分泌大量水分和碳酸氢盐，故胰液量大为增加，而酶浓度却很低。

3.缩胆囊素

现已明确缩胆囊素与促胰酶素属同一物质，所以称为"胆囊收缩素——促胰酶素"，亦可简称缩胆囊素。蛋白质分解产物、盐酸、脂肪及其分解产物作用于小肠上部，可使其黏膜分泌缩胆囊素。其主要作用为引起胆囊收缩，壶腹括约肌舒张，促进胆汁排放；同时还促进胰液中各种酶分泌，而对胰液分泌量仅有较弱作用。

4.抑胃肽

食物中葡萄糖、脂肪等可引起小肠释放抑胃肽。其主要作用为抑制胃分泌和运动。所以，吃脂肪多食物可使胃液分泌减少，消化力降低，胃排空延缓，饱腹感更加持久。

现将促胃液素、促胰液素、缩胆囊素和抑胃肽的主要生理作用及引起分泌的主要因素归纳于表 6-2。

表 6-2 四种胃肠激素的主要生理作用及引起分泌的主要因素

胃肠激素	引起分泌的主要因素	主要生理作用
促胃液素	迷走神经兴奋、蛋白质消化产物	促进胃液（以胃酸和胃蛋白酶原为主）、胰液、胆汁分泌，加强胃肠运动和胆囊收缩，促进消化道黏膜生长
促胰液素	盐酸、蛋白质消化产物、脂肪酸	促进胰液（以分泌 H_2O 和 HCO_3 为主）、胆汁、小肠液分泌，加强胆囊收缩，抑制胃肠运动和胃液分泌
缩胆囊素	蛋白质消化产物、脂肪酸、盐酸、脂肪	促进胃液、胰液（以消化酶为主）、胆汁、小肠液分泌，加强胃肠运动和胆囊收缩
抑胃肽	脂肪、葡萄糖、氨基酸	抑制胃肠运动和胃液分泌，促进胰岛素释放

（二）脑-肠肽

研究发现，许多胃肠肽既存在于消化道内，也存在于中枢神经系统内，这些双重分布的肽总称为脑-肠肽（brain-gut peptides）。迄今已被确认的脑-肠肽至少有 20 余种，如促胃液素、缩胆囊素、生长抑素、P 物质等。脑-肠肽概念的提出，揭示了神经系统和消化系统之间存在着密切的内在联系。

第二节 口腔内消化

人体的消化过程是从口腔开始的。食物在口腔内停留的时间很短，一般为 $15\sim20s$。在这里，食物经过咀嚼而被磨碎，并与唾液充分混合后形成食团，以便于吞咽。食物中的淀粉部分被分解为麦芽糖。

一、唾液及其作用

唾液（saliva）是口腔内三对大唾液腺（腮腺、颌下腺和舌下腺）以及众多散在的小唾液腺分泌的混合液。

唾液是无色、无味、近中性（pH 6.6～7.1）的低渗液体，正常成人每天分泌量为 1.0～1.5L。唾液中的水分约占 99%；有机物主要是黏蛋白、唾液淀粉酶、免疫球蛋白、溶菌酶、激肽释放酶等；无机物主要有 Na^+、K^+、Ca^{2+}、Cl^-、HCO_3^- 等。此外，唾液中还有一定量的气体，如 O_2、N_2 和 CO_2。

唾液的作用有：①湿润口腔和食物，便于说话和吞咽；②溶解食物，易于引起味觉；③清洁和保护口腔，如清除食物残渣、冲淡有害物质以及杀菌作用等，富含脯氨酸的蛋白质有保护牙釉质和与有害的鞣酸结合作用；④抗菌作用，唾液中的溶菌酶、IgA、硫氰酸盐、乳铁蛋白均具有杀菌或抑菌作用，唾液缺乏的人（口腔干燥症），龋齿及颊黏膜慢性感染的发生率比正常人高；⑤消化作用，唾液中的淀粉酶可使食物中的淀粉分解为麦芽糖，故含淀粉多的食物在口腔中咀嚼时有甜味，唾液淀粉酶发挥作用的最适 pH 为 7.0，食团入胃后，其内部的酶活性还可维持一段时间；⑥排泄作用，铅、汞和碘等进入体内后，可随唾液排出一部分，唾液还可排出狂犬病和脊髓灰质炎的病毒；⑦其他作用，唾液中的激肽释放酶参与激肽的合成，后者可使局部血管扩张。因此，唾液腺分泌活动增加时，血流量也增加。

二、咀嚼、吞咽和蠕动

（一）咀嚼

咀嚼（mastication）是在大脑皮质的支配下由咀嚼肌群有顺序地收缩所完成的复杂的反射性动作，其主要作用是：①切碎、研磨和搅拌食物，使之与唾液充分混合形成食团，便于吞咽；②使食物与唾液淀粉酶充分接触，利于对淀粉的化学性消化；③咀嚼还能加强食对口腔内各种感受器的刺激，反射性地引起胃、胰、肝、胆囊等活动加强，为下一步的消化及吸收过程做好准备。

（二）吞咽和蠕动

吞咽是指食团由口腔经咽和食管进入胃的过程，它是一种复杂的受意识支配的反射动作。根据食物通过的部位可将其分为三期。①第一期：食团由口腔进入咽。这是在大脑皮质控制下进行的随意动作，主要依靠舌的翻卷运动将食团推向咽部。②第二期：食团由咽进入食管上端。当食物刺激软腭和咽部的触觉感受器后可引起一系列的肌肉反射性的收缩，软腭上升，咽后壁前突，封闭了鼻咽通路；声带内收，喉头上升并向前紧贴会厌，封闭了咽与气管的通路；喉头前移，食管上括约肌舒张，使咽部与食管的通路打开。此期呼吸被反射性抑制。③第三期：食团由食管下行至胃。当食团通过食管上括约肌后，该括约肌即反射性收缩，食管随即产生由上而下的蠕动（peristalsis），蠕动是指消化道肌肉的顺序收缩而形成的一种向前推进的波形运动，它是消化道共有的一种运动。表现为食团上端的食管肌肉收缩，食团下端的肌肉舒张，并且收缩波与舒张波顺序地向食管下端推进，于是食团很自然地被推送到食管下端（图6-4）。蠕动是消化道平滑肌的基本运动形式之一。吞咽反射的基本中枢在延髓。第二、三期都是不随意反射活动。因此，当吞咽中枢受损时，可导致吞咽功能障碍。

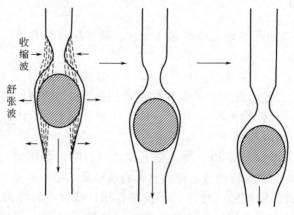

图 6-4　食管蠕动示意图

> **知识链接**
>
> ### 吞咽困难
>
> 　　吞咽困难是指吞咽时，食物（或水）从口腔至贲门运送过程中受到阻碍而产生的咽部、胸骨后或剑突部位的黏着、停滞、梗塞或疼痛感的症状。吞咽困难可分为机械性与运动性两类。机械性吞咽困难是指吞咽食物通过的食管管腔狭窄或食团体积过大引起的吞咽困难。食管炎症、肿瘤等病变以及咽后壁脓肿、纵隔肿物等外部肿块压迫食管均可造成食管管腔狭窄，从而产生机械性吞咽困难。运动性吞咽困难是指各种原因引起的吞咽运动和吞咽反射运动的障碍，以致食管不能正常蠕动而将食物从口腔顺利运送到胃。吞咽性神经抑制失常引起的食管贲门失弛缓症、食管平滑肌蠕动失常所致的蠕动减弱、原发性或继发性食管痉挛以及多发性肌炎、强直性肌营养不良等，均可以导致运动性吞咽困难。

第三节　胃内消化

　　胃是消化道中最膨大的部分，通常可以分为胃底、胃体和胃窦三部分。成人胃容量一般为 1～2L。食物入胃后即受到胃液的化学性消化和胃运动的机械性消化，使食物被胃液水解和胃运动所研磨，形成食糜。然后，食糜少量而间歇性地通过幽门排入十二指肠。

一、胃液及其作用

（一）胃液的性质、成分和作用

　　纯净的胃液是一种无色透明的酸性液体，pH 为 0.9～1.5。正常成人每天分泌量 1.5～2.5L。胃液中除含有大量水分外，主要成分有盐酸、胃蛋白酶原、内因子、黏液和碳酸氢盐等。

1. 盐酸

盐酸又称为胃酸，由泌酸腺中的壁细胞所分泌。胃液中盐酸的排出量通常以单位时间内分泌的毫摩尔数表示。正常人空腹时，盐酸排出量为 $0\sim5mmol/h$，称为基础酸排出量。在食物或药物（如组胺）的刺激下，盐酸排出量明显增加，其最大排出量可达 $20\sim25mmol/h$。

（1）盐酸分泌的机制　胃液中 H^+ 的最大浓度可达 $150mmol/L$，比血浆中的 H^+ 浓度高约 300 万倍。显然，壁细胞分泌盐酸是逆浓度梯度进行的，需要消耗能量。壁细胞中的 H^+ 来源于胞质内水的解离，生成 H^+ 和 OH^-。H^+ 被壁细胞顶端膜上的 H^+-K^+ 依赖式 ATP 酶（质子泵）主动转运到分泌小管腔内，留在胞质内的 OH^- 在碳酸酐酶的催化下，与细胞代谢产生的和从血浆中摄取的 CO_2 反应生成 HCO_3^-。HCO_3^- 通过壁细胞基底侧膜上的 Cl^--HCO_3^- 逆向转运体，与来自血浆中的 Cl^- 进行交换。Cl^- 再通过壁细胞顶端膜上的 Cl^- 通道进入分泌小管腔内，与小管内的 H^+ 形成 HCl（图 6-5）。

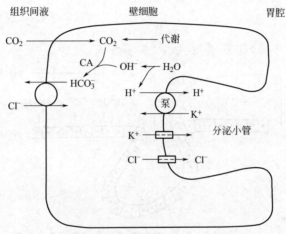

图 6-5　壁细胞分泌盐酸的基本过程示意图
CA—碳酸酐酶

（2）盐酸的主要作用　①激活胃蛋白酶原，使之转变为有活性的胃蛋白酶，并为其提供适宜的酸性环境；②能杀灭随食物进入胃内的细菌；③使食物中的蛋白质变性而易于分解；④盐酸进入小肠后，可间接促进胰液、胆汁和小肠液的分泌；⑤盐酸在小肠内所造成的酸性环境有利于小肠对钙和铁的吸收。盐酸分泌过少或缺乏时，可引起腹胀、腹泻等消化不良症状；盐酸分泌过多又可能对胃和十二指肠黏膜产生侵蚀作用，成为消化性溃疡的病因之一。

2. 胃蛋白酶原

胃蛋白酶原主要由泌酸腺中的主细胞所合成，并以无活性的酶原形式储存在细胞内。在盐酸的作用下或在 pH<5.0 的酸性环境中，无活性的胃蛋白酶原可转变为有活性的胃蛋白酶（最适 pH 为 2.0～3.5）。已激活的胃蛋白酶也可以促进上述转变（自身激活）。胃蛋白酶可水解食物中的蛋白质，生成（胨）、脲和少量多肽及氨基酸，当 pH>6 时，此酶将不可逆的失去活性。此外，胃蛋白酶还有凝乳作用，有助于乳汁的消化。

3. 内因子

内因子（intrinsic factor）是壁细胞分泌的一种糖蛋白。它能与维生素 B_{12} 结合，形成内因子-维生素 B_{12} 复合物，保护维生素 B_{12} 不被小肠内水解酶破坏，并能与回肠黏膜细胞上的特异性受体结合，促进维生素 B_{12} 的吸收。若内因子缺乏，体内维生素 B_{12} 也减少，使红细胞成熟发生障碍，出现巨幼细胞贫血。

4.黏液和碳酸氢盐

黏液是胃液的主要成分之一，胃黏液由胃腺中黏液细胞、胃黏膜表面上皮细胞、黏液颈细胞、贲门腺和幽门腺共同分泌。黏液中主要成分为糖蛋白。胃黏液具有较强黏滞性和形成凝胶特性，它形成厚约 $500\mu m$ 凝胶状薄层覆盖在胃黏膜表面，具有润滑和保护胃黏膜的作用，减少坚硬食物对胃黏膜机械损伤。

胃黏液形成的凝胶层可大大限制胃液中 H^+ 向胃黏膜扩散速度，黏液中还有由胃黏膜上皮细胞分泌的 HCO_3^-，可以中和向黏膜下层逆向扩散的 H^+。在胃黏液层存在明显的 pH 梯度。在靠近胃腔面一侧，pH 约为 2，呈强酸性；而靠近胃壁上皮细胞侧呈中性或弱碱性，从而有效地防止了盐酸和胃蛋白酶对胃黏膜的侵蚀。这种由黏液和碳酸氢盐共同形成的保护屏障，称为黏液-碳酸氢盐屏障（图 6-6）。很多物质（如高浓度盐酸、乙醇、胆盐及阿司匹林等）可破坏此屏障，引发胃炎、胃溃疡等疾病。

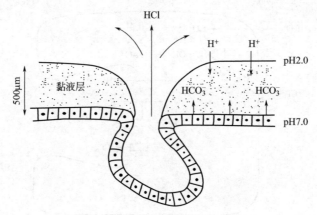

图 6-6　黏液-碳酸氢盐屏障示意图

（二）胃液分泌的调节

在消化间期（空腹时）胃液的分泌量很少，称为消化间期胃液分泌；进食后，在神经和体液因素的调节下引起胃液大量分泌，称为消化期胃液分泌。

1.刺激胃酸分泌的主要内源性物质

（1）乙酰胆碱　支配胃的大部分迷走神经节后纤维末梢释放的递质是乙酰胆碱，其可直接作用于壁细胞上的胆碱受体（M 受体），刺激胃酸分泌。该作用可被 M 受体阻断剂（如阿托品）阻断。

（2）促胃液素　是由胃窦和十二指肠黏膜 G 细胞分泌的一种肽类激素。促胃液素主要作用于胃黏膜壁细胞，刺激胃酸分泌。

（3）组胺　正常情况下，胃黏膜中的肥大细胞或肠嗜铬样细胞经常分泌少量组胺，通过局部扩散到达邻近的壁细胞，与细胞膜上的 Ⅱ 型组胺受体（H_2 受体）结合，刺激胃酸分泌。

2.消化期胃液分泌的调节

根据接受食物刺激的部位不同，将消化期胃液分泌人为地分为头期、胃期和肠期。实际上这三期几乎是同时开始、互相重叠的，其中头期和胃期分泌更为重要。

（1）头期胃液分泌　指食物入胃前，刺激头部的感受器（口腔、咽、眼、耳、鼻等）而引起的胃液分泌。引起头期胃液分泌的机制包括非条件反射和条件反射。非条件反射是由食物对口腔、咽等处感受器刺激，经由第Ⅴ、Ⅶ、Ⅸ、Ⅹ对脑神经传入反射中枢。条件反射是由食物的形象、颜色、气味等刺激眼、耳、鼻等感觉器官，分别由第Ⅰ、Ⅱ、Ⅷ对脑神经传入反射中枢。反射中枢位于延髓、下丘脑、边缘叶和大脑皮质。迷走神经是两种反射共同的传出神经，其末梢释放乙酰胆碱，一方面直接刺激胃腺分泌胃液；另一方面可刺激G细胞释放促胃液素，后者经血液循环到达胃腺而刺激胃液分泌。在头期胃液分泌过程中，迷走神经的直接作用更为重要，阿托品可阻断此作用。

头期胃液分泌的特点是分泌量大，占进食后总分泌量的30%；酸度和胃蛋白酶原含量都很高，并受食欲及情绪的影响。头期刺激停止后，分泌仍能持续一段时间。

（2）胃期胃液分泌　指食物进入胃后继续引起的胃液分泌。引起胃期胃液分泌的机制有：①食物扩张刺激胃体和胃底部的感受器，通过迷走-迷走神经长反射和壁内神经丛的短反射，直接或间接通过促胃液素引起胃液分泌；②食物扩张刺激胃幽门部感受器，通过壁内神经丛作用于G细胞，引起促胃液素释放，进而促进胃液分泌；③食物的化学成分（主要是蛋白质消化产物）可直接作用于G细胞，引起促胃液素释放，促进胃液分泌。

胃期胃液分泌的特点是分泌量大，占进食后总分泌量的60%，酸度高，但胃蛋白酶原的含量较头期少。

（3）肠期胃液分泌　指食物进入小肠后继续引起的胃液分泌。肠期胃液分泌的机制主要是通过食物的机械扩张刺激以及消化产物的化学性刺激，使十二指肠黏膜的G细胞释放促胃液素，从而促进胃液分泌。

肠期胃液分泌的特点是分泌量较少，占进食后总分泌量的10%，酸度和胃蛋白酶原的含量均较少。

3. 抑制胃液分泌的因素

消化期胃液分泌不仅受上述兴奋性因素的作用，还会受许多抑制性因素的调节。抑制性因素在头期和胃期主要有盐酸和胃黏膜释放的前列腺素（PG），在肠期主要有盐酸、脂肪和高张溶液。盐酸是胃腺分泌的产物，但它又可反过来抑制胃腺分泌，这是胃腺分泌的一种负反馈调节机制；进入十二指肠的脂肪和高张溶液主要通过刺激小肠黏膜产生某些抑制性激素，进而抑制胃液的分泌。因此，正常胃液分泌是兴奋性和抑制性因素共同作用的结果。

知识链接

幽门螺杆菌与消化性溃疡

1982年，澳大利亚两位科学家Marshall与Warren从慢性胃炎和消化性溃疡患者的胃黏膜中发现了一种新的螺旋形细菌，后来命名为幽门螺杆菌。现已证明，幽门螺杆菌与消化性溃疡的发生有着密切的关系，超过90%的十二指肠溃疡和80%左右的胃溃疡，都是由幽门螺杆菌感染所导致的。幽门螺杆菌及其作用的发现，打破了当时已经流行多年的人们对消化性溃疡发病机制的错误认识，被誉为是消化病学研究领域里程碑式的革命。由于他们的发现，消化性溃疡从原先难以治愈反复发作的慢性病，变成了一种采用短疗程的抗生素和抑酸药就可治愈的疾病，大幅度提高了消化性溃疡患者获得彻底治愈的机会，为改善人类生活质量做出了贡献。2005年度诺贝尔生理学或医学奖授予这两位科学家以表彰他们的功绩和创新精神。

二、胃的运动

(一) 胃的运动形式

1. 紧张性收缩

胃壁平滑肌经常处于一定程度的缓慢、微弱而持续的收缩状态，称为紧张性收缩。紧张性收缩是消化道平滑肌共有的运动形式之一，其生理意义是：①有助于保持胃的正常形态和位置；②有利于胃液渗入食糜内部而进行化学性消化；③促进胃内的食糜向十二指肠方向推送。如果胃的紧张性收缩过低，则易导致胃下垂或胃扩张。

2. 容受性舒张

咀嚼和吞咽时，食物刺激口腔、咽和食管等处的感受器后，可通过迷走神经反射性地引起胃底和胃体的平滑肌舒张，称为容受性舒张（receptive relaxation）。容受性舒张可使胃容量由空腹时的 50ml 左右增大到进食后的 1～2L，其生理意义在于使胃容量与进入胃内的食物量相适应，而胃内压无明显变化，从而防止食物过早、过快地排入十二指肠，有利于食物在胃内充分消化。

3. 蠕动

食物入胃后约 5min，胃即开始蠕动。蠕动波从胃的中部开始，并有节律地向幽门方向推进。蠕动波频率约为 3 次/分，每个蠕动波约需 1min 到达幽门。因此，进食后胃的蠕动通常是一波未平，一波又起。蠕动波开始时较弱，在向幽门推进的过程中逐渐增强，当接近幽门时明显增强，可将 1～2ml 的食糜排入十二指肠。一旦蠕动波先于食物到达胃窦，引起胃窦末端的有力收缩，部分胃内容物将被反向推回到胃窦近侧和胃体，使胃窦内尚未变为食糜的固体食物继续被混合和消化。胃蠕动的生理意义是搅拌和磨碎食物，使胃液与食物充分混合，以利于化学性消化，并以一定速度将食糜由胃排入十二指肠。

(二) 胃排空及其控制

1. 胃排空的过程

食糜由胃排入十二指肠的过程，称为胃排空（gastric emptying）。一般食物入胃后 5min 左右开始胃排空。胃排空的直接动力是胃与十二指肠的压力差，胃排空的原动力是胃的运动；而幽门及十二指肠的收缩则是胃排空的阻力。胃排空的速度与食物的物理性状和化学组成有关。一般来说，稀的流体食物比稠的固体食物排空快；碎小的颗粒食物比大块食物排空快；等渗液体比高渗液体排空快。三种主要营养物质中，糖类的排空最快，蛋白质次之，而脂肪的排空最慢。混合性食物由胃完全排空通常需要 4～6h。

2. 胃排空的控制

胃排空是间断进行的，主要受胃和十二指肠两方面因素的控制。

（1）**胃内促进排空的因素** 当大量食物进入胃后，胃受到食物机械刺激可通过迷走-迷走反射及壁内神经丛反射引起胃运动的增强，使胃内压升高，促进胃排空。此外，胃内容物（主要是蛋白质消化产物）可刺激胃窦 G 细胞释放促胃液素，后者也促进胃的收缩运动，使胃内压高于十二指肠内压，推送少量食糜进入十二指肠（排空）。

（2）**十二指肠内抑制排空的因素** 胃的运动受肠-胃反射的抑制，当食糜进入十二指肠后，可刺激十二指肠壁上的化学、渗透压以及机械感受器，反射性地抑制胃排空，这称为肠-胃反射。食糜中的盐酸、脂肪和高渗溶液还可刺激小肠黏膜释放促胰液素、缩胆囊素、抑胃肽等，从而抑制胃的运动，延缓胃排空。

随着进入十二指肠的盐酸被中和，食物的消化产物被吸收，抑制胃运动的因素逐渐减弱，促进胃运动的因素又占优势，使胃运动又开始逐渐增强，推送另一部分食糜进入十二指肠（再排空）。如此往复，直至食糜从胃全部排入十二指肠。由此可见，胃排空是在胃内因素和十二指肠因素的控制下间断进行的，并与十二指肠内的消化和吸收相适应。如果控制胃排空的机制发生障碍，可导致胃排空过快或过慢，长期下去易引起十二指肠溃疡或胃溃疡。

（三）呕吐

呕吐是将胃及肠内容物从口腔强力驱出的过程。当舌根、咽部、胃肠、胆总管、泌尿生殖器官以及前庭器官等处的感受器受刺激时，均可以引起呕吐。呕吐前常出现恶心、流涎、呼吸急迫、心跳加快而不规则等自主神经兴奋的症状。呕吐时，胃和食管下端舒张，膈肌和腹肌强烈收缩，将胃内容物从口腔驱出。

呕吐是一种反射活动。传入冲动沿迷走神经、交感神经、舌咽神经、前庭神经等传入中枢。传出冲动沿迷走神经、交感神经、膈神经和脊神经等传至胃、小肠、膈肌、腹壁肌等处，引起呕吐。呕吐反射中枢位于延髓，颅内压增高时可直接刺激该中枢而引起呕吐。此种呕吐力度大、速度快，称为喷射性呕吐，是判断颅压增高的常见体征之一。

生理意义：呕吐可将胃内有害物质在未被吸收前排出体外，因此具有保护作用。但是持续剧烈的呕吐不仅影响进食和正常消化活动，而且使大量的消化液丢失，导致体内水电解质紊乱和酸碱平衡失调。

第四节　小肠内的消化

食物由胃进入十二指肠后，即开始了小肠内的消化，这是整个消化过程中最重要的阶段。一方面小肠的特有运动使食物在小肠停留 3～8h，能够显著促进化学性消化和吸收；另一方面胰液、胆汁和小肠液能充分将各种食物分解为可被吸收的小分子物质。经过消化的营养物质也主要在小肠被吸收，剩余的食物残渣进入大肠。因此，小肠是消化与吸收的主要部位。

一、胰液及其作用

（一）胰液的性质、成分和作用

胰腺由外分泌腺和胰岛两部分组成。外分泌腺由腺泡细胞和小导管上皮细胞组成，胰液由胰腺的腺泡细胞和小导管上皮细胞所分泌，具有很强的消化能力。

1. 胰液的性质和成分

胰液是无色的碱性液体，pH 7.8～8.4，渗透压与血浆相等。成人每天分泌量为 1～2L。胰液的成分包括水、无机物和有机物。无机物中主要是碳酸氢盐，由小导管上皮细胞分泌。有机物主要是由腺泡细胞分泌的多种消化酶。

2. 胰液的作用

①碳酸氢盐：它能中和进入十二指肠的盐酸，使肠黏膜免受强酸的侵蚀，同时为小肠内

各种消化酶的活动提供适宜的碱性环境（pH 7～8）。②糖类水解酶：主要是胰淀粉酶（pancreatic amylase），可将淀粉水解为糊精、麦芽糖及麦芽寡糖。胰淀粉酶发挥作用的最适 pH 为 6.7～7.0。③脂类水解酶：主要是胰脂肪酶（pancreatic lipase），可将三酰甘油分解成单酰甘油、甘油和脂肪酸。胰脂肪酶发挥作用的最适 pH 为 7.5～8.5。目前认为，胰脂肪酶只有在胰腺分泌的另一种小分子蛋白质——辅脂酶存在的条件下才能发挥作用。此外，胰液中还含有一定量的胆固醇酯酶和磷脂酶 A_2，它们分别水解胆固醇酯和磷脂。④蛋白质水解酶：主要有胰蛋白酶（trypsin）和糜蛋白酶（chymotrypsin）两种，它们都是以无活性的酶原形式存在于胰液中。胰蛋白酶原可以被小肠液中的肠激酶、盐酸以及胰蛋白酶本身等激活成胰蛋白酶。胰蛋白酶又可使糜蛋白酶原激活成糜蛋白酶。这两种酶都能使蛋白质分解成胨和脲，当两者共同作用于蛋白质时，可使蛋白质分解成多肽和氨基酸。此外，糜蛋白酶还有较强的凝乳作用。如果胰蛋白酶、糜蛋白酶以及肠致活酶缺乏时将会导致蛋白质消化不良，出现严重腹泻。⑤其他酶类：胰液中还含有羟基肽酶、核糖核酸酶、脱氧核糖核酸酶等水解酶。羟基肽酶可作用于多肽末端的肽键，分解成为氨基酸；核糖核酸酶和脱氧核糖核酸酶则可使相应的核酸部分水解为单核苷酸。

> ### 知识链接
>
> #### 急性胰腺炎发病机制和临床表现
>
> 暴饮暴食，会引起胰液大量分泌，如果再加上胰液排出受阻，胰管内压力增高，胰液就会逸出胰管或腺泡壁，其结果是胰液会把胰腺本身甚至周围的组织都当作"食物"那样来消化，从而引起严重的后果——急性胰腺炎。引起胰液排出受阻的原因有：大量饮酒，会引起十二指肠炎、十二指肠乳头水肿、胆道口括约肌痉挛，使胰液排出受阻；胆道感染、胆石症，亦可影响胰液排出，这是因为胰管和胆管是通过共同的出口通往十二指肠的；还有，如果蛔虫从十二指肠钻进胰管，也会造成胰管梗阻。
>
> 急性胰腺炎是一种严重的腹部急症，一旦发病，最显著症状是剧烈腹痛。通常，多在暴饮暴食后 2h 左右发病，部分患者可在暴饮暴食后数小时发病。开始，多在中上腹部，少数可以左、右上腹部或脐部出现疼痛，疼痛表现为钝痛、钻痛、刀割痛或绞痛，呈阵发性加剧。继而，为持续性剧痛。疼痛可向左背和左肩部放射，也可串至左腰部，患者痛苦难忍，并可有恶心、呕吐、发热、黄疸等症状。如果是急性坏死出血型胰腺炎，病情尤其危急，患者皮肤呈斑状青紫，四肢湿冷，脉搏细弱，血压下降，常发生休克，甚至可引起猝死。

从上可见，胰液中含有水解三种主要营养物质的消化酶，因而是消化力最强和最重要的消化液。如果胰液分泌障碍，即使其他消化腺的分泌都正常，也会引起蛋白质和脂肪的消化和吸收障碍，造成营养不良。由于大量的蛋白质和脂肪随粪便排出，造成胰性腹泻。脂肪吸收障碍可使脂溶性维生素的吸收出现障碍，导致相应的维生素缺乏。

正常情况下，胰液中的蛋白质水解酶并不消化胰腺本身，这是因为除胰蛋白酶以酶原的形式分泌外，还与胰液中含有胰蛋白酶抑制因子有关，其作用是能与胰蛋白酶和糜蛋白酶结合而形成无活性的化合物，从而防止胰腺自身被消化。当暴饮、暴食引起胰液大量分泌时，可因胰管内压力升高导致腺泡和小导管破裂，胰蛋白酶原大量溢入胰腺间质而被组织液激活。此时，胰蛋白酶抑制因子已不能抵抗大量胰蛋白酶对胰腺本身的消化，从而发生急性胰腺炎。

（二）胰液分泌的调节

在非消化期间，胰液分泌极少。进食后可引起胰液大量分泌。胰液的分泌受神经和体液因素的双重调节。

1. 神经调节

食物的色、香、味以及食物对消化道的刺激，都可通过神经反射（包括条件反射和非条件反射）引起胰液分泌。反射的传出神经是迷走神经，其末梢释放乙酰胆碱，一方面直接作用于胰腺的腺泡细胞，引起胰液分泌，另一方面通过刺激促胃液素释放，间接引起胰液分泌。迷走神经兴奋引起胰液分泌的特点是：水和碳酸氢盐含量较少，而酶的含量很丰富。

2. 体液调节

调节胰液分泌的体液因素主要是促胰液素和缩胆囊素。

① 促胰液素：由小肠上段黏膜中的 S 细胞分泌。盐酸是引起促胰液素分泌的最强刺激因素，其次是蛋白质消化产物和脂肪酸，糖类则无刺激作用。促胰液素主要作用于胰腺的小导管上皮细胞，使水和碳酸氢盐的分泌量显著增加，而酶的含量不高。② 缩胆囊素：由小肠黏膜中的 I 细胞分泌。引起缩胆囊素分泌的刺激因素按强弱顺序依次为蛋白质消化产物、脂肪酸、盐酸和脂肪，糖类则无刺激作用。缩胆囊素的主要作用是：促进胰腺的腺泡细胞分泌多种消化酶；使胆囊平滑肌强烈收缩，促进胆囊胆汁的排出。

二、胆汁及其作用

胆汁（bile）是肝细胞持续分泌产生的，胆汁生成后由肝管流出，经胆总管排入十二指肠，或由肝管转入胆囊管而贮存在胆囊内，在消化时再由胆囊排出，进入十二指肠。

（一）胆汁的性质、成分和作用

胆汁是一种味苦而黏稠的液体，肝细胞初分泌的胆汁呈金黄色，pH 约 7.4；在胆囊中储存的胆汁因被浓缩而颜色变深，pH 约 6.8。正常成人每天分泌胆汁 $0.8 \sim 1L$。胆汁中除含有水和 Na^+、K^+、Ca^{2+}、碳酸氢盐等无机成分外，有机成分主要有胆盐、胆固醇、胆色素和卵磷脂等。胆盐是胆汁中参与消化吸收的主要成分。正常情况下，胆汁中的胆盐、胆固醇和卵磷脂之间保持适当的比例是维持胆固醇呈溶解状态的必要条件。当胆固醇过多或胆盐减少时，胆固醇容易沉积而形成胆结石。

胆汁中不含消化酶，但是胆汁对脂肪的消化和吸收具有重要意义。

1. 乳化脂肪

胆汁中的胆盐、胆固醇和卵磷脂可作为乳化剂，降低脂肪的表面张力，使脂肪乳化成微滴，从而增加了胰脂肪酶的作用面积，加快了对脂肪的消化分解。

2. 促进脂肪的吸收

胆盐能与脂肪酸、单酰甘油、胆固醇等形成水溶性复合物（混合微胶粒），将不溶于水的脂肪酸、单酰甘油等脂肪分解产物运送到小肠黏膜表面，从而促进它们的吸收。

3. 促进脂溶性维生素的吸收

由于胆汁能促进脂肪的吸收，所以对脂溶性维生素（维生素 A、维生素 D、维生素 E、维生素 K）的吸收也有促进作用。

4. 其他作用

胆汁在十二指肠内可中和盐酸；胆盐被重吸收后可直接刺激肝细胞合成和分泌胆汁。

（二）胆汁分泌和排出的调节

胆汁的分泌和排出受神经和体液因素的调节，但以体液调节为主。

1. 神经调节

进食动作或食物对胃和小肠黏膜的刺激，均可通过迷走神经引起肝胆汁的少量分泌和排放，胆囊亦轻度收缩。此外，迷走神经还可通过使促胃液素释放而间接引起肝胆汁分泌和胆囊收缩。

2. 体液调节

①缩胆囊素：可引起胆囊的强烈收缩和 Oddi 括约肌舒张，促进胆汁的排出。②促胰液素：主要作用于胆管系统，使胆汁的分泌量和 HCO_3^- 含量增加，而胆盐的分泌并不增加。③促胃液素：可通过血液循环直接作用于肝细胞和胆囊，促进肝胆汁分泌和胆囊收缩。此外，促胃液素也可通过刺激盐酸分泌，间接引起十二指肠黏膜分泌促胰液素，后者刺激肝胆汁分泌。④胆盐：胆盐排入十二指肠后，约有 95% 在回肠末端被吸收入血，经门静脉返回到肝再合成胆汁，然后又被排入小肠，这个过程称为胆盐的肠-肝循环（图 6-7）。返回肝的胆盐对胆汁分泌具有很强的促进作用，故临床上常将胆盐作为利胆剂。

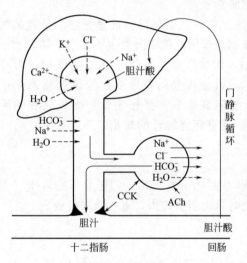

图 6-7　胆盐的肠-肝循环

三、小肠液及其性质、成分和作用

小肠液由十二指肠腺和小肠腺分泌。十二指肠腺位于十二指肠黏膜下层中，主要分泌黏稠的碱性液体；小肠腺位于整个小肠黏膜层内，其分泌液构成小肠液的主要部分。

小肠液呈弱碱性，pH 约为 7.6，渗透压与血浆相近。成人小肠液每天分泌量为 1～3L。小肠液中除水和无机盐外，还有肠激酶、黏蛋白、免疫球蛋白、溶菌酶等。此外，小肠液中还含有脱落的肠黏膜上皮细胞释放的肽酶、麦芽糖酶和蔗糖酶等，但这些酶对食物在小肠内的消化不起作用。

小肠液的主要作用有：①稀释消化产物，降低其渗透压，有利于营养物质的吸收；②保护十二指肠黏膜免受胃酸的侵蚀；③肠激酶可激活胰蛋白酶原，使之变为有活性的胰蛋白酶，有利于蛋白质的消化。此外，小肠还可分泌溶菌酶，溶解肠壁内的细菌。

一般认为，食物及其消化产物对肠黏膜局部的机械和化学刺激，通过壁内神经丛的局部反射可引起小肠液分泌，而外来神经的作用不明显。在体液因素中，促胃液素、促胰液素、缩胆囊素和血管活性肠肽等胃肠激素都能刺激小肠液的分泌。

四、小肠的运动

小肠的运动是靠肠壁的内、外两层平滑肌完成的，其外层是纵行肌，内层是环行肌。

（一）小肠的运动形式

1. 紧张性收缩

小肠平滑肌的紧张性收缩是小肠其他运动形式得以顺利进行的基础，其生理意义是可保持肠道的一定形状和肠腔内压力，有助于肠内容物的混合，使食糜与肠黏膜密切接触，有利于吸收的进行。

2. 分节运动

分节运动（segmental motility）是一种以小肠壁环形肌为主的节律性收缩和舒张运动。在食糜所在的一段肠管上，环行肌在许多点同时收缩，把食糜分割成许多节段，随后原收缩处舒张，而原舒张处收缩将原来的食糜节段分成两半，而相邻的两半则合成一个新的节段，如此反复交替进行（图6-8）。分节运动在空腹时几乎不存在，进食后才逐渐变强。小肠各段分节运动的频率不同，即小肠上部频率较高，下部较低，这有助于将食糜由小肠上段向下推进。

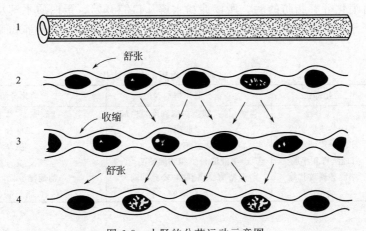

图 6-8　小肠的分节运动示意图

1—肠管表面观；2~4—肠管纵切面观，表示不同阶段的食糜节段分割和合拢组合情况

分节运动的生理意义主要在于：①使食糜与消化液充分混合，有利于化学性消化；②使食糜与小肠壁紧密接触，有利于营养物质的吸收；③挤压肠壁，以促进血液和淋巴液的回流，有利于吸收。

3. 蠕动

小肠的任何部位均可发生蠕动，近端的蠕动速度大于远端。小肠的蠕动波很弱，每个蠕动波仅把食糜推进一小段距离（约数厘米）后即自行消失。蠕动的生理意义在于使经过分节运动的食糜向前推进，到达一个新肠段后再开始分节运动，如此重复进行。

蠕动的速度很慢，0.5~2.0cm/s。但在做吞咽动作和食糜进入十二指肠时，可引起一种速度很快（2.0~25.0cm/s）、传播距离较远的蠕动，称为蠕动冲。它可将食糜从小肠始端迅速推动到小肠末端，甚至到达大肠。

（二）回盲括约肌的作用

在回肠末端与盲肠交界处的环行肌明显加厚，起着括约肌的作用，称为回盲括约肌。回盲括约肌在平时处于轻度的收缩状态，可以防止回肠内容物向结肠排放。当蠕动波到达回肠末端时，回盲括约肌舒张，食糜由回肠进入盲肠。回盲括约肌的作用是：①使回肠内容物不致过快进入大肠，使食糜在小肠内被充分消化和吸收；②具有活瓣样作用，可阻止盲肠内容物倒流入回肠。

（三）小肠运动的调节

1. 壁内神经丛的作用

食糜对小肠的机械性和化学性刺激，均可通过壁内神经丛反射使小肠的蠕动加强。

2. 外来神经调节

一般来说，副交感神经兴奋可加强小肠的运动，而交感神经兴奋则抑制小肠的运动。

3. 体液调节

胃肠激素可调节小肠的运动，如促胃液素、缩胆囊素等能促进小肠的运动，而促胰液素、生长抑素等则抑制小肠的运动。

综上所述，食物的消化从口腔开始，由于唾液中只含唾液淀粉酶，胃液中只含胃蛋白酶，胰液中含有消化分解脂肪的酶，所以淀粉水解从口腔开始，蛋白质水解从胃内开始，脂肪水解从小肠开始。食物的消化进行到小肠阶段基本完成。现将各种营养物质的化学消化归纳在表 6-3 中。

表 6-3　各种营养物质的化学消化

营养物质	消化部位	消化酶	消化分解产物
蛋白质	胃、小肠	胃蛋白酶、胰蛋白酶和糜蛋白酶	际、胨、多肽和氨基酸
多肽	小肠黏膜纹状缘	多肽酶	二肽和三肽
二肽和三肽	小肠上皮细胞内	二肽酶和三肽酶	氨基酸
淀粉	口腔、胃和小肠	唾液淀粉酶和胰淀粉酶	麦芽糖
双糖	小肠黏膜纹状缘	蔗糖酶、乳糖酶和麦芽糖酶	葡萄糖、半乳糖和果糖
脂肪	小肠	胰脂肪酶	甘油、脂肪酸、单酰甘油

第五节　大肠的功能

人类的大肠内没有重要的消化作用。大肠的主要功能是吸收水、无机盐以及结肠内微生物合成的 B 族维生素和维生素 K，贮存食物残渣，并通过细菌对食物残渣的分解，最后形成粪便排出体外。

一、大肠液及大肠内细菌的作用

大肠液是由大肠黏膜表面的柱状上皮细胞和杯状细胞分泌的，pH 为 8.3～8.4，其主要成分为黏液和碳酸氢盐。大肠液的主要作用是保护肠黏膜免受机械损伤和润滑粪便。

大肠内有大量细菌，它们主要来自食物和空气。大肠内细菌含有能分解食物残渣的酶。细菌对糖和脂肪的分解称为发酵，其产物有二氧化碳、乳酸、沼气、脂肪酸、甘油、胆碱等。细菌对蛋白质的分解称为腐败，其产物有氨、硫化氢、组胺、吲哚等。另外，大肠内的细菌可利用肠内简单的物质合成 B 族维生素和维生素 K，这些维生素经肠壁吸收后可被机体利用。如果长期使用肠道抗菌药物，可抑制肠道细菌，引起 B 族维生素和维生素 K 缺乏所产生的临床问题，如血液凝固障碍、消化不良等。

二、大肠的运动及排便反射

（一）大肠的运动

大肠的运动少而缓慢，对刺激的反应也较迟钝，这些特点都与大肠的功能相适应。

1. 袋状往返运动

袋状往返运动是空腹时最常见的一种运动形式，由环行肌的不规则收缩所引起，它使结肠袋中的内容物向前、后两个方向作短距离的位移，而不能向前推进。

2. 分节推进或多袋推进运动

这是一个结肠袋或一段结肠收缩，将肠内容物推移到下一段的运动。

3. 蠕动

蠕动是由一些稳定向前推进的收缩波所组成，其蠕动速度较慢。大肠还有一种进行快而传播远的蠕动，称为集团蠕动。集团蠕动常发生在进食后，一般开始于横结肠，可以将一部分大肠内容物推送至降结肠或乙状结肠，从而引发便意。

现将消化道的运动形式及意义归纳为表 6-4。

表 6-4　消化道的运动形式及意义

部位	运动形式	生理意义
口腔	咀嚼	切割、磨碎食物，使其与唾液充分混合；促进唾液、胃液等消化液分泌
	吞咽	将食物由口腔推入胃
胃	紧张性收缩	使消化器官保持一定的位置和形态，有助于食物推进和化学消化
	容受性舒张	容纳和储存食物
	蠕动	推进食物；使食物充分与消化液混合，有利于化学消化和吸收
小肠	紧张性收缩	是小肠其他运动形式的基础
	分节运动	促进食糜与消化液混合，有利于化学消化；促进血液和淋巴液回流，有助于吸收
	蠕动	缓慢推进肠内容物
	蠕动冲	快速推进肠内容物
大肠	袋状往返运动	使结肠内容物双向短距离位移
	多袋推进运动	推进肠内容物
	蠕动	推进肠内容物
	集团蠕动	快速推进肠内容物

（二）排便与排便反射

食物残渣在大肠内停留的时间较长，一般在十余个小时以上，在这一过程中，部分水分被黏膜吸收，同时经过细菌的发酵和腐败作用，形成粪便。粪便中有食物残渣、脱落的肠上皮细胞及大量的细菌，细菌占固体粪便总量的 $20\%\sim30\%$。此外，粪便中还有胆色素衍生物、黏液、钙、镁、汞等重金属盐。

粪便主要储存于结肠下部，平时直肠内无粪便，通过肠的蠕动，当粪便被推送到直肠时，可引起排便反射，把粪便排出体外。

排便的初级中枢位于脊髓腰骶段。进入直肠的粪便通过扩张肠道，刺激直肠壁压力感受器，通过其换能作用，以神经冲动的形式沿盆神经和腹下神经把信息传入脊髓的初级排便中枢，同时上传至大脑皮质高位中枢，产生便意。当环境允许时，高位中枢发出兴奋性冲动，通过脊髓的初级排便中枢传出神经冲动沿盆神经至降结肠、乙状结肠和直肠，使其平滑肌收缩，肛门内括约肌舒张；同时，阴部神经的传出冲动减少，肛门外括约肌也舒张，从而使粪便排出体外。此外，支配腹肌和膈肌的神经亦兴奋，使腹肌和膈肌产生强烈收缩，腹内压增加而促进粪便的排出；若环境不允许，高位中枢下传抑制性信息，阻止排便。

排便反射受大脑皮质的意识控制，如果经常有意地抑制排便，可使直肠对粪便的压力刺激变得不敏感，阈值提高，则粪便在大肠内停留时间过长，水分被吸收过多，粪便变得干硬而不易排出，导致便秘。经常便秘可引起痔、肛裂等疾病，因此应养成每天定时排便的良好习惯。此外，若饮食过程中摄入体内的纤维素过少，也会产生便秘，因此应合理膳食，适当增加纤维素的摄取。食物中纤维素对胃肠功能的影响主要有以下方面：①大部分多糖纤维能与水结合而形成凝胶，从而限制了水的吸收，并使肠内容物容积膨胀加大；②纤维素多能刺激肠运动，缩短粪便在肠内停留时间和增加粪便容积；③纤维素可降低食物中热量的比率，减少含能物质的摄取，从而有助于纠正不正常的肥胖。适当增加纤维素的摄取有增进健康、预防便秘、痔、结肠癌等疾病的作用。

第六节　吸　收

一、吸收过程概述

（一）吸收的部位

消化道各段对物质的吸收能力和吸收速度并不相同。口腔和食管基本上没有吸收功能；胃的吸收能力很弱，仅吸收酒精、少量水和无机盐；小肠吸收的物质种类多、量大，是吸收的主要部位。一般认为，糖类、蛋白质和脂肪消化产物大部分在十二指肠和空肠被吸收，胆盐和维生素B_{12}在回肠被吸收。大肠主要吸收食物残渣中剩余的水分和无机盐（图6-9）。

小肠之所以成为吸收的主要部位，是因为其具备多方面的有利条件：①小肠有巨大的吸收面积。正常成人的小肠长3～4m，其黏膜有许多环状皱褶，皱褶上有大量绒毛，绒毛的每个柱状上皮细胞的顶端又有许多微绒毛，这些结构的存在使小肠的吸收面积增大了约600倍，总面积可达$200m^2$（图6-10）。②食物在小肠内已被分解为可被吸收的小分子物质。③食物在小肠内停留的时间较长，一般为3～8h。④小肠绒毛内有丰富的毛细血管和毛细淋巴管，从而有利于吸收。

（二）吸收的途径与机制

吸收的途径有两条。一条是跨细胞途径：肠腔内的物质通过小肠绒毛上皮细胞的腔膜面进入细胞后，再穿过细胞的基底侧膜进入细胞外间隙，最后进入血液和淋巴。另一条为旁细胞途径：肠腔内的物质通过小肠上皮细胞间的紧密连接进入细胞间隙，随即进入

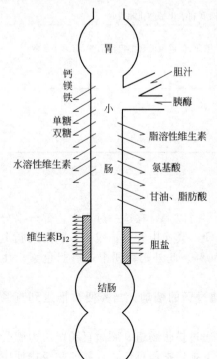

图6-9　各种营养物质在小肠的吸收部位示意图

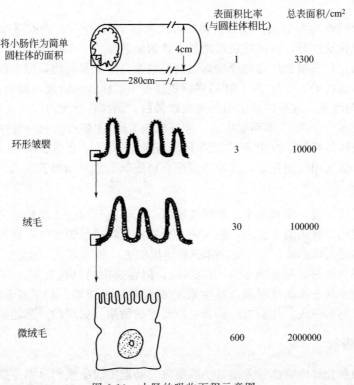

	表面积比率 (与圆柱体相比)	总表面积/cm²
将小肠作为简单圆柱体的面积	1	3300
环形皱襞	3	10000
绒毛	30	100000
微绒毛	600	2000000

图 6-10　小肠的吸收面积示意图

血液或淋巴。

小肠内各种营养物质的吸收机制有多种，包括被动转运、主动转运、入胞和出胞作用。①被动转运：包括单纯扩散、易化扩散和渗透。②主动转运：包括原发性主动转运和继发性主动转运。③入胞和出胞作用。

二、小肠内主要营养物质的吸收

（一）水的吸收

正常成人每天摄取水 1～2L，消化腺分泌的液体 6～8L，所以每天由胃肠吸收的水多达 8L。水的吸收是以渗透方式被动进行的，各种溶质，特别是 NaCl 的主动吸收所产生的渗透压梯度是水吸收的主要动力。急性呕吐、腹泻时，人体可丢失大量水分，引起不同程度的脱水。

（二）无机盐的吸收

一般来说，单价碱性盐类，如钠、钾、铵盐的吸收很快，多价碱性盐类则吸收很慢，而能与钙结合形成沉淀的盐（如草酸钙）则不能被吸收。

1. 钠的吸收

正常成人每天摄入的钠和消化腺分泌的钠有 $95\%\sim99\%$ 都被吸收入血液。钠的吸收是主动的，与小肠黏膜上皮细胞基侧膜上钠泵的活动分不开。由于钠泵不断将细胞内的 Na^+ 泵入组织间隙，使细胞内 Na^+ 浓度降低，加上细胞内电位比顶端膜外低。因此，肠腔内的 Na^+ 顺电化学梯度以易化扩散方式进入到细胞内。然后再由钠泵转运出细胞，进入血液。

2. 铁的吸收

人每天吸收的铁约为1mg，仅为食物中含铁量的1/10左右。铁的吸收量与人体对铁的需要有关，当机体缺铁时，铁的吸收就增加。铁的吸收部位主要在十二指肠和空肠上段，属于主动转运。铁与肠黏膜上皮细胞顶端膜上的转铁蛋白形成复合物，以入胞的方式进入细胞内。随后，进入胞内的一部分Fe^{2+}在基底侧膜通过主动转运入血液，而大部分Fe^{2+}则被氧化成Fe^{3+}，并与细胞内的脱铁铁蛋白结合成铁蛋白，储存在细胞内以防止铁的过量吸收。

食物中的铁多为Fe^{3+}，不易被吸收，须还原为Fe^{2+}才能被吸收。酸性环境有利于铁的溶解，故能促进铁的吸收。维生素C能使Fe^{3+}还原成Fe^{2+}，促进其吸收。临床上给贫血的患者补充铁时，常选用硫酸亚铁，并应注意配合口服维生素C或补充稀盐酸。

3. 钙的吸收

钙主要在小肠上段，尤其是十二指肠被吸收，其机制是通过主动转运完成的。小肠黏膜上皮细胞的微绒毛上有钙结合蛋白，能与钙结合并将其转运到细胞内。进入胞内的钙通过位于基底侧膜上的钙泵或Na^+-Ca^{2+}交换体被转运出细胞，然后再进入血液。

正常成人每天钙的需要量为800～1500mg，但食物中的钙仅有一小部分被吸收，并且钙只有转变成离子状态才能被吸收。维生素D能促进钙的吸收。肠腔中酸性环境增加钙的溶解，故有利于钙的吸收。凡能与钙结合生成沉淀的物质（如草酸）都能阻止钙的吸收。

（三）糖的吸收

糖类一般须被分解成单糖后才能被小肠吸收。肠道中被吸收的单糖主要是葡萄糖，另外还有少量半乳糖和果糖。单糖的吸收速度各不相同，在己糖中，以半乳糖和葡萄糖的吸收最快，果糖次之，甘露糖最慢。

葡萄糖的吸收是逆浓度差进行的主动转运过程，其能量来自钠泵的活动，属于继发性主动转运。由于小肠黏膜上皮细胞基侧膜上钠泵的转运，造成细胞内低Na^+，并在上皮细胞顶端膜内、外形成Na^+浓度差，顶端膜上的Na^+-葡萄糖同向转运体就利用Na^+的浓度差，将肠腔中的2个Na^+和1分子葡萄糖同时转运入细胞内。随后，葡萄糖再以易化扩散的方式通过基膜进入血液，而Na^+则由钠泵驱出细胞。因为各种单糖与转运体的结合能力不同，故吸收速率也不相同。

（四）蛋白质的吸收

食物中的蛋白质必须经消化分解成氨基酸和寡肽后，才能被小肠主动吸收入血液。氨基酸的吸收部位主要在小肠，尤其是小肠上部。氨基酸的吸收机制与葡萄糖的吸收相似，也是与钠的吸收耦联进行的继发性主动转运过程。钠泵的活动被阻断后，氨基酸的转运便不能进行。此外，二肽和三肽也能以完整的形式转运进入细胞，在细胞内酶的作用下水解成氨基酸再进入血液。

（五）脂肪和胆固醇的吸收

1. 脂肪的吸收

在小肠内，脂肪消化后形成甘油、脂肪酸、单酰甘油，它们大多不溶于水，必须与胆盐结合形成水溶性混合微胶粒，然后透过小肠黏膜上皮细胞表面的静水层到达细胞的微绒毛。在这里，脂肪酸、单酰甘油等又逐渐从混合微胶粒中释出，并通过微绒毛的细胞膜进入黏膜细胞，而胆盐则被留在肠腔内继续发挥作用。长链脂肪酸和单酰甘油进入细胞后又重新合成三酰甘油，并与细胞中的载脂蛋白形成乳糜微粒，再以出胞的方式进入细胞间隙，然后扩散到淋巴（图 6-11）。中、短链脂肪酸和甘油是水溶性的，可直接吸收进入血液。由于人体摄入的动、植物油中长链脂肪酸较多，所以脂肪的吸收以淋巴途径为主。

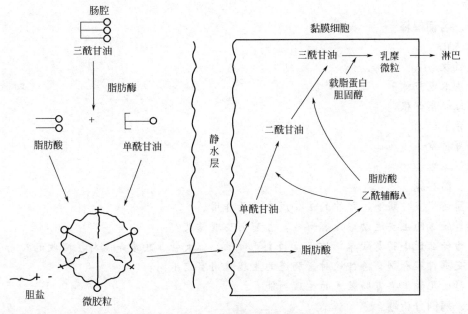

图 6-11　脂肪吸收示意图

2. 胆固醇的吸收

进入肠道的胆固醇主要来自食物和肝细胞分泌的胆汁。来自胆汁的胆固醇是游离的，而食物中的胆固醇部分是酯化的。酯化的胆固醇必须在肠腔中经胆固醇酯酶水解为游离胆固醇后才能被吸收。游离胆固醇通过形成混合微胶粒，在小肠上部被吸收。吸收后的胆固醇大部分在小肠上皮细胞中又重新被酯化，生成胆固醇酯，最后与载脂蛋白一起组成乳糜微粒，经由淋巴系统进入血液循环。

（六）维生素的吸收

维生素分为脂溶性维生素和水溶性维生素。脂溶性维生素 A、脂溶性维生素 D、脂溶性维生素 E、脂溶性维生素 K 的吸收机制与脂肪消化产物相同。大多数水溶性维生素是通过 Na^+ 同向转运体被吸收的，但维生素 B_{12} 必须先与内因子结合成复合物，然后被回肠上皮细胞主动吸收。

现将主要营养物质的吸收机制和吸收途径归纳至表 6-5。

表 6-5　主要营养物质的吸收机制和吸收途径

营养物质	吸收机制	吸收途径
水	被动转运（依靠渗透压）	血液
无机盐	大多数主动转运	血液
葡萄糖	继发性主动转运（钠泵提供能量）	血液
氨基酸	继发性主动转运（钠泵提供能量）	血液
长链脂肪酸和单酰甘油	被动转运（需胆盐帮助）	淋巴
中、短链脂肪酸和甘油	被动转运	血液
水溶性维生素	被动转运（以扩散的方式）	血液
脂溶性维生素	被动转运（需胆盐帮助）	淋巴或血液

思考题

一、名词解释
1. 消化
2. 吸收
3. 基本电节律
4. 容受性舒张
5. 分节运动
6. 胃排空
7. 胃肠激素

二、简答题
1. 简述胃液、胰液、胆汁的主要成分及其作用。
2. 胃肠道的主要运动形式有哪些？各有何生理意义？
3. 为什么说小肠是营养物质吸收的主要部位？三大营养物质是怎样被吸收的？
4. 交感神经和副交感神经对胃肠道的生理作用有何不同？
5. 简述几种重要胃肠激素的生理功能。

三、病例分析题
患者，男性，38岁。间断发作性上腹部疼痛，经常进食后0.5～1h出现，常伴反酸、嗳气、腹胀、恶心、呕吐等症状，服用碱性药物后可缓解腹部疼痛。胃镜检查显示有胃溃疡，胃黏膜检查有幽门螺杆菌感染。

请问：
1. 胃溃疡形成的主要原因是什么？
2. 幽门螺杆菌在胃溃疡发病中有何作用？

（王光亮）

第七章

能量代谢和体温

○○
○○
○○

【学习目标】

◆ **掌握**：影响人体能量代谢的主要因素；人体体温的正常值。

◆ **熟悉**：人体的产热和散热过程，主要产热器官；产热活动的调节；皮肤散热的方式及调节；BMR 的概念；体温的生理变动；体温调节系统如何维持人体产热与散热的平衡；发热的机制。

◆ **了解**：机体能量的来源及体内能量的释放、储存、转化及利用；基础代谢的测定原理与意义；间接测热法的原理。

案例导入

案例回放：

患者，女性，40 岁，因心慌烦躁、怕热多汗、疲乏无力、消瘦等症状到医院就诊。检查发现心率 100 次/分，B 超显示甲状腺呈弥漫性、对称性肿大。实验室检查其基础代谢率及血清 T_3、T_4 水平均高于正常，诊断为甲状腺功能亢进症。这种疾病是因为体内甲状腺激素分泌增多，导致各种临床表现。患者怕热多汗、疲乏无力、消瘦等症状均因为甲状腺激素刺激机体能量代谢产热所致。

思考问题：

1. 人体内能量代谢是如何进行的？

2. 体内能量代谢受哪些因素的影响？

第一节　能量代谢

新陈代谢是生命的基本特征，包括物质代谢和能量代谢。体内物质合成时储存能量，物质分解时释放能量，可见物质代谢与能量代谢是新陈代谢同一过程的两个方面，总是相互伴随的。能量代谢（energy metabolism）是指生物体内物质代谢过程中伴随着的能量释放、转移、储存和利用。

一、机体能量的来源和转化

（一）机体能量的来源

食物是正常人体能量的唯一来源。食物中的营养物质在消化道被吸收，经血液运输到达全身组织，在细胞内氧化分解时，其分子结构中蕴藏的能量被释放出来，这些能量一部分以热能的形式散发，一部分又以高能磷酸键的形式储存于三磷酸腺苷（ATP）和磷酸肌酸（CP），最终以 ATP 形式为组织细胞活动提供能量（图 7-1）。

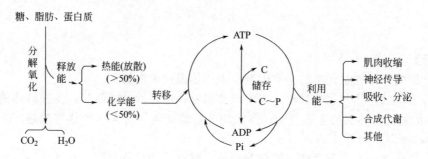

图 7-1　体内能量的释放、转移、储存和利用
C—肌酸；Pi—无机磷酸；C～P—磷酸肌酸

体内三大营养物质代谢的主要作用有所不同。糖的主要功能就是提供生命活动所需的能量，正常人体功能活动所需能量的 $50\%\sim70\%$ 来自糖的氧化分解。生物化学研究发现，人体不同组织器官获取能量的途径有所差异，脑组织高度依赖葡萄糖氧化供能。因此，脑对缺氧和低血糖都很敏感。脂肪的重要功能是储存和供给能量，因为体内脂肪的储备量大，脂肪分解产能效率高，因此这种能量储备形式更耐消耗，也成为糖供应不足时人体的主要能量来源。人体内的蛋白质主要用于细胞构筑，只有在人体能量极度消耗时，才被分解参与能量供应。

（二）体内能量的转化利用

营养物质在组织细胞内分解所释放的能量，50% 以上直接转化为热能，其余部分储存在高能化合物中，以 ATP 的形式为各种耗能的生命活动提供能量保障。除骨骼肌收缩对外做功以外，体内能量转化利用的最终形式是热能，体内的热能不再转化成其他能量形式，只能用于维持体温。

（三）体内能量的平衡

人体能量的摄入和消耗相等，维持体内能量的收支平衡。当人体吸收的营养超出代谢消耗，过剩的能量以糖原和脂肪的形势储备，导致体重增加或肥胖；反之，当人体能量消耗量超过摄入量，则会导致体重下降或消瘦。肥胖虽然储备了充足的能量，但却增加了身体负担，影响人体功能和健康。明显的消瘦多见于持续饥饿或病理状态，提示人体能量供应严重不足。

二、影响能量代谢的因素

影响人体能量代谢的因素很多，一般情况下最主要的有以下四个方面。

（一）肌肉活动

人体各种运动都依靠骨骼肌收缩与舒张活动。研究发现肌肉活动对人体能量代谢的影响最显著。人在劳动或运动时，肌肉活动消耗大量能量，引起机体耗氧量和能量代谢率的显著增加。因此，可以将能量代谢率作为评价肌肉活动强度或劳动强度的指标。表 7-1 为人体不同状态下的能量代谢率。

表 7-1　人体不同状态下的能量代谢率

人体状态	产热量/[kJ/(m² · min)]	人体状态	产热量/[kJ/(m² · min)]
静卧	2.72	扫地	11.37
开会	3.40	打排球	17.50
擦窗	8.30	打篮球	24.22
洗衣	9.89	踢足球	24.98

（二）精神活动

研究发现精神紧张会刺激人体能量代谢，而精神是以大脑活动为基础的，所以人们首先考虑到脑组织的耗能。人体脑组织血流量大，代谢水平高，安静状态下单位重量脑组织的耗氧量约为肌组织的 20 倍。但研究发现在不同精神状态下，脑组织自身的能量代谢变化不大。后来发现当人处于烦恼、恐惧等情绪紧张状态时，机体能量代谢率显著提高，是由于精神紧张时，人体出现肌紧张、交感神经兴奋，以及肾上腺素、甲状腺激素分别增加等反应，共同刺激机体能量代谢增高。

（三）食物的特殊动力效应

人体在进食后的一段时间内，即使没有其他因素变化，体内能量代谢也会增加，这种食物刺激机体额外能量消耗的现象，称为食物的特殊动力效应。实验发现，蛋白质类食物的这种效应最强，其产生的额外耗能约为摄入蛋白供能总量的 30%，而混合食物时仅为 10% 左右。在计算人体能量需求时，应注意这部分额外消耗。

研究证明，食物的特殊动力效应与消化道的消化吸收活动无关。因为研究发现静脉输入氨基酸后也存在这种效应，而切除肝后食物的特殊动力效应不再出现，说明其机制可能与肝利用氨基酸合成蛋白质的过程有关。

（四）环境温度

研究发现环境温度在 20~30℃ 时，人体能量代谢较稳定。当环境温度超过 30 时，由于体内代谢反应速度加快，加之发汗、呼吸及循环活动增强，人体能量代谢率开始增加；当环境温度低于 20℃ 时，人体代谢率也开始增加，达 10℃ 以下时，能量代谢率显著增加。这是因为寒冷刺激引起人体肌紧张、寒战以及甲状腺激素分泌增加，进而刺激机体能量代谢。

除上述因素以外，体温升高也可引起人体能量代谢率增加，临床观察发现，体温每升高 1℃，机体能量代谢率可增加约 10%。发热患者一般食欲不佳，应注意休息和适当补充能量。

三、基础代谢

(一) 基础代谢与基础代谢率

通过上述讨论我们知道人体能量代谢受到诸多因素的影响。为寻求一个正常标准，方便实际应用，研究人员设计了基础状态和基础代谢的概念。基础代谢（basal metabolism）是指基础状态下的能量代谢。单位时间的基础代谢称为基础代谢率（basal metabolism rate，BMR）。

基础状态是指人清醒而又非常安静的状态，体内能量代谢不受肌肉活动、精神紧张、食物和环境温度等因素干扰的稳定状态。因此，测定基础代谢时，要求被测者清醒、静卧，不做肌肉活动，无精神紧张和发热，食后 12～14h，室温保持在 20～25℃。这种状态下，人体能量代谢比较稳定，仅维持最基本的生命活动。基础代谢不仅稳定，也是人在清醒时的最低能量代谢水平。

在实践应用中人们发现不同体型体重的个体之间比较，基础代谢率存在偏差，而且这种偏差无法用体重比例来纠正。随后研究表明，与心排血量、肺通气量等生理指标一样，基础代谢率也与人体的体表面积成正比，而与体重不成比例关系。因此，基础代谢率是以每平方米体表面积单位时间的产热量来表示，即以 $kJ/(m^2 \cdot h)$ 为单位。体表面积可以用公式计算，也可以从体表面积测算图（图 7-2）上轻松读取。

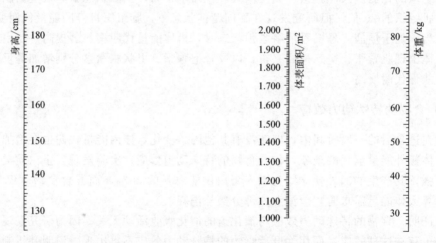

图 7-2　体表面积测算图

使用方法：在身高标线和体重标线上分别标出身高、体重测量值，将两个标点用一条直线连接，这条直线与体表面积标线交点的刻度，就是体表面积数值。

(二) 基础代谢率的正常值及意义

基础代谢率比较稳定，不同年龄段及性别差异见表 7-2。

表 7-2　我国不同年龄组 BMR 正常平均值　　　　单位：$kJ/(m^2 \cdot h)$

年龄/岁	11～15	16～17	18～19	20～30	31～40	41～50	51 以上
男性	195.5	193.4	166.2	157.8	158.6	154.0	149.0
女性	172.5	181.7	154.0	146.5	146.9	142.4	138.6

临床上用 BMR 评价人体状况时，常用相对值来表示。

$$BMR（相对值）=（实测值－正常平均值）/正常平均值×100\%$$

相对值在 15%以内，都属于正常范围；超过 20%则可能预示病理性变化。甲状腺功能障碍，BMR 常出现显著变化。例如甲状腺功能减退时，BMR 可比正常值低 20%～40%；甲状腺功能亢进时，BMR 可比正常值高 25%～80%。肾上腺皮质功能减退症、肾病综合征、垂体性肥胖等情况也会出现 BMR 降低；糖尿病、白血病、红细胞增多症等疾病时，BMR 会增高。

四、能量代谢的测定

（一）能量代谢测定的原理

能量代谢率（energy metabolism rate）是指人体单位时间内消耗的能量。根据能量守恒定律和人体能量转化，人体单位时间消耗的能量，应当等于同时段体内营养物质分解释放的能量，也应等于该时段人体散热量和对外做功。因此，通过测算人体单位时间内分解营养物质释放的能量或人体散热及对外做功，都可计算出人体能量代谢率。

（二）能量代谢测定的相关概念

1. 食物的热价

1g 营养物质氧化分解时所释放的能量，称为该物质的热价（thermal equivalent）。1g 营养物质在体内生物氧化或体外物理燃烧所释放的能量，分别称为该物质的生物热价和物理热价。三种主要营养物质的热价见表 7-3。从表 7-3 中看出，蛋白质的生物热价低于其物理热价，这是因为蛋白质在体内分解不完全，其代谢终产物 NH_3 在体外还能继续氧化分解。

2. 食物的氧热价

营养物质氧化分解时每消耗 1L O_2 所产生的热量，称为该物质的氧热价（thermal equivalent of oxygen）。由于各种营养物质中碳、氢、氧元素的比例不同，氧化时耗氧量有差异，因此其氧热价不同（表 7-3）。

表 7-3　三种营养物质的热价、氧热价和呼吸商

营养物质	产热量/(kJ/g)		耗氧量 /(L/g)	CO_2 产量 /(L/g)	呼吸商 /(RQ)	氧热价 /(kJ/L)
	物理热价	生物热价				
糖	17.2	17.2	0.83	0.83	1.00	21.1
脂肪	39.8	39.8	2.03	1.43	0.71	19.6
蛋白质	23.4	18.0	0.95	0.76	0.80	18.9

3. 呼吸商

营养物质在体内氧化分解过程中会消耗 O_2，并产生 CO_2。其 CO_2 产量与耗氧量之比，称为该物质的呼吸商（respiratory quotient，RQ）。单位时间内人体呼出 CO_2 的与耗氧量之比，称为人体的呼吸商。

葡萄糖氧化分解方程式：$C_6H_{12}O_6+6O_2 \rightarrow 6CO_2+6H_2O+E$。从方程式中我们看出，葡萄糖氧化过程中产生的和消耗的摩尔数相等，所以其呼吸商等于 1。蛋白质和脂肪的分子结构中氧元素比例低于葡萄糖，其呼吸商分别为 0.80 和 0.71（表 7-3）。正常人进食混合食物，人体呼吸商一般在 0.85 左右。一般情况下，体内能量主要来自葡萄糖和脂肪的氧化分解，由糖和脂肪以不同比例混合氧化时，产生的 CO_2 与所消耗的 O_2 的比值称为非蛋白呼

吸商（non-protein respiratory quotient，NPRQ）。

（三）能量代谢测定的方法

1. 直接测热法

根据能量守恒定律，如果人体不对外做功，体内能量代谢的最终形式只有热能。由此推理，我们只要收集人体其单位时间内的散热量即可测得能量代谢率。直接测热法就是根据这一原理，通过测量安静状态下人体散热量来测量能量代谢。这种方法设备复杂，操作烦琐，一般仅用于科学研究。

2. 间接测热法

根据定比定律，反应物与产物的量之间呈稳定的比例关系。间接测热法就是根据这一原理，通过测定体内营养物质分解产物的量推算出反应物的量，进而计算出其产热量。

例如，1mol 葡萄糖氧化，消耗 6mol 的 O_2，生成 6mol CO_2 和 6mol H_2O，并产生一定热量。根据定比定律，葡萄糖氧化产生这些能量，也必定会产生 6mol CO_2 和 6mol H_2O，同时消耗 6mol 的 O_2。这样，我们通过测定葡萄糖氧化产生的 CO_2 量，即可推算出分解了多少克葡萄糖，乘以葡萄糖的热价即可算出产热量。也可以根据产生的 CO_2 量，推算出葡萄糖氧化的耗氧量，乘以葡萄糖的氧热价计算出产热量。

正常人一般摄入混合食物，分类计算比较麻烦。为此，研究人员在实践中摸索出简化的测量计算方法。简化的间接测热法有两种：①忽略不计蛋白质的能量代谢作用，测人体单位时间呼出的 CO_2 与耗氧量，将算出的人体呼吸商视为 NPRQ，从表中查出对应的氧热价，根据耗氧量即可计算出机体的产热量；②根据统计设定人体混合食物下的 NPRQ 为 0.82，对应的氧热价为 20.20kJ/L，仅测量机体单位时间内的耗氧量，即可计算出这段时间的产热量。

第二节　体温及其调节

一、人体体温正常值和生理变动

（一）体温的概念

我们通常感受到的是人的体表温度，人体体表不同部位温度差异较大，尤其在寒冷环境中，手足的温度会显著低于躯干的温度。研究发现，身体从体表到深部存在着温度梯度，其分布和变化受环境温度影响。但人体深部温度相对稳定，所以人与具有类似特征的哺乳动物、鸟类统称为恒温动物。实际上，深部器官的温度也有差异，生理学所说的体温，通常指人体深部的平均温度。

深部平均温度如何检测？深部器官之间循环的血液通过热量传递，其温度接近深部平均温度。临床上通常用直肠、口腔和腋窝的温度代表体温，测量时有严格的操作规范，就是为了保证测得数据更接近深部血液温度。测量直肠温度时，应插入直肠 6cm 以上，正常值为 36.9～37.9℃；口腔温度的正常值 36.7～37.7℃，测定时应将温度计感温部置于舌下，紧闭口腔；腋窝皮肤是身体表层，只有紧闭腋窝形成人工体腔，且保持 5～10min 才能通过血液循环将深部温度表达到腋窝，腋窝温度正常值为 36.0～37.4℃。临床工作中应根据患者情况选择测量部位，哭闹的小儿和精神病患者不宜测口腔温度，昏迷等不能配合紧闭腋窝的情况下，往往不能准确测得腋窝温度。

（二）体温的正常生理变动

体温可因昼夜、年龄、性别等情况不同而变动，但这种正常生理变动幅度较低，一般不超过1℃。

人体体温的昼夜周期性波动又称体温的日节律，表现为清晨2：00～6：00 最低，午后13：00～18：00 时最高。实验观察发现这种波动与人体精神活动、肌肉运动及环境变化没有因果关系，而是人体内在的生物节律。

统计表明，成年女性体温平均高于男性约 0.3℃，且女性的基础体温会伴随月经周期发生规律性变动（图7-3）。表现为卵泡期体温较低，排卵日体温最低，黄体期体温较高。女性这种体温波动与卵巢排卵和体内激素分泌变化有关。因此，通过连续记录每天早晨起床前的体温，可了解排卵情况。

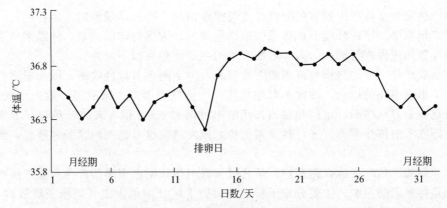

图 7-3　成年女性基础体温周期性波动

老年人的基础代谢率较低，体温也偏低。日常生活中我们看到，相对于代谢旺盛的青少年，老年人会更怕冷。新生儿（特别是早产儿）体温调节系统发育不完善，其体温易受环境温度的影响。因此，对新生儿及婴幼儿应注意体温护理。全身麻醉的患者体温调节能力下降，也应注意采取适当的环境与体温控制措施。

肌肉活动会引起体内耗氧量及产热量增加，可使体温升高。长跑中的运动员体温可以达到 40℃，运动停止后，人体调节系统使产热、散热迅速平衡，体温恢复正常。此外，情绪激动、精神紧张、进食等增加代谢产热的因素，对体温也会产生影响。因此，临床上测量体温时应注意观察患者身体状态，避免非常因素的干扰。

二、人体的产热和散热

在第一节的学习中我们知道，人体内的能量转化产生大量热能。通过血液循环和各种热传递途径，将这些热能发散到体外。恒温动物之所以能维持体温的相对稳定，正是在体温调节系统控制下，产热和散热保持动态平衡的结果。

（一）人体的产热过程

1. 人体主要产热器官

体内所有活的组织细胞都会进行分解代谢并产生热量，但人体主要产热器官是肝和骨骼肌，这些器官代谢状况对体温影响较大。在不同情况下，人体各种器官代谢活动变化较大，产热量也随之发生变动。如在安静状态下，内脏器官产热占机体总产热量的56%，而在运动或劳动时，骨骼肌产热量显著增加，可达机体总产热量的90%（表7-4）。

表7-4　人体主要产热器官及不同状态产热比较

器官	器官重量比（占人体体重百分比）	器官产热比（产热量占总热量百分比）	
		安静状态	运动或劳动
脑	2.5%	16%	1%
内脏	34%	56%	8%
肌肉、皮肤	56%	18%	90%
其他	7.5%	10%	1%

2. 人体增加产热的途径

人体产热来自全身组织器官的分解代谢与能量消耗。当人体需要时，多种途径可以提高人体代谢产热水平。寒冷环境下机体丢失的热量增加，为保持体温稳定，体温调节系统会自动对产热及散热过程进行调控，人体增加产热的主要途径有以下两种。

（1）寒战产热　寒战是指寒冷刺激下骨骼肌发生不随意节律性收缩。因为屈肌与伸肌同时收缩，不出现躯体的运动，因此不对外做功，产热效率很高。寒战前一般先出现肌紧张，寒战时表现为全身众多肌纤维同步收缩，代谢率可增加4～5倍，人体产热量显著增加，有利于寒冷环境下的体热平衡。人在精神紧张状态或发热前也可出现肌紧张和寒战，使人体产热增加。

（2）非寒战产热　又称代谢产热，是通过提高组织代谢率来增加产热。非寒战产热中作用最强的是棕色脂肪组织，主要分布于新生儿肩胛下区、颈部大血管周围及腹股沟等部位。新生儿体温调节功能尚不完善，不能发生寒战。因此，非寒战产热对新生儿抵御寒冷尤为重要。人体需要增加产热时，通过神经、体液调节刺激代谢产热。

3. 产热活动的调节

体温调节系统通过神经、体液途径调节产热活动，维持体热平衡。

（1）神经调节　寒冷刺激信息经中枢整合，经运动神经通路传出信息到骨骼肌，引起肌紧张和寒战。寒冷刺激、精神紧张可引起交感神经兴奋，肾上腺素、去甲肾上腺素释放增多，使代谢产热增多；也可通过下丘脑-腺垂体-甲状腺系统，引起甲状腺分泌增多，刺激机体代谢产热。

（2）体液调节　甲状腺激素是刺激人体产热最重要的体液因素。甲状腺激素可使全身绝大多数组织的基础耗氧量增加，产热量增大。肾上腺素、去甲肾上腺素也可刺激代谢产热。冬泳的人耐寒力增强，但他们夏季更怕热，这是为什么？

我们这里探讨的产热调节是非意识控制下的自主性调节。此外，我们是否可以采取有意识的行为来调节身体产热呢？

（二）散热过程

人体的主要散热途径是皮肤。皮肤是人体与外界热交换的主要界面，散热量大，而且可以调控。此外，呼吸、排泄也可散发部分热量。

1. 散热的方式

散热是一种物理过程，有辐射散热、传导散热、对流散热、蒸发散热四种方式。

（1）辐射散热（thermal radiation）　是指人体以热射线的形式将体热传给外界较冷物体的过程。辐射散热的效率主要取决于皮肤与外界环境之间的温度差，也与皮肤的有效散热面积有关。实验测量发现，在21℃的环境中，裸体人约有60%的热量通过辐射的方式发散出去。

（2）传导散热（thermal conduction）　是指机体将热量直接传给与之接触的较冷物体的过程。传导的效率取决于两者之间的温度差、接触面积及物体的导热性能，空气、脂肪以及棉、毛织物都是热的不良导体，而水的导热性能较好。因此，棉、毛织物可以保暖，而临床上常利用冰袋、冰帽给高热患者降温。

（3）对流散热（thermal convection）　是通过气体流动和热量交换来实现散热的过程。皮肤周围的空气吸收了皮肤的热量后，气体受热因密度降低而上浮，新的较凉空气取而代之，继续吸收热量，循环往复，使人体热量得以散发。对流散热效率取决于皮肤与空气间温度差、有效散热面积，更受风速的影响。棉、毛衣物覆盖皮肤，其本身导热性差，又减小了有效散热面积，棉毛纤维密集而不利于体表空气流动，因此有很好的保温效果。

（4）蒸发散热（thermal evaporation）　是通过体表的水吸热汽化而使人体热量散发的过程。蒸发是十分有效的散热方式，正常体温条件下，每蒸发1g水可使机体散发2.43kJ的热量。尤其重要的是，当环境温度等于或高于皮肤温度时，辐射、传导、对流都无法有效散热，此时蒸发散热成为人体唯一有效的散热方式。

蒸发散热可分为不感蒸发和发汗两种方式。前者是指水分从皮肤和黏膜表面渗出并汽化，因未凝集形成水珠而不被觉察，后者则是通过汗腺活动分泌汗液。在环境温度低于30℃的情况下，人体通过不感蒸发丢失水分的速度为$12\sim15g/(h\cdot m^2)$，以此推算出成年人24h不感蒸发失去体内水分可达1000ml。临床工作中计算体液进出量时，应注意不感蒸发丢失的体液。婴幼儿不感蒸发的速率更大，因此在缺水的情况下较成年人更容易发生脱水。

知识链接

汗腺与汗液

鸡、狗等动物没有汗腺，不能分泌汗液，在高温环境中更依赖不感蒸发来散热。因此在炎热的夏季，常采用热喘呼吸（panting）来增加散热。

汗液是由汗腺分泌的水溶液，主要含有NaCl、乳酸等溶质，其渗透压低于血浆，因此大量出汗可造成高渗性脱水。人体全身皮肤上都分布有小汗腺，通过发汗参与体温调节，尤其是头面及躯干部位小汗腺功能最强。腋窝、阴部等少数部位的皮肤分布着大汗腺，其功能与体温调节无关。

发汗是一种反射活动，其主要中枢部位在下丘脑。支配汗腺的神经主要是交感胆碱能纤维，其末梢释放的ACh作用于汗腺细胞M受体，引起汗腺分泌。因此，临床使用M受体阻断剂阿托品可出现皮肤潮红，有机磷中毒则有发汗流涎症状。发汗可分为温热性发汗（thermal sweating）和精神性发汗（mental sweating），前者由温热刺激引起，参与体温调节；后者由精神紧张引起，常见于手掌、足跖和前额等部位。这些部位的小汗腺受交感神经肾上腺素能纤维支配，主要参与人体应急反应。

---

2. 循环系统在散热中的作用

循环的血液可以将人体深部的热量传送到体表，通过皮肤发散到体外。皮肤真皮下有丰富的微动脉网和静脉丛，并有许多动-静脉短路，这些短路血管可根据调节需要开放或关闭，这样的结构特点使皮肤血流量、血流分布可根据人体需要发生很大变动。皮肤的血流量决定着皮肤的温度，血流量增大（同时动-静脉短路关闭、微循环开放）则皮肤温度升高，有利于皮肤散热。反之，血流量减少、微循环关闭，则有利于保温。

人体的体温调节系统通过交感神经控制皮肤血管，调节皮肤血流和散热量。在寒冷环境中，交感神经紧张性增强，皮肤血管收缩，皮肤血流减少使皮肤温度下降，减少散热。当环境温度在20～30℃，机体代谢较稳定的情况下，仅仅通过调节皮肤血流量，即可控制机体的散热，维持体热平衡。此外，四肢深静脉与动脉伴行，形成热量的逆流交换系统，也可影响和调节散热。

三、体温调节

人体通过体温调节系统控制产热和散热，维持体温的相对稳定。我们将体温调节分为自主性体温调节和行为性体温调节，自主性体温调节（autonomic thermoregulation）是在体温调节中枢控制下，通过神经和体液途径调节全身组织器官的产热和散热活动，维持体温稳定；行为性体温调节（behavioral thermoregulation）是指人在不同环境下，有意识地采取相应行为来调节体热平衡。前者是体温调节的基础，后者则是体温调节的补充和完善。本节重点讨论自主性体温调节。

自主性体温调节的主要中枢在下丘脑。中枢发出的信息通过神经、体液通路，影响产热器官和散热器官活动，使体温维持相对稳定。人体所处的外界环境温度和功能状态都在不断变化，引起产热或散热变化，对体温稳定产生干扰。人体皮肤和深部的温度感受器，感受温度变化，将信息反馈到体温调节中枢，经中枢整合后发出指令，调整产热、散热器官活动，维持体温稳定（图7-4）。

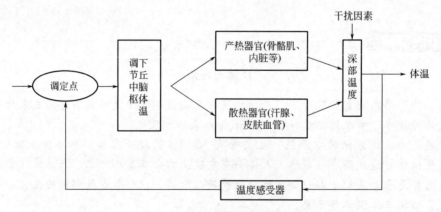

图 7-4　自主性体温调节机制

（一）温度感受器

1. 外周温度感受器（peripheral thermoreceptor）

外周温度感受器分布在皮肤、黏膜和内脏器官，为游离神经末梢，根据其感温特性分为热感受器和冷感受器。

2. 中枢温度感受器（central thermoreceptor）

中枢温度感受器是指中枢神经系统内对温度变化敏感的神经元。分为冷敏神经元和热敏神经元，分别对温度升高和温度降低起反应。

（二）体温调节中枢

1. 体温调节中枢的部位

各级中枢组织中都有参与体温调节活动的神经元，但动物实验证明，只要保证下丘脑及以下神经结构的完整性，机体就能够维持体温的相对稳定，由此断定体温调节的基本中枢在下丘脑。进一步研究表明，在视前区-下丘脑前部（preoptic-anterior hypothalamus area，PO/AH）温度敏感神经元接收中枢和外周温度信息，对内源性致热物质的反应与这些物质引起的体温调节反应具有高度的一致性；而破坏 PO/AH 神经组织后，体温调节反应减弱或消失。以上事实说明 PO/AH 是体温调节中枢的中心部位。

2. 调定点学说

调定点学说认为，PO/AH 设定了体温调定点，体温调节中枢按照这个设定温度进行体温调节。当体温高于调定点水平时，中枢调节使产热活动减弱，散热活动加强；而当体温低于调定点时，中枢调节使产热活动加强，散热减少，使体温维持在调定点水平。

一般认为调定点的本质是 PO/AH 内热敏神经元的兴奋阈值，正常人体内这个阈值在 37℃。某些体内、外因素可引起调定点水平上移，体温调节中枢按照新的调定点调节体温，使体温升高，出现发热（fever）。例如感染、肿瘤及自身免疫反应引起的发热，就是在体内致热物质作用下，PO/AH 内热敏神经元的兴奋阈值升高，体温调定点上移，产生发热反应。因此，在降低体温的同时，应当关注如何清除体内致热物质的作用。相关知识我们将在病理生理学、药理学、内科学等课程中学习。

思考题

一、名词解释
1. 能量代谢
2. 自主性体温调节

二、简答题
1. 试述人体能量的主要来源和去路。
2. 简述影响人体能量代谢的主要因素及作用。
3. 简述基础代谢的概念及特点。
4. 人体主要散热途径及散热方式有哪些？
5. 试述体温的概念及人体常用测量部位的正常值。
6. 分析临床用冰袋、乙醇擦浴为发热患者降温的原理。

（李祖成）

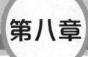

第八章

肾的排泄

○ ○
○ ○
○ ○

【学习目标】

◆ **掌握**：肾小球滤过率、滤过分数、有效滤过压、渗透性利尿、肾糖阈的概念；肾尿液生成的过程；肾排泄功能的自身调节、神经调节和体液调节。

◆ **熟悉**：肾的功能；滤过膜的屏障作用；影响肾小球滤过的因素；各段肾小管重吸收、分泌的特点；尿量；排尿反射及排尿异常。

◆ **了解**：排泄的概念和途径；尿的理化特性和化学成分。

案例导入

案例回放：

患者，男性，50岁，2个月前无明显诱因逐渐食量增加，而体重却逐渐下降，2个月内体重减轻了3kg以上，同时出现口渴，喜欢多饮水，尿量增多。实验室检查：血常规：WBC $7.4 \times 10^9/L$，Hb 120g/L，PLT $254 \times 10^9/L$；尿常规：尿蛋白（－），尿糖（＋＋），空腹血糖11.38mmol/L。

思考问题：

1. 该患者患什么疾病？

2. 出现尿量增多、尿糖的机制是什么？为何会饮水量增多？

人体内环境稳态的维持与机体排泄功能紧密联系。机体将代谢终产物、过剩的物质以及进入体内的异物（包括药物）等，经血液循环由排泄器官排出体外的过程称为排泄（excretion）。人体具有排泄功能的器官有肾、肺、消化道、皮肤和汗腺（表8-1）。肾排泄的种类最多、数量最大，而且在排尿过程中还能够调节机体水和电解质平衡，调节体液渗透压及电解质浓度，调节动脉血压和酸碱平衡，故肾是机体最为重要的排泄器官。另外，人体粪便中食物残渣的排出，由于未经血液循环，未进入体内进行代谢，故不属于排泄。

表 8-1　人体排泄器官及排泄物

排泄器官	排泄物
肾	水、无机盐、尿素、尿酸、肌酸、肌酐、药物、色素等
肺	CO_2、水、挥发性物质等
皮肤及汗腺	水、NaCl 尿素、乳酸等
消化道	胆色素、无机盐、铅、汞等

此外，肾还具有内分泌功能，可合成和释放肾素，参与动脉血压的调节；合成和释放促红细胞生成素，调节骨髓红细胞的生成；使 25-羟维生素 D_3 转化成 1,25-二羟维生素 D_3，参与调节血钙水平；生成前列腺素等生物活性物质，参与局部或全身血管活动的调节。本章重点讨论肾的排泄功能。

第一节　尿的生成过程

尿是在肾单位和集合管中生成的，包括三个相互联系的基本过程：肾小球的滤过、肾小管和集合管的重吸收、肾小管和集合管的分泌（图 8-1）。

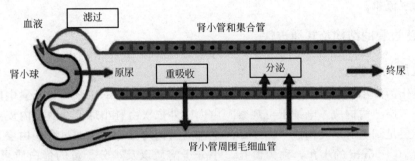

图 8-1　尿的生成过程示意图

一、肾小球的滤过作用

血液流经肾小球毛细血管网时，除了血液中的血细胞和大分子蛋白质外，血浆中的水和小分子物质通过滤过膜滤过到肾小囊腔内形成超滤液（即原尿）的过程，称为肾小球的滤过（glomerular filtration）。超滤液的生成是肾生成尿液的第一步。肾小球的滤过作用，通过多种动物实验已得到证明。用微穿刺法从动物肾小囊中直接抽取滤液进行成分化学分析的结果表明，滤液中除了蛋白质含量极少外，其他所含的各种晶体物质的成分、浓度、渗透压及酸碱度与血浆基本相似。从而证明肾小囊内液即原尿就是血浆的超滤液（ultrafiltrate），而不是分泌物。血浆、原尿和终尿物质含量、重吸收率比较见表 8-2。

表 8-2　血浆、原尿和终尿物质含量、重吸收率比较

成分	血浆/(g/L)	原尿/(g/L)	终尿/(g/L)	终尿/原尿	重吸收率/%
Na^+	3.3	3.3	3.5	1.1	99
K^+	0.2	0.2	1.5	7.5	94
Cl^-	3.7	3.7	6.0	1.6	99
HCO_3^-	1.5	1.5	0.07	0.05	99
HPO_4^-	0.03	0.03	1.2	40.0	67
尿素	0.3	0.3	20.0	67.0	45
尿酸	0.02	0.02	0.5	25.0	79
肌酐	0.01	0.01	1.5	150.0	0
氨	0.001	0.001	0.4	400.0	0
葡萄糖	1.0	1.0	0	0	近100
蛋白质	60～80	0	0	0	近100
水	900	980	960	1.0	99

单位时间内（每分钟）两肾生成的超滤液量称为肾小球滤过率（glomerular filtration rate，GFR）。可用菊粉（inulin）的清除率来测定肾小球滤过率。据测定，体表面积 $1.73m^2$ 的正常成年人的肾小球滤过率平均值为 125ml/min，故每天两肾生成的原尿量可达 180L。血液流经肾小球时，仅有部分血浆被滤过到肾小囊腔。因此，将肾小球滤过率与肾血浆流量的比值称为滤过分数（filtration fraction，FF）。若肾血浆流量为 660ml/min，肾小球滤过率为 125ml/min，则滤过分数为 125/660×100%≈19%。这表明当血液流经肾时，约有 19% 的血浆经肾小球滤过进入肾小囊内，形成超滤液。肾小球滤过率和滤过分数是衡量肾功能的重要指标。当 GFR<25ml/min 时，临床就会出现尿毒症的各种表现；当 GFR<10ml/min 时，通常称为终末期肾病，该患者在肾移植前只能依靠透析来维持生命。

影响肾小球滤过作用有关的因素包括：①肾小球滤过膜的面积及其通透性；②有效滤过压；③肾血浆流量。

（一）滤过膜的结构及其通透性

1. 滤过膜的结构

滤过膜作为肾小球滤过的结构基础，是肾小球毛细血管内的血浆与肾小囊中的滤液之间的隔膜，由三层结构构成，电镜下可观察到由内向外依次由肾小球毛细血管内皮细胞、基膜和肾小囊脏层足细胞的足突构成（图 8-2）。毛细血管内皮细胞层为滤过膜的内层，细胞间有许多直径为 70～90nm 的小孔，称为窗孔，小分子溶质以及小分子量的蛋白质可自由通过，但血细胞不能通过。基膜层为滤过膜的中层，是由水合凝胶构成的微纤维网结构，膜上有直径为 2～8nm 的多角形网孔，只允许水和部分溶质通过，阻碍血浆蛋白滤过，是滤过膜的主要屏障。肾小囊脏层为滤过膜的外层，肾小囊上皮细胞的足突相互交错对插，在突起之间形成滤过裂隙膜（filtration slit membrane），膜上有直径为 4～11nm 的裂孔，这是血浆中的溶质滤出的最后一道屏障，其作用是防止蛋白质的漏出。

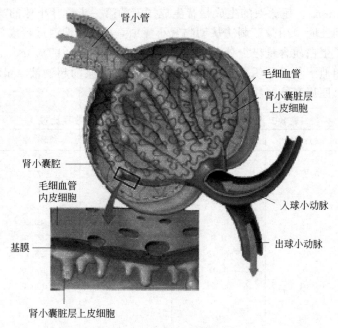

图 8-2　滤过膜结构示意图

2. 滤过膜的通透性

滤过膜的通透性是肾小球滤过的前提条件，是指滤过膜对血浆中的溶质分子的滤过能力，与膜的机械屏障和电学屏障有关，不仅取决于滤过膜孔的大小，还取决于滤过膜所带的电荷。

（1）滤过膜的机械屏障作用　滤过膜的三层结构构成滤过膜的机械屏障。用不同有效半径的中性右旋糖酐分子进行试验，结果表明有效半径小于2.0nm的小分子物质可自由通过，有效半径大于4.2nm的大分子物质则不能通过，有效半径介于2.0～4.2nm的各种物质，随有效半径的增加，其滤过量逐渐降低。提示滤过膜上存在大小不同的孔径，对有效半径不同的物质起到不同的机械屏障作用。

（2）滤过膜的电学屏障作用　在滤过膜的各层表面都覆盖一种带负电荷的酸性糖蛋白，称为唾液蛋白或涎蛋白，形成了滤过膜的电学屏障。一般来说，分子有效半径小于2.0nm的带正电荷或呈电中性物质可自由滤过，如葡萄糖、水、Na^+等。而用带不同电荷的右旋糖酐进行试验，发现即使有效半径相同，带负电荷的右旋糖酐也较难通过，而带正电荷的右旋糖酐则较易通过，这是因为电学屏障可以限制带负电荷的大分子物质通过。血浆白蛋白有效半径约为3.6nm，分子量为69000，刚好能够通过滤过膜大孔径，但因其带有负电荷，不能通过电学屏障，故原尿中几乎不含蛋白质。

（二）肾小球有效滤过压

肾小球有效滤过压（effective filtration pressure EFP）是肾小球滤过的动力，与其他器官组织液生成的有效滤过压机制相似，是促进超滤的动力和对抗超滤的阻力之间的差值，当有效率过压为正值时滤液生成。促进超滤的动力包括肾小球毛细血管血压和肾小囊内滤液的胶体渗透压，滤过的阻力是血浆胶体渗透压和肾小囊内滤液的静水压（图8-3）。正常情况下，滤过膜不允许血浆蛋白质滤过，肾小囊内

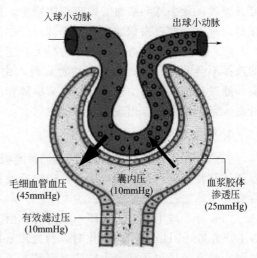

图 8-3　肾小球有效滤过压示意图

液体的胶体渗透压接近于0mmHg，可忽略不计，肾小球毛细血管血压成为滤过唯一动力，故肾小球有效滤过压的公式为：

肾小球有效滤过压＝肾小球毛细血管血压－（血浆胶体渗透压＋肾小囊内压）

用微穿刺法测得肾小球毛细血管血压，发现肾小球毛细血管入、出球端血压值几乎是相等的，约为45mmHg；肾小囊内压较恒定约为10mmHg；肾小球毛细血管的胶体渗透压由入球端到出球端是发生递增性改变的，入球端为25mmHg，出球端为35mmHg。这主要是因为血液从入球小动脉端流向出球小动脉端时，水分和晶体不断被滤出生成超滤液而蛋白质不被滤出，使血浆中的蛋白质浓度逐渐升高，胶体渗透压逐渐升高，滤过的阻力逐渐增大。根据以上数值，代入上述公式，计算出肾小球有效滤过压为：

入球端肾小球有效滤过压＝45mmHg－（25mmHg＋10mmHg）＝10mmHg

出球端肾小球有效滤过压＝45mmHg－（35mmHg＋10mmHg）＝0mmHg

结果说明，肾小球有效滤过压从入球端到出球端是一个递减的过程，在入球端起始部，有效滤过压数值较大，生成的滤液量最多。随着血浆向出球端流动，有效滤过压逐渐减小，

血浆滤过量也逐渐减少，当滤过阻力等于滤过动力时，有效滤过压降为零，称为滤过平衡（filtration equilibrium），血浆滤过停止。因此，肾小球毛细血管并非全长均有滤过作用。滤过平衡越靠近入球小动脉，可滤过的毛细血管长度就越短，滤过面积就越小，生成的滤液量就越少。滤过平衡越靠近出球小动脉，有滤过作用的毛细血管长度就越长，滤过面积就越大，生成的滤液量就越多。

（三）影响肾小球滤过的因素

血浆在肾小球毛细血管处的超滤过程受许多因素影响，影响肾小球滤过的主要因素包括：①滤过膜的面积与通透性，这是血浆滤过的结构基础；②有效滤过压，这是血浆通过滤过膜滤过的动力；③肾血浆流量，这是原尿生成的前提条件。其中任一因素发生改变，均可影响原尿的生成。

1. 滤过膜的面积与通透性

（1）滤过膜的面积　正常成人两肾滤过膜总面积在 $1.5m^2$ 以上。生理情况下，人两肾的肾小球都处在活动状态，滤过面积大且保持相对稳定，有利于血浆的滤过。而急性肾小球肾炎患者，肾小球毛细血管内皮细胞增生、肿胀，使管腔变窄或完全堵塞，导致活动的肾小球数目减少，滤过面积减少，肾小球滤过率降低，出现少尿，甚至无尿。

（2）滤过膜的通透性　生理情况下，滤过膜的通透性较稳定，对滤过物质分子有效半径的选择不会发生大的改变。慢性肾病时，由于基膜出现局灶性溶解破坏，机械屏障作用减弱，滤过膜负电荷减少或消失，电荷屏障作用减弱，使原来不能滤过的蛋白质甚至红细胞也可漏入肾小囊囊腔，出现蛋白尿和血尿。

2. 有效滤过压

如前所述，肾小球有效滤过压是肾小球滤过的动力，由肾小球毛细血管血压、血浆胶体渗透压和肾小囊内压三者构成，凡影响有效滤过压组成的任何因素，都会改变有效滤过压，导致肾小球滤过率发生变化。

（1）肾小球毛细血管血压　安静时，由于肾血流量存在自身调节机制，当全身动脉血压在 $80\sim180mmHg$ 范围内变化时，肾血流量可通过自身调节保持肾小球毛细血管血压稳定，故肾小球有效滤过压和肾小球滤过率基本不变。只有当全身动脉血压低于 $80mmHg$ 时，超出了肾自身调节的限度，肾小球毛细血管血压下降，肾小球有效滤过压降低，以致肾小球滤过率下降，出现尿量减少。如发生失血性休克时，全身动脉血压降至 $40\sim50mmHg$ 以下，肾小球有效滤过压和肾小球滤过率接近为零，可出现无尿现象，导致严重的内环境紊乱。因此，临床上，对于血压低于 $80mmHg$ 的患者应及时采取抢救措施，其尿量的变化常常是反映病情变化的重要指标。

（2）血浆胶体渗透压　正常情况下，人的血浆蛋白含量相对稳定，故血浆胶体渗透压不会发生大幅度波动，对有效滤过压的影响不大。如临床上大量输入生理盐水时，由于血浆蛋白质浓度被稀释，血浆胶体渗透压降低，有效滤过压增大，肾小球滤过率升高，尿量增多。病理情况下肝功能严重受损时，血浆蛋白合成减少，或因毛细血管通透性增大，血浆蛋白丧失，都会导致血浆蛋白浓度降低，胶体渗透压下降，使有效滤过压和肾小球滤过率增加，尿量增多。

（3）肾小囊囊内压　正常情况下，囊内压一般也比较稳定，当肾盂或输尿管结石、肿瘤压迫或任何原因引起输尿管阻塞时，由于小管液或终尿不能排出，导致患侧囊内压逆行性升高，有效滤过压降低，肾小球滤过率下降，尿量减少。

3. 肾血浆流量

肾血浆流量对肾小球滤过率的影响，不是通过改变有效滤过压，而是改变滤过平衡点的位置。如前所述，肾小球毛细血管的血浆在向出球端流动过程中，血浆胶体渗透压在不断上升，有效滤过压在逐渐减小，一旦达到滤过平衡点滤过就停止。当肾血浆流量增加时，血浆胶体渗透压上升速率减慢，滤过平衡点向出球小动脉端移动，甚至不出现滤过平衡，可生成滤液的肾小球毛细血管段延长，肾小球滤过率增加，原尿生成增多；当肾血浆流量减少时，血浆胶体渗透压上升速率加快，滤过平衡点靠近入球小动脉端，有滤过作用的毛细血管缩短，肾小球滤过率减少，原尿生成减少。临床上，如在缺氧、中毒性休克、失血、脱水及剧烈运动等情况时，由于交感神经兴奋，肾血管收缩，肾血浆流量明显减少，肾小球滤过率降低，尿量减少。

知识链接

慢性肾病的分期

各种原因引起的慢性肾结构和功能障碍（肾损伤病史＞3个月），包括 GFR 正常和不正常的病理损伤、血液或尿液成分异常，以及影像学检查异常，或不明原因的 GFR 下降（GFR ＜ 60ml/min）超过 3 个月，称为慢性肾病（chronic kidney diseases，CKD）。根据美国国家肾病基金会的"肾病生存质量指导"（K/DOQI）将慢性肾病分为1～5 期，见表 8-3。

表 8-3　慢性肾病的分期

分期	特征	$GFR/[ml/(min \cdot 1.73m^2)]$
1	GFR 正常或升高	≥90
2	GFR 轻度降低	60～89
3a	GFR 轻到中度降低	45～59
3b	GFR 中到重度降低	30～44
4	GFR 重度降低	15～29
5	终末期肾病	＜15 或透析

二、肾小管和集合管的重吸收作用

肾小球滤过生成的原尿进入肾小管后称为小管液。小管液流经肾小管和集合管时，其中的大部分水分和溶质被重新转运回血液的过程，称为肾小管和集合管的重吸收（reabsorption）。经过肾小管和集合管的重吸收和分泌，最终形成的终尿与原尿相比，从量和质都发生了明显变化。从量上看，原尿 180L/d，终尿只有 1.5L/d，表明超滤液中的水分约 99％被肾小管和集合管重吸收；从质上看，原尿中对机体有用的物质，如葡萄糖、氨基酸可全部被重吸收，水和无机盐等可大部分被重吸收；对机体无用的物质，如尿酸、肌酐不被重吸收而全部排出体外。由此可见，肾小管和集合管对溶质具有选择性重吸收作用，从而实现其净化血液的功能。

（一）重吸收的部位

由于肾小管各段和集合管的结构各有特点，故重吸收能力差异很大。近端小管上皮细胞的管腔膜上有丰富的微绒毛形成的刷状缘，使管腔的总面积可达 $50 \sim 60 m^2$，且微绒毛中含有与许多物质重吸收有密切关系的多种酶，因此近端小管重吸收的物质种类最多，数量最大，是物质重吸收的主要部位。正常情况下，小管液中的葡萄糖、氨基酸等营养物质，几乎全部在近端小管被重吸收；HCO_3^-、水和 Na^+、Cl^-、K^+ 等也大部分在近端小管被重吸收。余下的水和盐类绝大部分在髓襻、远曲小管和集合管被重吸收，少量随尿排出体外（图 8-4）。

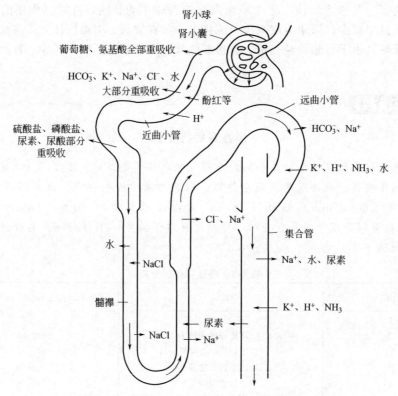

图 8-4　肾小管和集合管的重吸收和分泌作用示意图

（二）重吸收的机制和途径

肾小管和集合管把小管液中的物质转运到血液的机制有主动转运和被动转运两种方式，从而实现肾小管和集合管的重吸收功能。主动转运包括原发性主动转运和继发性主动转运。原发性主动转运包括钠泵、质子泵和钙泵等；继发性主动转运包括：Na^+-葡萄糖、Na^+-氨基酸同向转运，K^+-Na^+-$2Cl^-$ 同向转运，还有 Na^+-H^+ 和 Na^+-K^+ 逆向转运等。此外，小管液中少量的小分子蛋白质还可通过入胞方式被肾小管上皮细胞重吸收。被动转运则是通过单纯扩散、易化扩散、渗透、溶剂拖曳（solvent drag）等方式的重吸收。主动转运和被动转运是紧密联系，互相影响的两个过程。如 Na^+ 的主动重吸收，使小管液内电位降低，Cl^- 即顺电位差扩散而被动重吸收，随着 Na^+、Cl^- 向管外转运，小管液渗透压降低而管周组织液渗透压升高，又使水被动重吸收。

小管液中的物质被转运到血液的途径主要有两条：①跨细胞转运途径（transcellular pathway），首先上皮细胞内的 Na^+ 被基膜和侧膜上的钠泵转运至细胞间隙，随后进入血液；继而小管液中的 Na^+ 顺浓度差易化扩散入上皮细胞内；②细胞旁转运途径（paracellular pathway），如小管液中的 Na^+、Cl^- 和水可直接通过上皮细胞间的紧密连接进入细胞间隙，随后进入血液。此外，当小管液中的水通过渗透被重吸收时，有些溶质如 K^+ 和 Ca^{2+} 可伴随水分子以溶剂拖曳的方式一起被重吸收。

（三）各段肾小管和集合管的物质转运功能

1. 近端小管重吸收的主要物质及其吸收特点

近端小管是重吸收的主要部位，吸收的物质种类最多、数量最大。在近端小管葡萄糖、氨基酸全部重吸收；对 Na^+、Cl^-、K^+、Ca^{2+} 和水的重吸收量总占肾小球超滤液量 $65\%\sim70\%$；约 $80\%HCO_3^-$ 被重吸收；水的重吸收为等渗性重吸收，即吸收多少溶质，相应吸收多少水，吸收过程中，小管液的渗透压始终与血浆渗透压相等。

（1）Na^+、Cl^- 的重吸收　近端小管对 NaCl 的重吸收，约 2/3 在近端小管前半段经跨细胞转运途径主动重吸收；约 1/3 在近端小管后半段经细胞旁转运途径被动重吸收。Na^+ 在主动重吸收过程中，以 Na^+-葡萄糖、Na^+-氨基酸同向转运或 Na^+-H^+ 逆向转运的方式进入上皮细胞内，进入到上皮细胞内 Na^+ 被小管上皮细胞膜上的钠泵转运到细胞间隙。在前半段 Cl^- 不被吸收，伴随其他溶质和水的吸收，Cl^- 被浓缩，到了后半段，小管液中的 Cl^- 浓度比细胞间隙液高出 $20\%\sim40\%$，Cl^- 带负电荷顺浓度梯度经紧密连接进入细胞间隙被重吸收。由于 Cl^- 被动重吸收造成小管液中正离子增多，造成管腔内带正电荷管腔外带负电荷，Na^+ 顺电位差，随 Cl^- 通过细胞旁转运途径也被动重吸收（图 8-5）。

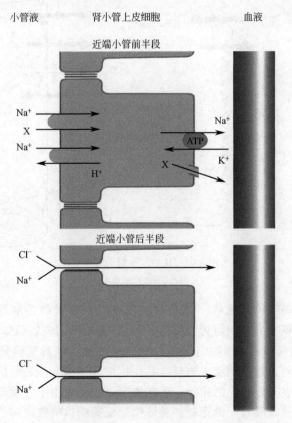

图 8-5　近端小管重吸收 NaCl、葡萄糖、氨基酸等的示意图

X 代表葡萄糖、氨基酸等

（2）HCO_3^- 的重吸收　HCO_3^- 的重吸收量占滤过量的 99％ 以上，其中约 80％ 在近端小管重吸收。HCO_3^- 是体内重要的碱储备，对体内酸碱平衡的维持有重要意义。HCO_3^- 不易透过上皮细胞的管腔膜，实际上 HCO_3^- 是以 CO_2 的形式进行重吸收的，其重吸收是与上皮细胞的 Na^+-H^+ 交换耦联进行的。近端小管上皮细胞通过 Na^+-H^+ 交换使 H^+ 进入小管液，进入小管液的 H^+ 与 HCO_3^- 结合生成 H_2CO_3，在管腔膜上碳酸酐酶的作用下很快生成 CO_2 和水，CO_2 为高度脂溶性物质，迅速以单纯扩散方式进入上皮细胞内，在细胞内 CO_2 和水又在碳酸酐酶的催化下形成 H_2CO_3，H_2CO_3 又离解成 H^+ 和 HCO_3^-。H^+ 经 Na^+-H^+ 交换又进入小管液，再次与 HCO_3^- 结合形成 H_2CO_3。细胞内的大部分 HCO_3^- 与 Na^+ 以联合转运方式进入细胞间隙；小部分通过 Cl^--HCO_3^- 逆向转运方式进入细胞外液。两种转运方式所需的能量均由基底侧膜上的钠泵提供（图 8-6）。由此可见，近端小管重吸收 HCO_3^- 是以 CO_2 的形式进行的，CO_2 通过管腔膜的速度明显比 Cl^- 快，故 HCO_3^- 的重吸收优先于 Cl^- 的重吸收。上皮细胞分泌的 H^+ 由碳酸酐酶催化 H_2CO_3 分解而来，故临床上可用碳酸酐酶抑制剂乙酰唑胺（acetazolamide）抑制 H^+ 的分泌，从而抑制碳酸氢钠和水的吸收，起到利尿的作用。

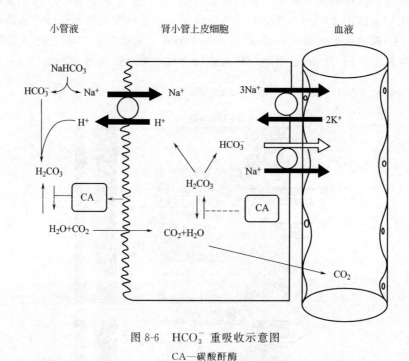

图 8-6　HCO_3^- 重吸收示意图
CA—碳酸酐酶

（3）葡萄糖和氨基酸的重吸收　葡萄糖和氨基酸的重吸收是继发于 Na^+ 的主动转运。小管液中的葡萄糖或氨基酸分别与管腔膜上的 Na^+-葡萄糖同向转运体、Na^+-氨基酸同向转运体结合后与 Na^+ 同向转运入细胞内，进入细胞内的 Na^+ 则被基侧膜上的钠泵泵入细胞间隙；葡萄糖、氨基酸再通过基侧膜上的载体易化扩散入细胞间隙，然后再入血（图 8-5）。

原尿中葡萄糖浓度与血浆中的相等，正常情况下，终尿中不含葡萄糖，说明原尿中的葡萄糖经肾小管时全部被重吸收。微穿刺实验证明，葡萄糖重吸收的部位仅限于近端小管，其余各段肾小管没有重吸收葡萄糖的能力，如果在近端小管以后的小管液中仍含有葡萄糖，则不能被吸收，尿中将出现葡萄糖。近端小管对葡萄糖的重吸收是有一定限度的，当血液中葡萄糖浓度超过 180mg/100ml 时，一部分肾单位的近端小管上皮细胞对葡萄糖的吸收已达到极限，尿中开始出现葡萄糖，此时的血糖浓度称为肾糖阈（renal threshold for glucose）。当血糖浓度超过肾糖阈时出现尿糖，因此糖尿病患者只要其血糖浓度不超过肾糖阈不会出现尿糖。不同肾单位的肾糖阈值不完全相同，当血糖浓度继续升高时，起初尿糖排出率并不随血糖浓度升高而平行增加，只有当血糖浓度升至 300mg/100ml 时，全部肾小管对葡萄糖的重吸收均达到了极限，此值即为葡萄糖最大转运率（transport maximum of glucose，Tm）。此后，尿糖排出率将伴随血糖浓度升高而平行增加。正常人两肾的葡萄糖重吸收极限量有性别差异，男性平均为 375mg/min，女性平均为 300mg/min。

知识链接

糖尿病的典型临床表现

糖尿病的典型症状可概括为"三多一少"，即多饮、多尿、多食和体重减轻。糖尿病患者由于血糖高、使血浆渗透压增高，刺激人体的口渴中枢。使人感到口渴而大量饮水；同时由于血糖高，大量的葡萄糖从尿中排出，使尿液渗透压也升高，引起渗透性利尿；为了补偿身体损失的糖分，维持机体的正常活动，患者表现为多食，易饥饿；同时由于胰岛素的缺乏，蛋白质代谢呈负氮平衡，导致机体消瘦，疲乏无力，体重减轻，对于儿童糖尿病患者将影响生长发育；1 型糖尿病患者起病快，病情严重，症状明显；2 型糖尿病患者起病缓慢，病情相对较轻，症状不明显。有些 2 型糖尿病患者是在健康体检时才发现有高血糖；有的是在需要手术时才发现；大部分人是因出现了糖尿病的并发症就诊时才发现患有糖尿病。

（4）K^+ 的重吸收　K^+ 的重吸收量占滤过量的 94%，其中 65%～70% 的 K^+ 在近端小管重吸收，重吸收量相对恒定，与血钾高低无关。近端小管对 K^+ 的重吸收是一个逆着浓度差进行的耗能过程，但其主动重吸收的机制尚不清楚。终尿中的 K^+ 绝大部分由远曲小管和集合管分泌（详见后文"K^+ 的分泌"）。

（5）Ca^{2+} 的重吸收　近端小管重吸收超滤液中约 70% 的 Ca^{2+} 与 Na^+ 的重吸收平行，其中 20% 通过跨细胞转运途径，80% 以溶剂拖曳的方式伴随水分子经细胞旁转运途径被重吸收。

（6）水的重吸收　水的重吸收量占滤过量的 99% 以上，近端小管对水有着恒定的通透性，水的吸收完全取决于小管内外的渗透压梯度。当上述的大部分溶质以其滤过量的 65%～70% 的比例重吸收时，水也以同样的比例靠渗透作用伴随 Na^+、Cl^- 等物质的重吸收而被重吸收。所以在近端小管对水的吸收表现为等渗性重吸收，与机体是否缺水无关，属于必需的非调节性重吸收。

2. 髓袢重吸收的主要物质及其吸收特点

髓袢主要吸收 NaCl 和水，还重吸收一定量的 K^+ 和 Ca^{2+}。

（1）NaCl 和水的重吸收　①髓袢降支细段：对 NaCl 几乎不通透，对水通透性高，故有 15% 的水在内髓部管外高渗透压梯度的作用下被重吸收，同时管内 NaCl 被浓缩。②髓袢升支细段：对水几乎不通透，对 NaCl 通透性高，NaCl 顺浓度梯度被动扩散入内髓部管外组织间隙。这对内髓部管外组织间隙高渗梯度的建立起着重要作用。③髓袢升支粗段：对 NaCl 的重吸收依靠 Na^+-K^+-$2Cl^-$ 同向转运体而主动重吸收（图 8-7）。实验表明，在这种以同向转运体复合物的形式转运中，Na^+、Cl^-、K^+三者缺少哪一个都不能进行转运。转运入上皮细胞内的Na^+被细胞基底侧膜的钠泵泵至细胞间隙，Cl^-经管周膜上的Cl^-通道进入细胞间隙，而K^+则顺浓度梯度经管腔膜返回到小管液中。由于K^+返回到小管液中，使小管液呈正电位，所形成的这一电位差又促使小管液中的一部分Na^+、K^+、Ca^{2+}等阳离子经细胞旁转运途径被动重吸收。

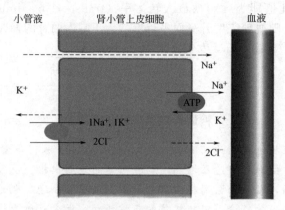

图 8-7　髓袢升支粗段继发性主动重吸收 Na^+、Cl^-、K^+ 的示意图

总的来说，约有 20% 的 NaCl 在髓袢被吸收，升支粗段是 NaCl 在髓袢吸收的主要部位。另外，在髓袢升支粗段对水不具通透性，只重吸收小管液溶质，使小管液在流经升支粗段时，小管液渗透压逐渐降低，而管周组织液渗透压升高，成为整个肾髓质高渗建立的原动力，对肾实现尿的浓缩功能具有重要意义。临床上的高效利尿药呋塞米（furosemide）就是通过抑制髓袢升支粗段 Na^+-K^+-$2Cl^-$ 的同向转运，使 Na^+、Cl^- 的重吸收减少，实现利尿的作用。

（2）K^+、Ca^{2+} 的重吸收　有 25%～30% 的 K^+ 及 Ca^{2+} 在髓袢升支粗段被重吸收，吸收机制与该处小管液为正电位有关。与近端小管对 K^+ 的重吸收特点类似，髓袢对 K^+ 的重吸收量相对恒定，与血钾高低无关。

3. 远曲小管和集合管重吸收的主要物质及其吸收特点

远曲小管和集合管主要是在醛固酮和抗利尿激素的调节下重吸收 NaCl 和水，维持机体水和电解质的平衡。此外，还有少量 Ca^{2+}、HCO_3^-、K^+ 和尿素被重吸收。

（1）NaCl 的重吸收　远曲小管和集合管对 NaCl 的重吸收量约占滤过量的 12%，主要受到醛固酮的调节，对 Na^+、Cl^- 和水的重吸收可根据机体水、盐平衡状况进行调节，称为调节性重吸收。①在远曲小管的起始段，小管液中 Na^+ 和 Cl^- 经 Na^+-Cl^- 同向转运体转运进入上皮细胞内，Na^+ 再被细胞基底侧膜上的钠泵泵至细胞间隙，Cl^- 则经 Cl^- 通道扩散入细胞间隙，然后经组织液入血。中效利尿药氢氯噻嗪（hydrochlorothiazide）可通过抑制此处 Na^+-Cl^- 同向转运，产生排钠利尿作用。②在远曲小管后段和集合管上皮有两类不同的细胞，即主细胞（principal cell）和闰细胞（intercalated cell）。主细胞的功能是主动重吸收 Na^+、分泌 K^+。主细胞基底侧膜上的钠泵使细胞内低 Na^+，成为小管液中 Na^+ 经顶端膜 Na^+ 通道进入细胞的动力，而 Na^+ 的重吸收造成小管液呈负电位，可驱使 Cl^- 通过细胞旁转运途径被动重吸收，也成为 K^+ 分泌到小管液的动力。利尿药阿米洛利（amiloride）可抑制主细胞管腔膜上的 Na^+ 通道，既减少 Na^+ 的重吸收，又减少 Cl^- 经细胞旁途径的被动转运，产生利尿作用。闰细胞可主动分泌 H^+。

（2）K$^+$的重吸收　在远曲小管和集合管，滤液中有少部分 K$^+$可被继续重吸收。在醛固酮的调节下，远曲小管和集合管还可分泌 K$^+$，尿中的 K$^+$主要是远曲小管和集合管分泌的。

（3）Ca^{2+}的重吸收　在远曲小管和集合管，小管液为负电位，约有 9% 的 Ca^{2+}通过跨细胞转运途径被主动重吸收。

（4）水的重吸收　远曲小管和集合管对水的重吸收占滤过量的 20%～30%，不但受管内外渗透压梯度的影响，而且还取决于管壁对水的通透性。此处，对水的重吸收属于调节性重吸收，与维持机体水平衡有关，受到抗利尿激素的调节。当机体缺水时，抗利尿激素分泌增多，集合管对水的重吸收增加，尿量减少；当机体内水过多时，抗利尿激素分泌减少，集合管对水的重吸收减少，尿量增加。

知识链接

急性肾衰竭

急性肾衰竭（acute renal failure，ARF）是指各种病因引起双侧肾在短期内泌尿功能急剧降低，导致机体的内环境出现严重紊乱的病理过程与临床综合征。临床症状：泌尿功能急剧降低，肾小球滤过率迅速下降，少尿、无尿；体内的毒素、多余的水分以及电解质在体内滞留，导致内环境严重紊乱，表现为氮质血症、高钾血症和代谢性酸中毒。ARF 发病比较急，病程短，常在数天到数周内可出现尿毒症，后果严重。如果患者得不到治疗，一般 1～2 周内死亡率可达到 95% 以上。如果能用人为的方式把血液中的毒素、过多的水分、电解质排出体外，患者就可以得到救治。

三、肾小管和集合管的分泌作用

肾小管和集合管的分泌（secretion）是指肾小管上皮细胞将血液中的某些物质或者自身代谢产生的物质排放到肾小管腔中的过程。肾小管和集合管主要分泌 H$^+$、K$^+$、NH$_3$ 等物质，这对保持体内的酸碱平衡具有重要意义。

（一）H$^+$的分泌

正常人血浆 pH 维持相对稳定与肾小管和集合管对 H$^+$的分泌是分不开的，除髓襻细段外各段肾小管和集合管都有分泌 H$^+$的能力，但主要在近端小管分泌。H$^+$的分泌有两种机制，即 Na$^+$-H$^+$逆向交换和质子泵主动分泌 H$^+$。

1. 近端小管

近端小管上皮细胞分泌 H$^+$与小管对 HCO$_3^-$的重吸收是相耦联的，并与碳酸酐酶（CA）的催化有关。当 pH 降低时，碳酸酐酶的活性增高，生成较多的 H$^+$，H$^+$通过 Na$^+$-H$^+$逆向交换的方式进入小管腔，即上皮细胞内的 H$^+$和小管液中的 Na$^+$同时与细胞膜上的转运体结合，H$^+$被分泌到小管液中，小管液中的 Na$^+$被重吸收进入上皮细胞内，而后上皮细胞内生成的 HCO$_3^-$与重吸收的 Na$^+$结合生成 NaHCO$_3$ 回到血液中。Na$^+$-H$^+$交换实际上是肾排酸保碱的过程，即每分泌一个 H$^+$可重吸收一个 HCO$_3^-$和一个 Na$^+$入血。此外，还有少部分 H$^+$来自于小管细胞管腔膜上的质子泵（H$^+$-ATP 酶）的主动分泌。

2. 髓襻

髓襻分泌 H$^+$的机制同近端小管。

3. 远曲小管和集合管

远曲小管和集合管的闰细胞通过管腔膜上的两种质子泵，H^+-ATP 酶和 H^+-K^+-ATP 酶主动分泌 H^+。此外，闰细胞也可通过 Na^+-H^+ 逆向交换的方式分泌 H^+。

（二）K^+ 的分泌

小管液中的 K^+ 绝大多数被肾小管各段和集合管重吸收入血，而终尿排放的 K^+ 主要是由远曲小管和集合管分泌的，其排钾的特点是多吃多排，少吃少排，不吃也排。远曲小管和集合管的主细胞分泌 K^+ 是以 Na^+-K^+ 交换的形式实现的，小管液中的 Na^+ 被主动重吸收入细胞内的同时，造成小管液负电位促使 K^+ 被分泌到小管液中。同样，在远曲小管和集合管的闰细胞存在 Na^+-H^+ 交换，H^+ 的分泌也依赖 Na^+ 的主动重吸收。故 Na^+-K^+ 交换与 Na^+-H^+ 交换之间存在竞争性抑制作用，当 Na^+-K^+ 交换增强时，Na^+-H^+ 交换减弱；而 Na^+-H^+ 交换增强时，Na^+-K^+ 交换减弱。临床上，当机体酸中毒时，远曲小管和集合管上皮细胞内碳酸酐酶活性增强，肾小管分泌的 H^+ 增多，使 Na^+-H^+ 交换增强，而 Na^+-K^+ 交换减弱，H^+ 排出增多，K^+ 排出减少，所以酸中毒时常伴随高血钾；反之，碱中毒时常伴随低血钾。

（三）NH_3 的分泌

肾远曲小管和集合管上皮细胞分泌的 NH_3 主要是由谷氨酰胺在谷氨酰胺酶（限速酶）的作用下脱氨产生的。NH_3 是脂溶性物质，能通过细胞膜单纯扩散进入小管液或管周组织液。扩散的方向和数量取决于两边液体的 pH，NH_3 容易通过细胞膜向 pH 低的一侧（管腔内）扩散。NH_3 的分泌与 H^+ 分泌密切相关，一方面，H^+ 分泌能降低小管液中 pH 而有利于 NH_3 的分泌；另一方面，分泌到小管液中的 NH_3 与小管液中的 H^+ 结合生成 NH_4^+ 而降低小管液中 NH_3 的浓度，故又能促进 NH_3 的分泌。生成的 NH_4^+ 再与小管液中的强酸盐的负离子（如 Cl^-）结合成铵盐（如 NH_4Cl）随尿排出体外（图 8-8）。强酸盐的 Na^+ 则通过 Na^+-H^+ 交换的方式进入细胞，与 HCO_3^- 一同转运回血液，因而 NH_3 的分泌也能促进 H^+ 的分泌。在 NH_3 的分泌过程中，每分泌一个 NH_3，就排出一个 H^+，并且重吸收一个

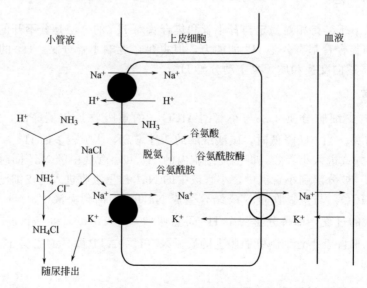

图 8-8　NH_3 的分泌示意图

HCO_3^- 和一个 Na^+，对排酸保碱，维持机体酸碱平衡同样起重要作用。

（四）其他物质的分泌或排泄

体内的代谢产物肌酐，除少量由肾小管和集合管分泌外，主要通过肾小球滤过排出体外，被肾小管重吸收量很少。进入体内的药物，如青霉素、酚红和大多数利尿药，由于与血浆蛋白结合而不被肾小球滤过，它们均在近端小管被主动分泌到小管液中而被排出。进入体内的酚红，94%由近端小管主动分泌进入小管液中并随尿液排出。临床上，可采用尿的酚红排泄试验来检查肾小管的分泌功能是否正常。

知识链接

透 析

透析（Hemodialysis）就是通过小分子经过半透膜扩散到水（或缓冲液）的原理，将小分子与生物大分子分开的一种分离纯化技术。基于这个原理将血液中的一些废物通过半透膜除去。透析分为血液透析、腹膜透析和结肠透析，其中血液透析是一种较安全、易行、应用广泛的血液净化方法之一。通俗的说法也称之为人工肾、洗肾，是血液净化技术的一种。血液和透析液在透析器（人工肾）内借半透膜接触和浓度梯度进行物质交换，使血液中的代谢废物和过多的电解质向透析液移动，透析液中的钙离子、碱基等向血液中移动，将体内各种有害以及多余的代谢废物和过多的电解质移出体外，达到净化血液、纠正水电解质及酸碱平衡的目的。

第二节 尿生成的调节

机体对尿生成的调节是通过影响尿的生成过程，即肾小球滤过、肾小管与集合管的重吸收以及肾小管和集合管的分泌而实现的。两肾每天生成的超滤液量可达 180L，而终尿量仅 1.5L，表明 99%以上的水被重吸收。有关肾小球滤过作用的调节已在前文叙述，本节主要讨论影响肾小管和集合管重吸收和分泌的因素，包括肾内自身调节、神经及体液的调节。

一、肾内自身调节

（一）小管液中溶质的浓度

小管液中溶质浓度所形成的渗透压，是对抗肾小管、集合管重吸收水的力量。如果在小管液中的溶质浓度增大，管腔内渗透压将随之升高，使肾小管和集合管内外渗透压差值减小，肾小管和集合管对水的重吸收量减少，尿量增加（利尿）。这种由于小管内溶质浓度升高，渗透压升高而引起的尿量增多称为渗透性利尿（osmotic diuresis）。如糖尿病患者出现多尿，即由渗透性利尿所致。当糖尿病患者血糖浓度超过肾糖阈时，肾小球滤过的葡萄糖量会超过近端小管对糖重吸收的能力，肾小管上皮细胞不能将小管液中的葡萄糖全部重吸收，从而造成小管液葡萄糖含量增加，导致小管液渗透压升高，妨碍水和 NaCl 的重吸收，不仅尿量增多，而且还会出现尿糖。此外，临床上也使用一些可被肾小球滤过而不被肾小管重吸收药物，如甘露醇（mannitol）等给患者静脉输注，提高小管液内溶质浓度，以提高渗透压，通过渗透性利尿机制来达到利尿和消除水肿的目的。

（二）球-管平衡

肾小球滤过率与近端小管对溶质和水的重吸收之间保持着平衡关系。无论肾小球滤过率增多或减少，近端小管对滤液的重吸收量始终占肾小球滤过率的65%～70%，这种现象称为球-管平衡（glomerulotubular balance）。球-管平衡表明当滤过负荷增加时，重吸收总量将随之增加，近端小管的重吸收比例仍能保持相对恒定，始终占肾小球滤过率的65%～70%。这种现象称为定比重吸收（constant fraction reabsorption）。其机制主要与肾小管周围毛细血管的血浆胶体渗透压变化有关。球-管平衡的生理学意义在于使尿中排出的水和Na^+不会随肾小球滤过量的增减而出现大幅度的变动，从而保持尿量和尿钠的相对稳定。球-管平衡状态可受某些因素干扰而被打破。如渗透性利尿时，近端小管对水和溶质的重吸收率明显小于65%，使尿量和尿中排出的NaCl明显增多。当机体发生充血性心力衰竭时，肾灌注压和血流量降低，而由于出球小动脉发生代偿性收缩，可使肾小球滤过率仍维持原有水平，但滤过分数增大。此时，进入近端小管周围毛细血管网的血流量会减少，毛细血管血压下降，而血浆胶体渗透压升高，这些改变导致近端小管对Na^+和水的重吸收增加，重吸收率将超过65%～70%。因此，机体会出现水钠潴留、进而产生水肿。

二、神经调节

肾的血管主要受交感神经支配，肾交感神经不仅支配肾血管，还支配肾小管上皮细胞和近球小体。肾交感神经兴奋时，末梢释放的去甲肾上腺素可通过以下方式影响肾的功能：①作用于肾血管平滑肌的α受体，引起血管收缩，使肾血流量减少。由于入球小动脉比出球小动脉收缩更明显，使肾小球毛细血管血浆流量减少，毛细血管血压下降，肾小球滤过率减少。②通过激活球旁细胞的β受体，使球旁细胞释放肾素，导致血液循环中血管紧张素Ⅱ和醛固酮浓度增加，前者可直接促进近端小管重吸收Na^+，后者可使髓襻升支粗段、远端小管和集合管重吸收Na^+和分泌K^+。③还可直接作用于肾小管（尤其是近端小管）和髓襻对Na^+、Cl^-和水等溶质的重吸收增加，尿钠排出量减少。

肾交感神经活动受许多因素的影响，如血压改变（通过压力感受器反射）和血容量改变（通过心肺感受器反射）等均可引起肾交感神经活动改变，从而调节肾的功能。

三、体液调节

（一）抗利尿激素

抗利尿激素（antidiuretic hormone，ADH）也称血管升压素（vasopressin，VP）是由下丘脑视上核和室旁核等部位的神经元合成的九肽激素。

抗利尿激素是体内调节水平衡的重要激素之一。抗利尿激素的作用主要是增加远曲小管和集合管上皮细胞对水的通透性，促进水的重吸收，使尿液浓缩，尿量减少，具有明显的抗利尿作用。相反，当体内抗利尿激素的水平低下时，远曲小管和集合管上皮细胞对水的通透性很低，水的重吸收减少，尿量增多。抗利尿激素与肾远端小管后段和集合管上皮细胞的V_2受体相结合，通过兴奋性G蛋白（Gs）激活腺苷酸环化酶（AC），使细胞内cAMP增加，cAMP再激活蛋白激酶A使胞质内的水孔蛋白2（aquaporin2，AQP2）插入上皮细胞的管腔膜上，形成水通道，从而增加管腔膜对水的通透性（图8-9）。

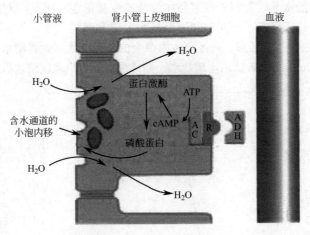

图 8-9　抗利尿激素作用机制示意图

此外，血管升压素可与分布于血管平滑肌 V_1 受体结合，可引起平滑肌收缩，血管阻力增加，血压升高。

正常人体 ADH 少量释放，一般处于抗利尿状态。影响抗利尿激素释放的因素很多，其中最主要的是血浆晶体渗透压和循环血量的改变。

1. 血浆晶体渗透压的改变

血浆晶体渗透压是调节抗利尿激素释放的最重要因素。在下丘脑视上核和室旁核及其周围区域存在着对血浆晶体渗透压的改变特别敏感的渗透压感受器。血浆晶体渗透压的改变通过刺激渗透压感受器而影响抗利尿激素合成和释放。血浆晶体渗透压升高时，对渗透压感受器刺激增强，抗利尿激素合成和释放增加；血浆晶体渗透压减低时，抗利尿激素合成和释放减少（图 8-10）。

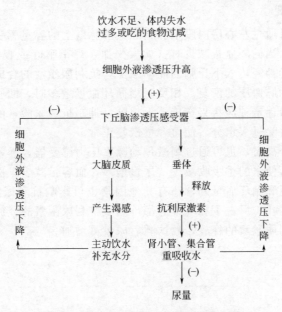

图 8-10　抗利尿激素的分泌与释放调节

大量出汗、严重呕吐、腹泻等情况，引起机体失水多于溶质丧失，使血浆晶体渗透压升高，可引起抗利尿激素的合成和释放增多，使肾小管和集合管对水的重吸收增加，尿量减少，尿液浓缩，保留体内的水分，有利于血浆晶体渗透压恢复正常。相反，大量饮用清水后，体液被稀释，血浆晶体渗透压降低，引起抗利尿激素的合成和释放减少，使肾小管和集合管对水的重吸收减少，尿量增加，尿液稀释，可排出体内多余的水分。饮用大量清水引起尿量增多的现象称为水利尿（water diuresis）。若饮用生理盐水，则排尿量不会出现饮清水后的变化（图 8-11）。

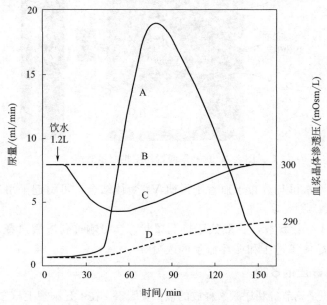

图 8-11　饮清水和生理盐水肾对排尿的影响
——饮清水；-----饮生理盐水
A、D—尿量；B、C—血浆晶体渗透压

2. 循环血量的改变

循环血量的改变可通过左心房内膜下和胸腔大静脉壁上的容量感受器，反射性调节抗利尿激素的合成和释放。当循环血量减少时（如大失血、严重呕吐或腹泻），容量感受器所受牵张刺激减弱，沿迷走神经传入下丘脑的冲动减少，抗利尿激素的合成和释放增加，尿量减少，有利于血容量和动脉血压的恢复。相反，当循环血量增多时，回心血量增加，容量感受器受牵张刺激兴奋，沿迷走神经将兴奋传至下丘脑，抑制抗利尿激素的合成和释放，尿量增多，产生利尿效应，排除过多水分，使血容量恢复正常。

此外，动脉血压升高时，也可通过刺激颈动脉窦压力感受器，经窦神经反射性抑制抗利尿激素的合成和释放，使水的重吸收减少，尿量增多，血容量减少，血压下降。

除血浆晶体渗透压和循环血量外，还有其他因素也可影响抗利尿激素的释放，如疼痛、应激性刺激、恶心、呕吐、尼古丁和吗啡等都可刺激抗利尿激素的释放，而寒冷、心房钠尿肽、乙醇则能抑制抗利尿激素的释放，故饮酒后尿量可增加。

知识链接

尿崩症

尿崩症（diabetes insipidus，DI）是指精氨酸血管加压素（arginine vasopressin，AVP）

严重缺乏或部分缺乏（称中枢性尿崩症），或肾对 AVP 不敏感（肾性尿崩症），致肾小管重吸收水的功能障碍，从而引起多尿、烦渴、多饮与低比重尿和低渗尿为特征的一组综合征。尿崩症可发生于任何年龄，但以青少年为多见。男性多于女性，男女之比为 2∶1。

（二）醛固酮

醛固酮（aldosterone）是由肾上腺皮质球状带细胞合成和分泌的一种激素，其主要作用是促进远曲小管和集合管对 Na^+、Cl^- 的重吸收和 K^+ 分泌，Na^+ 的重吸收同时也促进水及 HCO_3^- 的重吸收和 H^+ 的分泌。因此，醛固酮具有保 Na^+、排 K^+、保水，增加血容量的作用。

醛固酮的作用机制是：醛固酮（A）进入远端小管和集合管上皮的主细胞，与胞质内受体（R）结合，形成受体-醛固酮复合物（AR），再进入细胞核，生成特异性 mRNA，诱导合成许多重要的蛋白质，这些蛋白质的效应主要包括增加肾小管顶端膜上的 Na^+ 通道和 K^+ 通道，增强基底侧膜上 Na^+-K^+-ATP 酶的活动和增强顶端膜上 H^+-ATP 酶的活动等，从而实现机体保 Na^+ 排 K^+ 的效应（图 8-12）。

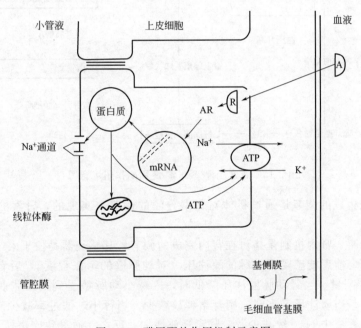

图 8-12 醛固酮的作用机制示意图

醛固酮的分泌主要受肾素-血管紧张素-醛固酮系统和血浆 Na^+、K^+ 浓度的调节。

1. 肾素-血管紧张素-醛固酮系统（renin-angiotensin-aldosterone system，RAAS）

肾素（renin）主要来自肾，是由肾的近球细胞合成和分泌的一种酸性蛋白酶。当各种原因引起肾血流灌注减少时，肾素分泌就增多；当血浆中 Na^+ 浓度降低时，肾素分泌也增加。在肾素的作用下，血浆中或组织中的血管紧张素原水解，产生一个十肽血管紧张素Ⅰ（AngiotensinⅠ，AngⅠ）。AngⅠ在血管紧张素转换酶的作用下脱去 2 个氨基酸残基，生成八肽血管紧张素Ⅱ（AngiotensinⅡ，AngⅡ）。AngⅡ在氨基肽酶 A 的作用下，再失去一个氨基酸残基，生成七肽血管紧张素Ⅲ（AngiotensinⅢ，AngⅢ）。AngⅡ和 AngⅢ均能刺激肾上腺皮质球状带细胞合成和释放醛固酮（图 8-13），但由于 AngⅢ在血液中浓度较低，故以 AngⅡ的作用最为重要。AngⅡ可以作用于血管平滑肌，产生强烈的缩血管作用，使肾血流量减少；还可直接促进近端小管对 NaCl 的重吸收。另外，AngⅡ作用于下丘脑，还可以引起或增强渴觉，并导致饮水行为。由此，肾素、血管紧张素和醛固酮之间构成相互关联的功能系统称为肾素-血管紧张素-醛固酮系统，这个系统的活动水平取决于肾素的分泌量。

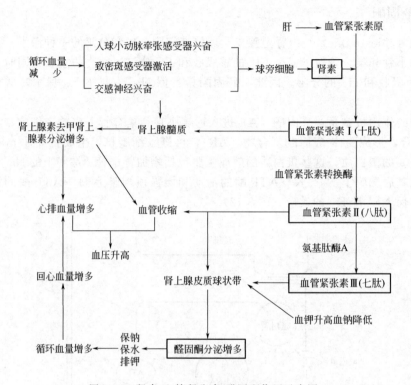

图 8-13 肾素-血管紧张素-醛固酮作用示意图

RAAS 对尿生成的调节是通过机体对肾素分泌的调节来实现的，肾素的分泌受多种因素的调节。

（1）肾内机制 肾内机制是指可在肾内完成的调节，其感受器是位于入球小动脉的牵张感受器和致密斑。前者能感受肾动脉的灌注压（对动脉壁的牵张程度），后者能感受流经该处小管液中的 Na^+ 量。当肾动脉灌注压降低时，入球小动脉壁受到的牵张刺激减小，肾素释放增加；反之，当灌注压升高时，则肾素释放减少。当肾小球滤过率减少或其他因素导致流经致密斑的小管液中 Na^+ 量减少时，肾素释放增加；反之，通过致密斑处 Na^+ 量增加时，则肾素释放减少。

（2）交感神经的调节 当急性大失血、血量减少、血压下降时，可反射性兴奋交感神经，使其末梢释放去甲肾上腺素，作用于近球细胞的 β 受体，刺激肾素释放。

（3）体液调节 血液循环中的儿茶酚胺（肾上腺素和去甲肾上腺素），肾内生成的前列腺素 E_2 和前列环素，均可刺激近球细胞释放肾素；AngⅡ、血管升压素、心房钠尿肽、内皮素和 NO 则可抑制肾素的释放。

2. 血 K^+ 和血 Na^+ 浓度

当血 K^+ 浓度升高和血 Na^+ 浓度降低时，可直接刺激肾上腺皮质球状带，使醛固酮分泌增加，以促进肾保 Na^+ 排 K^+，维持 K^+ 和 Na^+ 浓度的平衡；反之，当血 K^+ 浓度降低和血 Na^+ 浓度升高时，则醛固酮分泌减少。醛固酮的分泌对血 K^+ 浓度升高十分敏感，血 K^+ 仅增加 0.5mmol/L 就能引起醛固酮的分泌，而血 Na^+ 浓度必须降低很多才能引起同样的反应。

（三）心房钠尿肽

心房钠尿肽（atrial natriuretic peptide，ANP）是由心房肌细胞合成和释放的一种肽类激素，具有较强利钠、利尿和调节循环血量作用。ANP 作用于肾可使肾内血管平滑肌舒张，增加肾小球滤过率，抑制肾小管和集合管对 Na^+ 的重吸收，使肾排水和排 Na^+ 增多；它还能抑制肾素、醛固酮和抗利尿激素的分泌。当循环血量增加时，静脉回心血量增加，心房壁受到的牵张程度增大，可引起 ANP 的合成和释放，使循环血量减少，降低血压。

第三节　尿液及其排放

一、尿液

1. 尿量

尿量是反映肾功能的重要指标之一。正常成人每昼夜排出的尿量为 1～2L，平均 1.5L。尿量的多少取决于摄入和其他排泄途径排出的液体量，随机体水平衡情况而变，大量饮水，尿量增加；大量出汗、饮水不足，尿量就会减少。如果每 24h 尿量长期保持在 2.5L 以上，称为多尿（polyuria）；24h 尿量介于 100～500ml，称为少尿（oliguria）；24h 尿量少于 100ml，则称为无尿（anuria）。正常成人每天约产生 35g 固体代谢产物溶解在尿中排出，而 100ml 尿液只能溶解 7g 固体。因此，要将这些代谢产物完全排出，每昼夜尿量需要达到 500ml 以上。少尿或无尿时可导致代谢产物在体内蓄积，引起水电解质紊乱与酸碱平衡失调，非蛋白氮浓度升高，影响正常的生理功能，引发中毒症状。

2. 尿的理化性质

正常新鲜尿液为淡黄色透明液体，其颜色主要来源于胆红素代谢产物，颜色深浅程度与尿量呈反比关系。食物和药物也会影响尿的颜色。一般情况下，成人尿的渗透压介于 360～1000mOsm/L，渗透压与尿中所含溶质浓度呈正比。大量饮水时，稀释尿液的渗透压可降至 30～60mOsm/L，机体缺水时，浓缩尿液的渗透压可高达 1400mOsm/L。正常尿液一般呈弱酸性，pH 变动范围在 5.0～7.0。尿的 pH 受食物和代谢产物的影响。食用肉类等含蛋白质丰富的饮食时，它在代谢中产生的酸较多，尿液偏酸性；素食为主或多吃水果时，因其代谢产物生成碳酸氢盐排出，尿液呈弱碱性。

某些病理变化时，尿的颜色可有明显的改变。尿中有较多红细胞时，外观呈洗肉水色称肉眼血尿，当尿液呈酸性时血尿也可呈酱油色，尿中有大量血红蛋白时尿液可呈深褐色，尿中有淋巴液时呈乳白色。肾功能正常时，尿液的 pH 可随血液的 pH 而变化，当机体出现酸碱平衡失调时，尿的 pH 也会发生相应的改变，排出更多的酸或碱，以维持机体酸碱平衡稳定。

临床工作中，尿量和尿液理化性质检测是监测病情的重要指标，护理过程中，准确记录昼夜液体出、入量，观察尿量及尿液性质的变化，可以对诊断与分析病情提供重要帮助。

二、尿的输送、贮存与排放

肾连续不断地生成尿液，经集合管、肾盏、肾盂通过输尿管进入膀胱贮存。当膀胱内贮存的尿量达到一定量时，即可引起排尿反射，经尿道将尿液排出体外。

(一) 膀胱与尿道的神经支配

膀胱和尿道受盆神经、腹下神经、阴部神经的支配。膀胱逼尿肌和尿道内括约肌接受交感和副交感神经的双重支配（图 8-14）。腹下神经（交感神经），由腰部脊髓发出，兴奋时使膀胱逼尿肌松弛，尿道内括约肌收缩，故其作用为抑制膀胱内尿液的排放。盆神经（副交感神经），由骶部脊髓发出，兴奋时可使逼尿肌收缩，尿道内括约肌舒张，促进排尿。

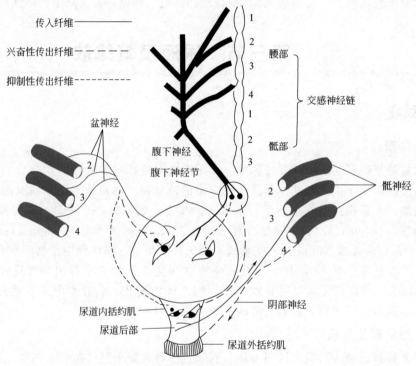

图 8-14　膀胱和尿道的神经支配

膀胱外括约肌受骶髓前角发出的躯体神经纤维阴部神经支配，其活动可受人的意识控制。排尿时，阴部神经的活动受抑制，导致尿道外括约肌松弛。

(二) 排尿反射

排尿是一种受自主神经和意识双重控制的反射活动，称为排尿反射（micturition reflex）。排尿反射是一种脊髓反射活动，但脑的高级中枢可抑制或加强其反射活动。当膀胱内尿量充盈达到一定程度（400～500ml）时，刺激膀胱壁牵张感受器，冲动沿盆神经传入纤维传至脊髓骶段排尿反射的初级中枢，同时冲动也上传到达脑干（脑桥）和大脑皮质的排尿反射高位中枢，引起充胀感并产生尿意。高位中枢可发出强烈抑制或兴奋冲动控制骶髓初级排尿中枢。脑桥可产生抑制和兴奋冲动；大脑皮质中枢主要产生抑制性冲动。如环境条件允许，高级排尿中枢发出的传出冲动到达脊髓，加强骶髓初级排尿中枢的活动，再通过盆神经的副交感纤维到达膀胱，引起逼尿肌强烈收缩。当逼尿肌兴奋时，膀胱颈的肌肉也收缩，尿道内括约肌舒张，尿液在膀胱内压力推动下，被压向后尿道。进入后尿道的尿液又刺激尿道感受器，冲动沿传入神经再次传到骶髓排尿中枢，进一步加强其活动。同时，大脑皮质抑制阴部神经活动，使外括约肌舒张，尿液排出体外。尿液通过尿道时，可反射性加强排尿中枢的活动，这是一个正反馈过程，使排尿反射一再加强，直至尿液被排干净（图 8-15）。排尿后残留在尿道内的尿液，在男性可通过球海绵体肌的收缩将其排尽；而在女性则依靠尿液的重力而排尽。

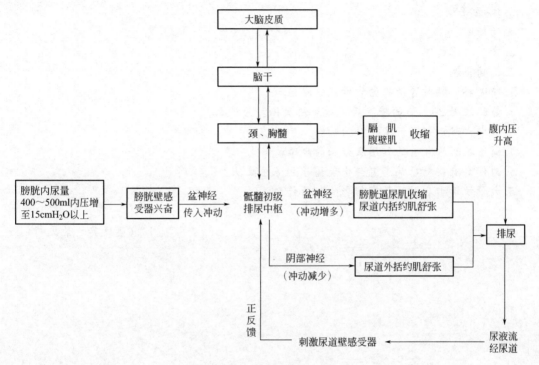

图 8-15　排尿反射的过程

若膀胱充盈后引起尿意，而环境条件不允许排尿时，人可通过高级中枢的活动抑制排尿反射。但是随着膀胱的进一步充盈，引起排尿的传入冲动将越来越强烈，尿意也越来越强烈。

（三）排尿异常

排尿是受高级中枢大脑皮质控制的反射活动，高级中枢可以易化或抑制脊髓初级排尿中枢的活动，但以抑制为主，所以人的意识可以控制排尿。婴幼儿大脑皮质尚未发育完善，对脊髓排尿中枢的抑制能力缺乏或较弱，故排尿不受意识控制，不仅排尿次数多，而且易发生夜间遗尿现象。

排尿是一个反射过程，但受高位中枢的随意控制。如果排尿反射弧的任何一个环节受损，或骶髓排尿中枢与高位中枢之间的联系受损时，都将导致排尿异常的发生。如膀胱的传入神经受损，可发生膀胱过度充盈，并且出现尿液不受意识控制而滴出尿道的情况，称为溢流性尿失禁（overflow incontinence）。当支配膀胱的副交感神经或骶段脊髓的排尿反射中枢受损，则排尿反射不能发生，膀胱松弛扩张，大量尿液被滞留在膀胱内，导致尿潴留（urine retention）。当高位脊髓受损时，脊髓初级排尿中枢失去高位中枢的控制，虽然脊髓排尿反射的反射弧完好，但排尿不受意识控制，膀胱充盈到一定程度后，通过低级中枢引起反射性排尿，可出现尿失禁（urine incontinence）。

思考题

一、名词解释
1.渗透性利尿
2.少尿
3.球-管平衡
4.肾糖阈
5.肾小球滤过率

二、简答题
1.简述醛固酮对肾活动的影响及分泌调节。
2.静脉注射20％葡萄糖液后尿量有何变化？为什么？
3.酸中毒时血钾有何变化？为什么？
4.简述抗利尿激素的作用及分泌的调节。
5.为什么有些糖尿病患者会出现糖尿和多尿症状？
6.大量饮清水后对尿量有何影响？为什么？

（蔡凤英　景文莉）

第九章

感觉器官的功能

【学习目标】

◆ **掌握**：眼视近物时的调节；视锥细胞与视杆细胞的功能；视力的概念；声波传入内耳的途径。

◆ **熟悉**：感受器的定义和一般生理特性；近视、远视和散光产生的原因及矫正方法；耳蜗的感音换能作用；暗适应、明适应、视野、听阈和听域的概念。

◆ **了解**：前庭器官的结构与功能。

案例导入

案例回放：

某男，20岁，高校学生，因中学时学习紧张开始近视，戴眼镜300多度，大学期间经常看电视、玩电脑、玩手机，近来感觉视力明显下降，经眼科检查配近视镜矫正，双眼各625度。

思考问题：

1. 什么是视力？

2. 近视的原因是什么？近视眼如何矫正？

3. 除了近视，眼还有哪些视物异常？如何矫正？

第一节　概　述

感觉（sensation）是客观事物在人脑中的主观反映。感觉的产生过程首先是由感受器（receptor）接受机体内、外环境的各种刺激，并将其转变为相应的神经冲动，经感觉神经和中枢神经系统的传导通路到达大脑皮质的感觉中枢，经中枢神经系统整合分析，最终产生相应的感觉。感觉是认知过程的开始，获得知识的源泉。有了感觉，我们才能感知世界，调节自身，适应环境。

一、感受器与感觉器官

感受器是感觉神经末梢的特殊结构，它专门感受内外环境的各种变化。机体感受器种类繁多，可用不同的方法来分类。根据感受器所接受刺激的性质，可分为光感受器、机械感受器、温度感受器和化学感受器等；根据感受器的分布部位，可分为外感受器（exteroceptor）和内感受器（interoceptor）。外感受器分布在皮肤、鼻腔和口腔黏膜、视器和听器等处；内感受器分布于内脏和心血管等处。

感觉器官（sense organ）是由感受器及其辅助装置共同组成，又称感官。高等动物中最重要的感觉器官多集中在头部，如视觉器官、听觉器官、嗅觉器官和味觉器官等。

二、感受器的一般生理特性

（一）感受器的适宜刺激

感受器对某种的特定形式的刺激最为敏感，即感受阈值最低，这种特定形式的刺激称为该感受器的适宜刺激（adequate stimulus）。如一定波长的电磁波是视网膜光感受细胞的适宜刺激，一定频率的声波是耳蜗中毛细胞的适宜刺激等。感受器对适宜刺激非常敏感，只需很小的刺激强度就能引起兴奋，对于非适宜刺激也可引起一定的反应，但所需刺激强度通常要比适宜刺激大得多。因此，各种刺激总是优先作用于和它们相对应的那种感受器。

（二）感受器的换能作用

感受器的换能作用（transducer function of receptor）是指感受器能将作用于它们的各种形式的刺激能量，如声能、光能、热能等，转换为生物电形式的电能，也就是动作电位，最终以神经冲动的形式传入中枢。因此，感受器可以看成是生物换能器。

感受器在换能过程中，首先引起感受器细胞产生一种过渡性的局部电位变化，再将刺激能量转变为神经冲动。感受器细胞产生的膜电位变化称为感受器电位（receptor potential），其大小与刺激强度及感受器的功能状态有关，并且可发生时间和空间总和。当感受器电位达到一定水平后，便可触发传入神经纤维产生动作电位。

（三）感受器的编码作用

感受器在把刺激信号转换成动作电位时，不仅发生了能量的转换，还把刺激信号中所包含的各种信息转移到了动作电位的序列之中，这种现象称为感受器的编码（coding）作用。例如，耳蜗受到声波刺激时，不但能将声能转换成神经冲动，而且还能把声音的音量、音调、音色等信息转移到神经冲动的序列之中。不过，感受器的编码作用是一种十分复杂的生理现象，在实际生活中，各种千差万别的刺激信号是如何在神经冲动的电信号中进行编码的详细机制目前尚不清楚。

（四）感受器的适应现象

当同一刺激持续作用于某种感受器时，随着刺激时间的延长，感受器的阈值会逐渐升高，即对该刺激变得不敏感，这种现象称为感受器的适应现象（adaptation）。例如在人体的主观感受方面，体验到"入芝兰之室，久而不闻其香"就是一种感觉的适应现象。适应现象虽然是所有感受器的一个共同特性，但各种感受器适应过程发展的速度有所不同。根据感受器适应的快慢不同，常将感受器分为快适应感受器和慢适应感受器。快适应感受器如皮肤触觉感受器和嗅觉感受器，有利于机体再接受其他新的刺激；慢适应感受器如肌梭、颈动脉窦等感受器，有利于机体对某些功能状态，如姿势、血压等进行长时间持续的检测和调整。

第二节　视觉器官

引起视觉的外周感受器官是眼，它由含有感光细胞的视网膜和作为附属结构的折光系统等部分组成。人眼的适宜刺激是波长 380～760nm 的电磁波；在这个可见光谱的范围内，人脑通过接受来自视网膜的传入信息，可以分辨物体的轮廓、形状、颜色、大小、远近和表面细节等情况。据估计，在人脑获得的全部信息中，有 95% 以上来自视觉系统，因而眼无疑是人体最重要的感觉器官。

人眼的基本结构（图 9-1）中根据在视觉产生过程中的作用不同分为两部分：折光系统和感光系统。外界物体发出的光线经眼的折光系统成像于视网膜上，再由眼的感光换能系统将视网膜像所含的视觉信息转变为生物电信号，并在视网膜中对这些信号进行编码、加工，然后由视神经传入中枢产生视觉。

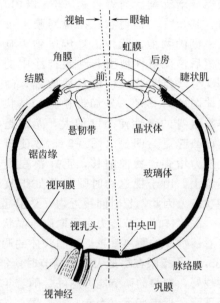

图 9-1　右眼的水平切面

一、眼的折光功能

（一）眼的折光系统与折光成像

眼的折光系统是一个复杂的光学系统，包括角膜、房水、晶状体和玻璃体。光线射入眼后，经过折光系统的多次折射后，在视网膜上形成倒立的物像。眼折光成像的原理与凸透镜成像原理很相似，但由于各个折光体的曲率半径和折光率不一致，所以过程比较复杂且不易理解。为了便于理解和实际应用，通常用简化眼（reduced eye）模型来描述折光系统的功能。简化眼是一种假想的人工模型，其光学参数与正常人眼折光系统总的光学参数相等，故可用来研究折光系统的成像特性。简化眼是假定眼球的前后径为 20mm，内容物为均匀的折光体，折光率为 1.333，外界光线进入眼时，只在角膜的前表面发生折射。简化眼前表面的曲率半径为 5mm，即节点 n 到前表面的距离为 5mm，后主焦点在节点后方 15mm 处，相当于视网膜的位置。这个模型和正常安静时的人眼一样，正好能使平行光线聚焦在视网膜上，形成一个清晰的物像（图 9-2）。

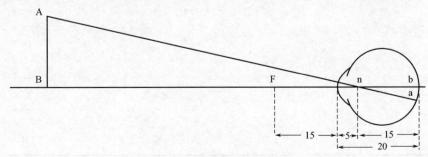

图 9-2　简化眼及其成像情况

单位：mm

（二）眼的调节

当眼看 6m 以外的远物时，由于入眼的光线是平行的，经折射后正好在视网膜上成像，故眼不需要调节。但随着物体的移近，入眼的光线由平行变成辐散状，经折射后物像落在视网膜之后，需经过眼的调节才能形成清晰的物像。眼视近物时的调节反应包括晶状体变凸、瞳孔缩小和两眼球会聚。以晶状体的调节最为重要。

1. 晶状体的调节

晶状体是一种富有弹性的折光体，呈双凸透镜形，其四周通过悬韧带与睫状体相连。睫状体内有睫状肌，受动眼神经中的副交感纤维支配。当看近物（6m 以内）时，其光线呈辐射状，在视网膜上形成模糊的物像，此种信息传送到视觉中枢后，反射性地引起动眼神经中的副交感纤维兴奋，使睫状肌收缩，睫状体向前内移动，悬韧带松弛，晶状体靠自身的弹性使凸度加大，尤其是向前凸起更为明显（图 9-3），故使折光能力增强，物像前移，正好落在视网膜上。由于视近物时睫状肌处于收缩状态。因此，长时间视近物，易引起眼的疲劳感。

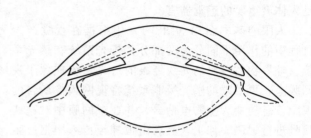

图 9-3　眼调节前后晶状体形状的改变
实线为安静时的晶状体较扁平，虚线为视
近物时经过调节后的晶状体变凸

晶状体的调节能力主要取决于晶状体的弹性，弹性越好，晶状体凸起的能力就越强，所能看清物体的距离就越近。晶状体的调节能力有一定的限度，可用近点来表示。近点（near point）是指眼在尽最大能力调节时所能看清物体的最近距离。近点越近，表示晶状体的弹性越好，即眼的调节能力越好。随着年龄的增长，晶状体弹性逐渐下降，眼的调节能力也逐渐下降，近点变远（表 9-1）。一般在 45 岁以后，眼的调节能力显著减退，表现为近点远移，称为老视（presbyopia），需戴适宜的凸透镜来矫正。

表 9-1　年龄增长眼的调节能力与近点的变化

年龄/岁	调节力/D	近点/cm
10	11.3	8.8
20	9.6	10.4
30	7.8	12.8
40	5.4	18.5
50	1.9	52.6
60	1.2	83.3
70	1.0	100.0

2. 瞳孔的调节

瞳孔是光线进入眼内的门户，瞳孔的调节是指通过改变瞳孔的大小而进行的一种调节方式。正常人瞳孔直径在 1.5～8.0mm 变动。看近物时可反射性地引起双侧瞳孔缩小，这种现象称为瞳孔近反射（near reflex of the pupil）。这种调节的意义在于视近物时，可减少由折光系统造成的球面像差和色像差。

瞳孔的大小还可随光线的强弱而改变。当光线强时，瞳孔会缩小；当光线弱时，瞳孔会变大，这种现象称为瞳孔对光反射（pupillary light reflex）。瞳孔对光反射的作用是调节入眼光量，保护视网膜。瞳孔对光反射是双侧性的，即一侧眼被照射时，不仅被照射眼瞳孔缩小，另一侧眼的瞳孔也缩小，这种现象称为互感性对光反射。瞳孔对光反射的中枢在中脑，临床上常把它作为判断中枢神经系统病变部位、全身麻醉深度和病情危重程度的重要指标。

3. 双眼会聚

当双眼视近物时，会出现两眼视轴同时向鼻侧聚拢的现象，称为双眼会聚（convergence），它主要是由眼球的内直肌收缩所致，也称辐辏反射（convergence reflex）。这种反射的意义在于视近物时，使物体的成像落在两眼视网膜的对应点上，从而产生清晰的视觉，避免复视。

（三）眼的折光异常

正常眼的折光系统在无须进行调节的情况下，就可使平行光线聚焦在视网膜上，因而可看清远处的物体；经过调节的眼，只要物体的距离不小于近点的距离，也能在视网膜上形成清晰的物像，此称为正视眼（emmetropia）。若眼的折光能力异常，或眼球的形态异常，使平行光线不能聚焦在视网膜上，则称为非正视眼（ametropia），或称屈光不正，包括近视、远视和散光。

1. 近视

近视（myopia）多数是由于眼球的前后径过长（轴性近视）或折光系统的折光力过强（屈光性近视）引起，如角膜或晶状体的球面曲度过大等。近视眼视远物时，由远物发来的平行光线不能聚焦在视网膜上，而是聚焦在视网膜之前，故视物模糊不清；当视近物时，由于近物发出的光线呈辐射状，成像位置比较靠后，因而眼无须进行调节或进行较小程度的调节，就可在视网膜上成像；所以能看清近物。近视眼的形成，可由于先天遗传引起的，也可因后天用眼不当造成的，如阅读姿势不正、照明不足、阅读距离过近或持续时间过长、字迹过小或字迹不清等。因此，纠正不良的阅读习惯，注意用眼卫生，是预防近视眼的有效方法。矫正近视眼通常配戴合适的凹透镜，使光线适度辐散后再进入眼内（图 9-4）。

2. 远视

远视（hyperopia）多数是由于眼球前后径过短（轴性远视）引起的，常见于眼球发育不良；也可由折光系统的折光力过弱（屈光性远视）引起，如角膜扁平等。远视眼在安静状态下看远物，所形成的物像落在视网膜之后，因此远视眼在看远物时就需适当的调节，使平行光线能提前聚焦，才能成像在视网膜上。视近物时，物像更加靠后，晶状体的调节即使达到最大限度也不能看清。由于远视眼不论视近物还是远物均需要进行调节，故容易发生调节疲劳。矫正远视眼通常配戴合适的凸透镜（图 9-4）。

3. 散光

散光（astigmatism）是由于眼球在不同方位上的折光力不一致引起的。在正常情况下，折光系统的各个折光面都是正球面,即折光面每个方位的曲率半径都是相等的。由于某种原因,某个折光面有可能失去正球面形,如角膜的表面在不同方位上的曲率半径不相等,使通过角膜射入眼内的光线就不能在视网膜上形成焦点,而是形成焦线,故导致物像变形和视物不清。散光眼的矫正办法是配戴合适的柱面透镜,使角膜某一方位的曲率异常情况得到纠正。

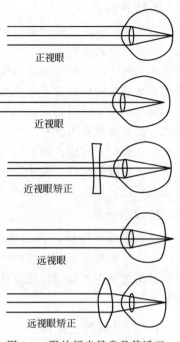

正视眼

近视眼

近视眼矫正

远视眼

远视眼矫正

二、眼的感光功能

眼的感光功能依靠视网膜的感光细胞,来自外界物体的光线,通过眼内的折光系统在视网膜上形成物像,是物理范畴的像,但视觉系统最后在主观意识上形成的"像",则是属于意识或心理范畴的主观印象,它由来自视网膜的神经信息最终在大脑皮质等中枢内经分析处理后才能形成主观意识上的感觉。

(一)视网膜的结构特点

视网膜的厚度只有 0.1~0.5mm,但结构十分复杂,可分为色素上皮细胞层和神经细胞层。色素上皮细胞层不

图 9-4 眼的折光异常及其矫正

属于神经组织,含有黑色素颗粒,能吸收光线,可防止光线反射而影响视觉。神经细胞层,由外向内依次分为感光细胞层、双极细胞层和神经节细胞层(图 9-5)。

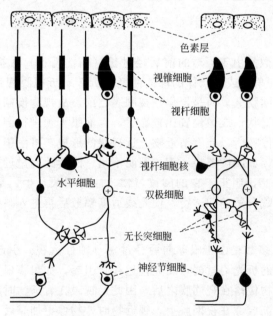

色素层

视锥细胞

视杆细胞

视杆细胞核

水平细胞

双极细胞

无长突细胞

神经节细胞

图 9-5 视网膜的主要细胞层次及其联系模式图
左半部分表示周围区域,右半部分表示中央凹

视网膜的感光细胞层含有视杆细胞(rod cell)和视锥细胞(cone cell)两种感光细胞,这两种细胞内都含有大量的感光色素,在形态上都可分为四部分,由外向内依次为外段、内

段、胞体和终足（图 9-6），其中外段是感光色素集中的部位，在感光换能过程中起重要作用。两种感光细胞都通过终足与双极细胞发生突触联系，双极细胞再和神经节细胞联系，神经节细胞的轴突构成视神经。在视神经穿过视网膜的部位形成视神经乳头，此处没有感光细胞，故没有感光功能，是生理上的盲点（blind spot），大约在中央凹鼻侧的 3mm 处。如果一个物体的成像正好落在此处，人将看不到该物体。正常时由于用两眼视物，一侧盲点可被另一侧视觉补偿，所以平时人们并未感觉到自己视野中有盲点的存在。

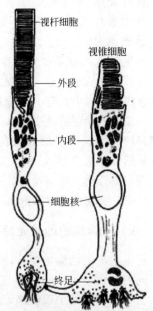

图 9-6　视杆细胞和视锥细胞模式图
视杆细胞和视锥细胞在形态上均
可分为外段、内段和终足三部分

（二）视网膜的两种感光换能系统

根据对视网膜结构和功能的研究，目前认为在人和大多数脊椎动物的视网膜中存在着两种感光换能系统，即视锥系统和视杆系统。

（1）视杆系统　由视杆细胞和与它们相联系的双极细胞和神经节细胞等组成，它们对光的敏感度较高，能在昏暗的环境中感受光刺激而引起视觉，但视物时对细节分辨力差，只能有较粗略的轮廓，而且视物无色觉而只能区别明暗，又称为晚光觉系统；在自然界以夜间活动为主的动物如（猫头鹰和鼠等），视网膜中只有视杆细胞。

（2）视锥系统　由视锥细胞和与它们相联系的双极细胞和神经节细胞等组成，它们对光的敏感性较差，只有在强光条件下才能被刺激，但视物时可辨别颜色，且对物体的细节有高分辨能力，又称为昼光觉系统。某些只在白昼活动的动物（如鸽子和鸡等），视网膜感光细胞几乎都是视锥细胞。

人视网膜中视杆细胞和视锥细胞在空间上的分布是不均匀的，越近视网膜周边部，视杆细胞越多而视锥细胞越少；越近视网膜中心部，视杆细胞越少而视锥细胞越多；在黄斑中心的中央凹处，感光细胞全部是视锥细胞而无视杆细胞；故人眼视觉的特点是中央凹在亮光处有最高的视敏度和色觉，在暗处则中央凹视力较差；相反地，视网膜周边部则能感受弱光的刺激，但这时无色觉且清晰度较差。

（三）视杆细胞的感光原理

视杆细胞内的感光物质是视紫红质（rhodopsin），这是一种由视蛋白（opsin）与视黄醛（retinene）共同组成的结合蛋白质，当光线照射时可迅速分解为视蛋白和视黄醛，视黄醛在光照条件下其分子构象会发生改变，即由光照前弯曲的 11-顺型变成较直的全反型。视黄醛分子构象的这种改变，会引起视蛋白分子构象的改变，经过较复杂的信号传递系统活动，可诱发视杆细胞产生感受器电位。

在生理情况下，视紫红质既有分解过程，又有合成过程，两者处于动态平衡状态。受光线照射时，视紫红质分解为视蛋白和全反型视黄醛；合成时，视黄醛首先由全反型转变为 11-顺型，再与视蛋白合成视紫红质以备用（图 9-7）。合成过程和分解过程的快慢，取决于光线的强弱。在弱光下合成速度大于分解速度，视杆细胞内的视紫红质增多，从而对光线的感受能力增强，能感受弱光刺激；相反在强光下视紫红质的分解远远大于合成，视杆细胞内的视紫红质含量很少，使视杆细胞对光线的刺激不敏感，甚至失去感光能力。

维生素 A 与视黄醛的化学结构相似，经代谢可转变成视黄醛。在视紫红质分解与再合成的过程中，有一部分视黄醛被消耗，要靠体内储存的维生素 A 来补充。体内储存的维生素 A 最终要从食物中获得，如果长期维生素 A 摄入不足，将导致视杆细胞因视紫红质合成不足而致暗光环境中视觉障碍，引起夜盲症（nyctalopia）。

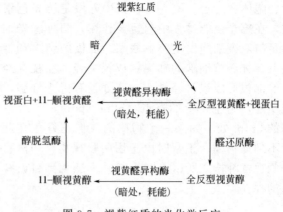

图 9-7　视紫红质的光化学反应

（四）视锥细胞的感光原理与色觉

视锥细胞的功能主要是使眼具有辨别颜色的能力。正常视网膜在可见光下可分辨约 150 种不同的颜色，每种颜色都与一定波长的光线相对应。这种不同波长的光线作用于视网膜后在人脑引起不同的主观映像，即对不同颜色的识别称为颜色视觉（color vision）。人类产生颜色视觉的确切原因尚未完全清楚，一般用三原色学说（trichromatic theory）来解释。三原色学说认为，在视网膜上分布有三种不同的视锥细胞，分别含有对红、绿、蓝三种光敏感的视色素。当不同波长的光线照射视网膜时，会使三种视锥细胞以一定的比例兴奋，这样的信息传到中枢，就会产生不同颜色的感觉。例如，红、绿、蓝三种视锥细胞兴奋程度的比例为 4∶1∶0 时，产生红色的感觉；三者的比例为 2∶8∶1 时，产生绿色的感觉；当三种视锥细胞受到同等程度的三色光刺激时，将引起白色的感觉。

三原色学说可以较好地解释色盲和色弱的发生机制。色盲（color blindness）是一种色觉障碍，对全部颜色或部分颜色缺乏分辨能力，因此色盲可分为全色盲或部分色盲。全色盲的人表现为不能分辨任何颜色，只能分辨光线的明暗，呈单色视觉。全色盲的人很少见，较为常见的是部分色盲。部分色盲又可分为红色盲、绿色盲和蓝色盲，可能是由于缺乏相应的某种视锥细胞所造成的；其中最多见的是红色盲和绿色盲，统称为红绿色盲，表现为不能分辨红色和绿色。色盲绝大多数是由遗传因素引起的，只有极少数是由视网膜的病变引起的。有些色觉异常的产生并不是由于缺乏某种视锥细胞，而是由于某种视锥细胞的反应能力较弱，使患者对某种颜色的识别能力较正常人稍差，这种色觉异常称为色弱，色弱常由后天因素引起。

> ### 知识链接
>
> #### 色盲症的发现者
>
> 18 世纪英国著名的化学家兼物理学家道尔顿，在圣诞节前夕送给母亲的礼物是一双"棕灰色"的袜子，而母亲却认为自己穿樱桃红色的袜子不合适。道尔顿感到非常奇怪，袜子明明是棕灰色的，为什么母亲说是樱桃红色的呢？疑惑不解的道尔顿又拿着袜子询问周围的人，只有弟弟和他的看法一致，别人都说袜子是樱桃红色的。道尔顿对这件小事没有轻易地放过，他经过认真的分析比较，发现他和弟弟的色觉与别人不同，原来自己和弟弟都是色盲。道尔顿虽然不是生物学家和医学家，却成了第一个发现色盲症的人，也是第一个被发现的色盲症患者。为此他写了篇论文《论色盲》，成为世界上第一个提出色盲问题的人。后来，人们为了纪念他，又把色盲症称为道尔顿症。

（五）视网膜的信息传递

视杆细胞和视锥细胞在接受光照后所产生的感受器电位，在视网膜内要经过复杂的细胞网络传递，最后才能由视神经节细胞产生动作电位。已知感光细胞、双极细胞和水平细胞（感光细胞层与双极细胞层之间的细胞，可在水平方向传递信号）均没有产生动作电位的能力，只是产生超极化型慢电位。当这些电位扩布到神经节细胞时，通过总和作用可使神经节细胞的静息电位发生去极化，当达到阈电位水平时，就会产生动作电位，并作为视网膜的最后输出信号，由视神经传向中枢，经中枢的分析处理，最终产生主观意识上的视觉。

三、与视觉有关的生理现象

（一）暗适应和明适应

1. 暗适应

人从亮处突然进入暗处时，最初看不清楚任何东西，经过一定时间，视觉敏感度才逐渐升高，恢复了在暗处的视力，这称为暗适应（dark adaptation）。暗适应是人眼对光的敏感度在暗光处逐渐提高的过程。在亮处时由于受到强光的照射，视杆细胞中的视紫红质大量分解，使视紫红质的储存量很小，到暗处后不足以引起对暗光的感受，而视锥细胞对弱光又不敏感，所以进入暗环境的开始阶段什么也看不清。经过一定时间后由于视紫红质的合成，使含量得到补充，于是暗处的视力逐渐恢复。整个暗适应过程约需 30min。

2. 明适应

从暗处突然来到亮光处，最初感到一片耀眼的光亮，不能看清物体，只有稍待片刻才能恢复视觉，这称为明适应（light adaptation）。明适应出现较快，约需 1min 即可完成。其产生机制是，在暗处视杆细胞内蓄积的大量视紫红质，到亮处时遇强光迅速分解，因而产生耀眼的光感。待视紫红质大量分解后，对光较不敏感的视锥细胞色素才能在亮光环境中感光。

（二）视力

视力又称视敏度（visual acuity）是指眼对物体细微结构的分辨能力。视力的好坏通常以视角的大小作为衡量标准。所谓视角（visual angle），是指物体上两点发出的光线射入眼球后，在节点上相交时形成的夹角。眼睛能辨别物体上两点所构成的视角越小，表示视力越好。当视角为 1 分角（1/60 度）时，在视网膜上所形成的两点物像之间的距离为 $5\mu m$，稍大于一个视锥细胞的平均直径，此时两点间刚好隔着一个未被兴奋的视锥细胞，当冲动传入中枢后，就会产生两点分开的感觉（图 9-8）。因此，视角为 1 分角的视力为正常视力。

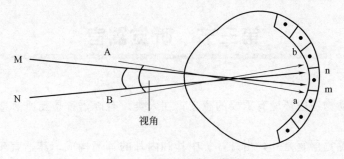

图 9-8　视力与视角示意图

AB 两点光源发出的光经节点形成的视角是 1 分角，形成的物像 b 和 a 分别兴奋了两个被隔开的视锥细胞，故人眼能分辨为两点；MN 两点光源形成的物像 n 和 m 兴奋了同一个视锥细胞，人眼不能分辨为两点（图 9-8）。

（三）视野

单眼固定地注视前方一点不动时，该眼所能看到的空间范围，称为视野（visual field）。正常人的视野受面部结构阻挡视线的影响，鼻侧和上方视野较小，颞侧和下方视野较大。各种颜色的视野也不一致，白色视野最大，黄色、蓝色次之，红色再次之，绿色视野最小（图 9-9）。临床上检查视野，可帮助诊断视网膜或视觉传导通路上的某些疾病。

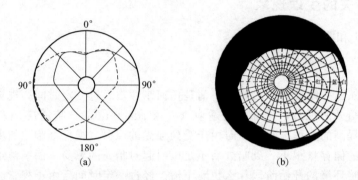

图 9-9　人视网膜视野

（a）双眼视野（虚线范围内为左眼视野，实线范围内为右眼视野，两眼鼻侧视野互相重叠）；
（b）单眼（右眼）视野（白色区中各环形虚线范围内各种不同颜色视野，黑色区为盲区）

（四）双眼视觉和立体视觉

两眼同时看某一物体时产生的视觉为双眼视觉。正常时人只产生一个物体的感觉，这是由于从物体同一部分发出的光线，成像于两眼视网膜的对称点上。例如，两眼的黄斑部就互为对称点；当两眼注视墙上一个小黑点时，由于有眼外肌的调节，此点就都正好成像在两侧眼的黄斑上，于是在视觉中只"看到"一个点；此时如用手轻推一侧眼球的外侧，使此眼视轴稍作偏移，则这时此眼视网膜上的黑点像就从黄斑部移开，落在与对侧视网膜像非对称的点上，于是会感到墙上有两个黑点存在，这就是复视现象。与单眼视觉相比，双眼视觉可增加对物体距离和形态等判断的准确性，即形成立体视觉。这是因为同一物体在两眼视网膜上形成的物像并不完全相同，左眼看到物体的左侧面较多，右眼看到物体的右侧面较多，这些信息经过高级中枢处理后，就会形成立体视觉。

第三节　听觉器官

听觉对许多动物适应环境有重要的意义；在人类，有声语言是互通信息、交流思想的重要工具。

听觉的外周感觉器官是耳，由外耳、中耳和内耳的耳蜗构成，其适宜刺激是频率为 2～20000Hz 的空气振动疏密波，即声波。声波通过外耳和中耳组成的传音系统传递到内耳，经内耳的换能作用将声波的机械能转变为听神经纤维上的神经冲动，后者传送到大脑的听觉中枢，产生听觉。

一、听阈和听域

人耳所能感受的振动，对于其中每一频率的声波来说，都有一个刚能引起听觉的最小振动强度，称为听阈（auditory threshold）。当振动强度在听阈以上继续增加时，听觉的感受也相应增强，但当振动强度增加到某一限度时，引起的不仅是听觉，而且使鼓膜产生痛感，此时的声压为人耳所能忍受的最强声压，称为最大可听阈。由于不同的振动频率都有不同的听阈和最大可听阈，因而可绘制出表示人耳对振动频率和强度的感受范围的坐标图（图 9-10），其中下方的曲线表示不同频率振动的听阈，上方的曲线表示它们的最大可听阈，两者所包含的面积称为听域（auditory field）。人耳最敏感的声波频率在 1000～3000Hz。

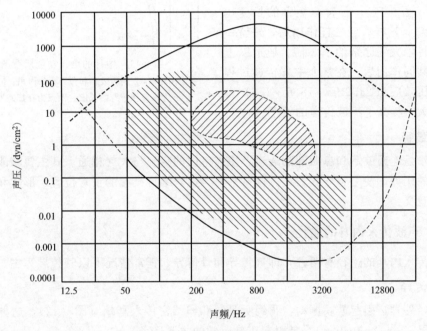

图 9-10　人的正常听阈和听域图

二、外耳和中耳的功能

（一）外耳的功能

外耳由耳郭和外耳道组成。耳郭的形状有利于收集声波，还可帮助判断声源的方向。外耳道一端开口于外耳门，一端终止于鼓膜，长约 2.5cm，是声波传导的通路。

（二）中耳的功能

中耳主要包括鼓膜、鼓室、听骨链、咽鼓管等结构，它们在传音过程中起着重要的作用。

1. 鼓膜

鼓膜为椭圆形半透明薄膜，面积为 50～90mm^2，厚度约 0.1mm。它具有较好的频率响应和较小的失真度，可与声波振动同始同终，有利于把声波振动如实地传递给听骨链。

2. 听骨链

声波在中耳内由鼓膜经过听骨链向卵圆窗（前庭窗）的传递过程中，可使振动的振幅减小而压强增大，既可提高传音效率，又可避免对内耳和前庭窗膜造成损伤。其增压的原因主要有两方面：一是由于鼓膜面积和前庭窗膜面积的差别造成的，鼓膜振动时，实际发生振动的面积为 $59.4mm^2$，而前庭窗膜的面积只有 $3.2mm^2$，两者之比为 18.6：1，则前庭窗膜上压强将增加到原来 18.6 倍；二是由于锤骨、砧骨和镫骨这三块听小骨形成固定角度的杠杆，锤骨柄为长臂，砧骨长突为短臂（图 9-11），长臂与短臂的长度比约为 1.3：1，这样，经杠杆作用后，短臂一侧的压力将增大到原来的 1.3 倍。通过以上两方面的共同作用后，在整个中耳传递过程中总的增压效应为 24.2 倍（18.6×1.3）左右，从而大大提高了声波传递的效率。

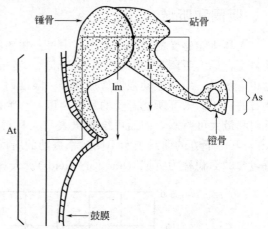

图 9-11　中耳的增压功能示意图
At 和 As 分别为鼓膜和镫骨板的面积；lm 和 li 为长臂和短臂的长度；圆点为杠杆的支点

3. 咽鼓管

咽鼓管是连通鼓室和鼻咽部的通道，使鼓室内的空气与大气相通。其主要功能是调节鼓室内空气的压力，使之与外界大气压保持平衡，这对维持鼓膜的正常位置、形状和振动性能具有重要意义。

（三）声波传入内耳的途径

声波传入内耳的途径有两种，即气传导和骨传导，正常情况下以气传导为主。

1. 气传导

声波经外耳道引起鼓膜振动，再经听骨链和卵圆窗传入耳蜗（图 9-12），这种传导途径称为气传导（air conduction），是引起正常听觉的主要途径。

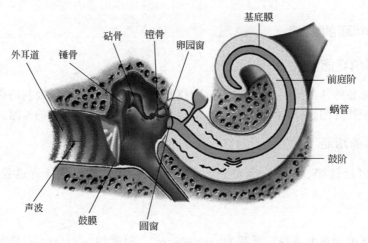

图 9-12　声波传入内耳途径

在前庭窗的下方有一圆窗（蜗窗），当正常气传导途径的结构损坏时，如鼓膜穿孔、听骨链严重病变等，此时，声波也可通过鼓膜的振动而引起鼓室内空气振动，再经圆窗传至耳蜗，但这一途径在正常情况下并不重要。当听骨链运动障碍时可发挥一定的传音作用，使听觉功能得到部分代偿。

2. 骨传导

声波直接引起颅骨的振动，从而引起耳蜗内淋巴的振动，这种传导途径称为骨传导（bone conduction）。在正常情况下，骨传导的效率比气传导的效率低得多，所以在正常听觉产生中的作用不大。平时一般的声音不足以引起颅骨的振动，只有较强的声波或者是自己的说话声，才能引起颅骨较明显的振动。

在临床工作中，常用音叉检查患者气传导和骨传导的情况，帮助诊断听觉障碍的病变部位和性质。例如，当外耳道或中耳发生病变引起传音性耳聋时，气传导明显受损，而骨传导却不受影响，甚至相对增强；当耳蜗发生病变引起感音性耳聋时，气传导和骨传导将同时受损，但气传导作用仍大于骨传导。

三、内耳的感音功能

内耳包括耳蜗（cochlea）和前庭器官（vestibular apparatus）两部分，其中耳蜗具有感音功能，能把传到耳蜗的机械振动转变为蜗神经的神经冲动，引起听觉；前庭器官与平衡感觉有关。

（一）耳蜗的结构

耳蜗是一条骨质的管道围绕一个蜗轴盘旋而成。在耳蜗管的横断面上可见到两个分界膜，一为斜行的前庭膜，一为横行的基膜，此两膜将管道分为三个腔，分别称为前庭阶、鼓阶和蜗管（图 9-13）。前庭阶附在耳蜗底部与卵圆窗膜相接，内充外淋巴（perilymph）；鼓阶在耳蜗底部与圆窗膜相接，也充满外淋巴，后者在耳蜗顶部和前庭阶中的外淋巴相交通；蜗管是一个盲管，其中内淋巴（endolymph）浸浴着位于基膜上的螺旋器（又称柯蒂器，organ of corti）的表面。螺旋器是听觉感受器，其横断面上可见数行纵向排列的毛细胞，每个毛细胞顶部都有数百条排列整齐的听毛，有些较长的听毛顶端埋置在盖膜的胶冻状物质中，这些共同构成感受声波的结构基础（图 9-14）。

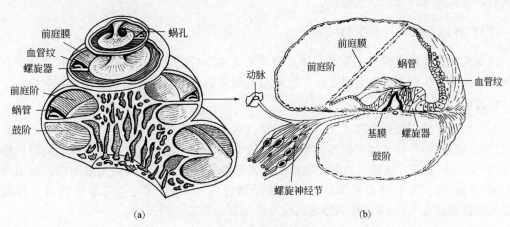

图 9-13　耳蜗及蜗管的横切面示意图
（a）耳蜗纵行剖面；（b）蜗管横断面

（二）耳蜗的感音换能作用

耳蜗的作用是能把传到耳蜗的机械振动转变为蜗神经的神经冲动，在这一转变过程中耳蜗基膜的振动起着关键作用。

当声波振动通过听骨链到达前庭窗膜时，如锤骨的运动方向是压向前庭窗膜的，就会引起前庭窗膜内陷，并将压力变化传给前庭阶的外淋巴，再依次传到前庭膜和蜗管的内淋巴，进而使基膜下移，最后是鼓阶的外淋巴压迫圆窗膜向外凸起。相反，当前庭窗膜外移时，则整个耳蜗内的淋巴和膜性结构均作反方向的移动，如此反复，便形成了基膜的振动。在基膜振动时，基膜与盖膜之间的相对位置也会随之发生相应的变化，于是使毛细胞受到刺激而引起生物电变化（图 9-14）。

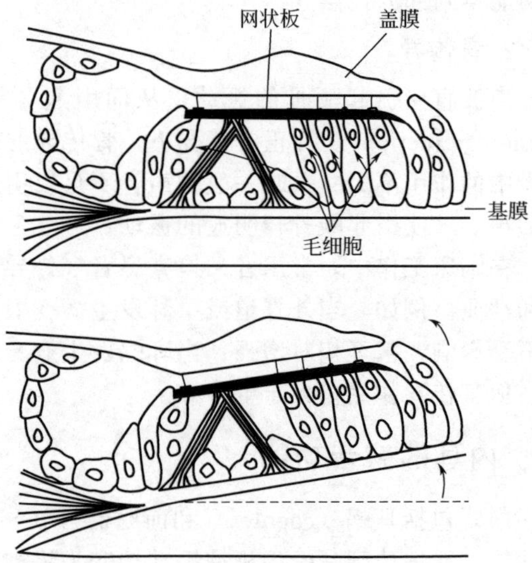

图 9-14　耳蜗感音换能作用示意图

（三）耳蜗对声音频率和强度的分析

耳蜗对声音频率的分析目前普遍采用行波理论（theory of travelling wave）来解释。该理论认为基膜的振动，首先发生在耳蜗底部，随后呈波浪状向耳蜗顶部传播。在振动传播过程中，幅度逐渐增大，到基膜上的某一部位振幅达到最大。声波频率越高，行波传播得越近，最大振幅出现的部位越靠近基膜底部；反之，声波频率越低，行波传播得越远，最大振幅出现的部位越靠近基膜顶部（图 9-15）。因此，对于每一个振动频率来说，在基膜上都有一个特定的行波传播范围和最大振幅区，位于该区域的毛细胞就会受到最大的刺激，来自基膜不同区域的耳蜗神经纤维冲动传到听觉中枢，就能产生不同音调的感觉。故临床上，耳蜗顶部受损主要影响低频听力，耳蜗底部受损主要影响高频听力。耳蜗对声音强度的分析，主要取决于基膜振动幅度的大小。声音越强，基膜振动幅度越大，受刺激而兴奋的耳蜗神经元数量越多，产生神经冲动的频率越高，传到中枢后，主观感觉声音的强度越强。

（四）耳蜗及听神经的生物电现象

耳蜗及蜗神经的电变化主要有三种：一是未受声波刺激时的耳蜗静息电位；二是受到声波刺激时耳蜗产生的耳蜗微音器电位；三是由耳蜗微音器电位引发的蜗神经动作电位。

1. 耳蜗静息电位

在耳蜗未受到声波刺激时，从内耳不同部位可以引导出不同的电位。如果把一个电极放在鼓阶外淋巴中，并接地使之保持在零电位，那么用另一个测量电极可测出蜗管内淋巴中的电位为 +80mV 左右，这称为内淋巴电位。如将测量电极插入螺旋器的毛细胞内，可引导出 -70mV 的电位，为毛细胞的静息电位。这样蜗管内（+80mV）与毛细胞内（-70mV）的静息电位差就是 150mV。耳蜗静息电位是产生其他电变化的基础。

2. 耳蜗微音器电位

当耳蜗接受声波刺激时，在耳蜗及其附近结构可记录到一种与声波的频率和幅度完全一

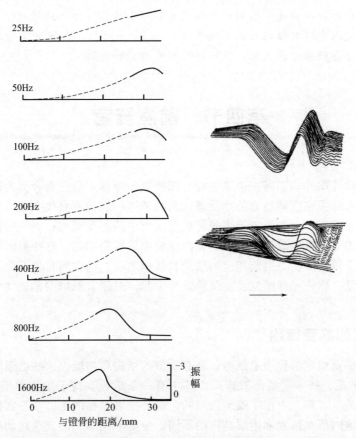

图 9-15　不同频率的纯音引起的行波在基膜上传播的距离以及行波最大振幅的出现部位

致的电位变化，称为耳蜗微音器电位（cochlear microphonic potential，CMP）。这一现象正如向一个电话机的受话器或微音器（即麦克风）发声时，它们可将声音振动转变为波形类似的音频电信号一样，这正是把耳蜗的这种电变化称为微音器电位的原因。微音器电位的潜伏期极短，小于 0.1ms，没有不应期，可以总和。它对缺氧和麻醉不敏感，因此动物死亡后在一定时间内仍可记录到微音器电位。

3. 蜗神经动作电位

蜗神经的动作电位，是耳蜗对声音刺激一系列反应中最后出现的电变化，是耳蜗对声音刺激进行换能和编码作用的总结果，是由耳蜗微音器电位触发产生的。它的波幅和形状并不能反映声音的特性，但可以通过神经冲动的节律、间隔时间以及发放冲动的纤维在基膜上起源的部位等，来传递不同形式的声音信息。作用于人耳的声波是多种多样的，由此所引起的蜗神经纤维的冲动及其序列的组合也是十分复杂的，传入中枢后，人脑便可依据其中特定的规律来区分不同的音量、音调、音色等信息。

　　知识链接

耳蜗微音器电位的提出

1930 年，韦弗（E. G. Wever）和布雷（C. W. Bray）在猫身上做实验。当声音作用于耳蜗时，可从圆窗引出一种与刺激的音波相似的电位变化。如将此电位引到扩音器

第四节　前庭器官

内耳迷路中除耳蜗外，还有三个半规管、椭圆囊和球囊，后三者合称为前庭器官，是人体对自身运动状态和头在空间位置的感受器。当机体进行旋转或直线变速运动时，速度的变化（包括正、负加速度）会刺激三个半规管或椭圆囊中的感受细胞；当头的位置和地球引力的作用方向出现相对关系的改变时，就会刺激球囊中的感受细胞。这些刺激引起的神经冲动沿听神经的前庭支传向中枢，引起相应的感受和其他效应。前庭器官传至中枢的信息，与其他传入信息如视觉、躯体深部感觉及皮肤感觉等一起，对调节肌肉的紧张性和维持身体的平衡起着重要作用。

一、前庭器官的感受细胞

前庭器官的感受细胞都称为毛细胞，具有类似的结构和功能。这些毛细胞通常在顶部有 60～100 条纤细的毛，按一定的形式排列；其中有一条最长，位于细胞顶端的一侧边缘处，称为动毛；其余的毛较短，占据了细胞顶端的大部分区域，称静毛。在正常情况下，由于各前庭器官中毛细胞的所在位置和附属结构的不同，使得不同形式的变速运动都能以特定的方式改变毛细胞纤毛的倒向，使相应的神经纤维的冲动发放频率发生改变（图 9-16），把机体运动状态和头在空间位置的信息传送到中枢，引起特殊的运动觉和位置觉，并出现各种躯体和内脏功能的反射性改变。

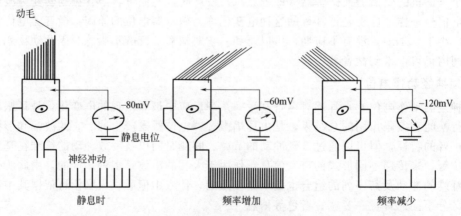

图 9-16　前庭器官中毛细胞顶部纤毛受力情况与电位变化关系示意图
当静纤毛向动纤毛一侧偏转时，毛细胞膜去极化，传入冲动增多；
当静纤毛向背离动纤毛的一侧偏转时，毛细胞膜超极化，传入冲动减少

二、半规管的功能

人体两侧内耳各有上、外、后三个半规管（semicircular canal），形状大致相同，但各

处于三个不同的平面，这三个平面互相垂直，分别代表空间的三个平面。每条半规管的一端都有一膨大的部分，称为壶腹（ampulla）。壶腹内有一块隆起的结构，称为壶腹嵴（crista ampullaris），壶腹嵴上有一排面对管腔的感受性毛细胞。

半规管的功能是感受旋转变速运动。当身体围绕不同方向的轴作旋转运动时，相应半规管壶腹中的毛细胞因管腔中内淋巴的惯性运动而受到冲击，顶部纤毛向某一方向弯曲；当旋转停止时，又由于管腔中内淋巴的惯性作用，使顶部纤毛向相反方向弯曲，从而使感受性毛细胞兴奋，产生的神经冲动经前庭神经传入中枢，可引起眼震颤和躯体、四肢骨骼肌紧张性的改变，以调整姿势，保持平衡；同时冲动上传到大脑皮质，产生旋转的感觉。大脑正是根据两侧三对半规管传入信号的不同，来判断旋转方向和旋转状态的。当旋转变为匀速旋转时，管腔中内淋巴与半规管同步运动，于是两侧壶腹中的毛细胞都处于不受力状态，中枢获得的信息与不进行旋转时无异。但当人体停止旋转时，内淋巴运动的停止又由于惯性作用晚于管本身，于是两侧壶腹中的毛细胞又有受力情况的改变，其受力方向和冲动发放情况正好与旋转开始时相反。

三、椭圆囊和球囊的功能

椭圆囊和球囊是膜质的小囊，充满内淋巴，囊内各有一囊斑，分别称为椭圆囊斑和球囊斑，毛细胞存在于囊斑之中，其纤毛埋植在一种称为位砂膜的结构内。位砂膜是一块胶质板，内有蛋白质和碳酸钙组成的位砂，比重大于内淋巴，因而也有较大的惯性。椭圆囊和球囊的基底部有前庭神经末梢分布，当头部的空间位置发生改变时，或者当人体作直线变速运动时，由于重力或惯性的作用，都会使位砂膜与毛细胞的相对位置发生改变，引起纤毛发生弯曲，倒向某一方向，从而使相应的传入神经纤维发放的冲动发生变化，这种神经冲动的变化传入中枢后，可产生头部空间位置的感觉或直线变速运动的感觉，同时引起姿势反射，以维持身体平衡。因此，椭圆囊和球囊的功能是产生直线变速运动觉和头部空间位置觉。

四、前庭反应

当前庭器官受刺激而兴奋时，其传入冲动到达有关的神经中枢后，除引起一定的位置觉、运动觉以外，还引起各种不同的骨骼肌和内脏功能的改变，这种现象称为前庭反应。

（一）前庭器官的姿势反射

当进行直线变速运动时，可刺激椭圆囊和球囊，反射性地改变颈部和四肢肌紧张的强度。比如乘电梯升降的过程中，电梯突然上升时，会出现机体的伸肌抑制而腿屈曲；电梯突然下降时则出现伸肌收缩而肢体伸直。

同样，在作旋转变速运动时，可刺激半规管，反射性地改变颈部和四肢肌紧张的强度，以维持姿势的平衡。例如，人体向左侧旋转时，可反射性地引起左侧上、下肢伸肌和右侧屈肌的肌紧张加强，使躯干向右侧偏移，以防歪倒；而旋转停止时，可使肌紧张发生反方向的变化，使躯干向左侧偏移。

由此可见，当发生直线变速运动或旋转运动时，产生姿势反射的结果，常同发动这些反射的刺激相对抗，其意义是使机体尽可能地保持在原有空间位置上，以维持一定的姿势和平衡。

（二）前庭器官的内脏反应

当前庭器官受到过强或过久的刺激，常可表现出一系列相应的内脏反应，如恶心、呕吐、眩晕、皮肤苍白、心率加快、血压下降等现象，称为前庭自主神经反应（vestibular au tonomic reaction），也称晕动症。严重者甚至完全失去协调性。多在乘车、船、飞机等运载工具时出现（晕车、晕船或晕机），其原因是前庭器官感受器受到过度刺激或前庭器官功能过于敏感。

（三）眼震颤

躯体作旋转变速运动时，眼球可出现一种不自主的规律性往返运动，这种现象称为眼震颤（nystagmus）。眼震颤主要是由于半规管受刺激，反射性地引起眼外肌肉的规律性活动，从而造成眼球的规律性往返运动。当水平半规管受刺激时，引起水平方向的眼震颤；上半规管受刺激时，引起垂直方向的眼震颤；后半规管受刺激时，引起旋转性眼震颤。水平震颤包括两个运动时相：先是两眼球缓慢向一侧移动，当到达眼裂的顶端时，再突然快速地返回到眼裂的中心位置。前者称为慢动相（slow component），后者称为快动相（quick component）（图 9-17）。例如，当头部保持前倾 30°的姿势，人体以垂直方向为轴向左旋转，开始时两侧眼球先缓慢向右侧移动，然后突然返回到眼裂正中，接着又出现新的慢动相和快动相，如此往返。当继续匀速旋转时，眼球不再震颤而居于正中。当旋转减速或停止时，又引起一阵与开始方向相反的慢动相和快动相。眼震颤慢动相的方向与旋转向相反，是由于对前庭器官的刺激引起的，而快动相的运动方向与旋转方向一致，是中枢进行矫正的结果。临床上常通过检查眼震颤，来判断前庭器官的功能是否正常。

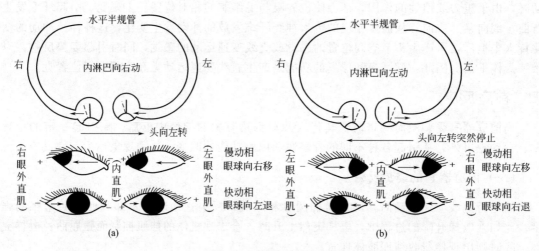

图 9-17　眼震颤示意图

第五节　其他感觉器官

人类的感觉器官，除视觉器官和听觉器官外，还有其他几种，如鼻、舌、皮肤，这些器官都属于多功能器官，感觉功能是它们的功能之一。皮肤内分布有多种感受器，可以接受多种形式的刺激，产生多种类型的感觉，如触觉、冷觉、温觉和痛觉。

一、嗅觉器官

人的嗅觉器官是鼻，嗅觉（olfaction）感受器位于上鼻道及鼻中隔后上部的嗅上皮（olfactory mucous membrane），两侧总面积约 $5cm^2$。由于它们的位置较高，平静呼吸时气流不易到达。因此在嗅一些不太显著的气味时，要用力吸气，使气流上冲，才能到达嗅上皮。嗅上皮含有三种细胞，即嗅细胞（olfactory cell）、支持细胞和基底细胞。嗅细胞属于神经元，呈圆瓶状，细胞顶端有 5～6 条短的纤毛，细胞的底端有长突，它们组成嗅丝，穿过筛骨直接进入嗅球。嗅细胞的纤毛受到存在于空气中的物质分子刺激时，有神经冲动传向嗅球，进而传向更高级的嗅觉中枢，引起嗅觉。

嗅觉的灵敏程度常以嗅阈来衡量，也就是能引起嗅觉的某种物质在空气中的最小浓度。不同动物的嗅觉敏感程度差异很大，同一动物对不同有气味物质的敏感程度也不同。自然界有气味物质有 2 万余种，其中有七种基本气味，即樟脑味、麝香味、花草味、乙醚味、薄荷味、辛辣味和腐腥味。

二、味觉器官

人的味觉器官是舌，味觉（gustation）的感受器是味蕾（taste bud），主要分布在舌背部表面的舌乳头内，口腔和咽部黏膜的表面也有散在的味蕾存在。儿童味蕾较成人为多，老年时因萎缩而逐渐减少。每一味蕾由味觉细胞和支持细胞组成。味觉细胞顶端有纤毛，称为味毛，由味蕾表面的孔伸出，是味觉感受的关键部位。味蕾是一种化学感受器，适宜刺激是一些溶于水的物质。

人和动物味觉系统可以感受和区分出多种味道，众多的味道是由四种基本的味觉组合而成的，即甜、咸、酸和苦。舌表面不同部分对不同味刺激的敏感程度不一样。人一般是舌尖部对甜味道比较敏感，舌两侧对酸味比较敏感。舌两侧前部对咸味比较敏感，而软腭和舌根部对苦味比较敏感。味觉的敏感度往往受食物或刺激物本身温度的影响。在 20～30℃，味觉的敏感度最高。另外，味觉的辨别能力也受血液化学成分的影响。因此，味觉的功能不仅在于辨别不同的味道，而且与营养物的摄取和内环境恒定的调节也有关系。

三、皮肤的感觉功能

皮肤内分布着多种感受器，能产生多种感觉。不同感觉的感受器在皮肤表面呈互相独立的点状分布。

1. 触-压觉

触觉（touch）是微弱的机械刺激兴奋了皮肤浅层的触觉感受器引起的；压觉（pressure）是指较强的机械刺激导致深部组织变形时引起的感觉，两者在性质上类似，可统称为触-压觉。触点在皮肤表面分布密度和该部位对触觉的敏感程度成正比，如颜面、口唇、指尖等处密度较高，手背、背部密度较低。

触-压觉感受器有游离的神经末梢和各种特殊形式的感觉小体（如环层小体、触觉小体等）。机械刺激是触-压觉感受器的适宜刺激。

2. 温度觉

冷觉（cold）和温觉（warmth）合称为温度觉，这起源于两种感受范围不同的温度感受器，冷感受器在皮肤温度低于 30℃时开始引起冲动发放，热感受器在超过 30℃时开始引起冲动发放，47℃时频率最高。一般皮肤表面冷点较热点多 4～10 倍；冷点下方主要分布有游离神经末梢，由Ⅲ类纤维传导传入冲动；热感受器可能也主要是游离神经末梢，传导纤维以Ⅳ类为主。

3. 痛觉

痛觉（pain）是由体内外各种伤害性刺激所引起的一种主观感觉，除引起不愉快的痛苦感觉外，尚伴有情绪活动和防卫反应。

思考题

一、名词解释

1. 瞳孔对光反射
2. 近点
3. 老视
4. 近视
5. 远视
6. 视力
7. 视野
8. 暗适应

二、简答题

1. 感受器的一般生理特性有哪些？
2. 折光异常有哪几种？说出其形成原因和矫正方法。
3. 视锥细胞和视杆细胞在分布和功能上有何不同？
4. 简述声波传入内耳途径。

（李新爱）

第十章

神经系统

○○○○○○○○○○○○○○○○○○○○○○○○○○○○○○○○○○○○○○○
○○○○○○○○○○○○○○○○○○○○○○○○○○○○○○○○○○○○○○○
○○○○○○○○○○○○○○○○○○○○○○○○○○○○○○○○○○○○○○○

【学习目标】

◆ **掌握**：神经纤维传导兴奋的特征；突触传递的过程及特征；特异投射系统和非特异投射系统的概念、功能及特点；牵张反射的概念、类型及意义；自主神经的主要功能及特征。

◆ **熟悉**：兴奋性突触后电位和抑制性突触后电位的概念及机制；自主神经的递质及产生的效应；内脏痛的特点和牵涉痛的概念；脑干网状结构对肌紧张的调节；小脑对躯体运动的调节。

◆ **了解**：神经元的基本功能；中枢神经元的联系方式；中枢抑制的方式、过程及意义；脊髓的感觉传导功能；大脑皮质对躯体运动的调节；觉醒与睡眠；脑电图。

◆ **应用**：学习人体腱反射检查方法，了解腱反射检查在神经系统疾病诊断中的重要参考价值。

案例导入

案例回放：

　　患者，女童，7岁，在一次高热后发现左下肢不能活动。经体格检查发现：①头、颈、两上肢、右腿活动良好；②左下肢瘫痪，肌肉萎缩，肌张力明显降低；左膝跳反射消失，病理反射消失；③全身深、浅感觉均正常。

思考问题：

　　1.女童患何种疾病？

　　2.你能用生理学原理解释该女童为何出现左下肢瘫痪、左侧肌肉萎缩、肌张力下降等现象吗？

　　神经系统是人体内占主导地位的功能调节系统，它控制着体内其他各系统的功能活动，使机体成为一个有序的整体，以适应各种内外环境的变化。神经系统分为中枢神经系统和外周神经系统两部分，前者指脑和脊髓，后者指脑和脊髓以外的部分。

第一节　神经元和突触

一、神经元和神经纤维

　　神经系统内主要包括神经元和神经胶质细胞两类细胞。一般认为神经元是神经系统结构和功能的基本单位，神经胶质细胞主要对神经元起支持、保护及营养等作用，并对受损的神经组织进行再生修复。

（一）神经元

神经元（neuron）即神经细胞，是构成神经系统的基本结构与功能单位，人类中枢神经系统约含有 1000 亿个神经元。神经元大小、形态各异，但结构上大致都分成胞体和突起两部分。突起分树突和轴突两种，树突多而短，轴突细而长，通常只有一个。胞体发出轴突的部分称为轴丘，轴突的起始部分称为始段，它是神经元受刺激后，动作电位的产生部位；轴突末端有许多分支，每个分支末梢的膨大部分称突触小体，它与其他神经元相接触形成突触（图 10-1）。

神经元的主要功能是接受刺激，整合和传递信息。

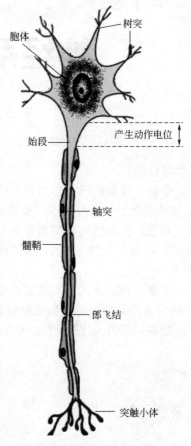

图 10-1　神经元结构示意图

（二）神经纤维

神经元的轴突或长的树突形成轴索，轴索外面包裹髓鞘或神经膜即构成神经纤维（nerve fiber）。神经纤维的主要功能是传导兴奋和轴浆运输。

1. 神经纤维的兴奋传导

神经纤维的主要功能是传导兴奋。在神经纤维上传导的兴奋称为神经冲动（nerve impulse），简称冲动。

（1）神经纤维传导兴奋的特征　①完整性：神经纤维在结构和功能上都完整时，兴奋才能正常传导。如果神经纤维局部发生损伤或被切断，或局部应用麻醉药均可使兴奋传导受阻。②绝缘性：一根神经干内通常含有许多条神经纤维，每条纤维在传导兴奋时基本上互不干扰，不会影响邻近纤维的活动，保证了神经调节的精确性。③双向性：离体情况下，刺激神经纤维上任何一点产生的动作电位可沿纤维向两端传播。但在在体情况下，神经冲动总是由胞体传向末梢，表现出传导的单向性，这是由神经元的极性决定的，并不是神经纤维不能做双向传导。④相对不疲劳性：连续刺激神经纤维数小时至十几小时，神经纤维能在较长时间内保持传导兴奋的能力，表现为不易发生疲劳。

（2）神经纤维传导兴奋的速度　不同种类的神经纤维传导兴奋的速度有很大差别，这与它们的直径、有无髓鞘、髓鞘的厚度以及温度等因素有关。神经纤维的直径越粗，传导速度越快；有髓神经纤维以跳跃式传导方式传导兴奋，其传导速度比无髓神经纤维快；有髓神经纤维的髓鞘厚度在一定范围内增厚，其传导速度也将增加；在一定范围内温度升高，传导速度也将加快。因此，临床上通过测定神经传导速度有助于诊断神经纤维的疾病和了解神经损伤后的预后。

2. 神经纤维的轴浆运输

轴突内的胞质称为轴浆，轴浆经常处于流动状态。轴浆的流动具有物质运输的作用称为轴浆运输。轴浆运输具有双向性，由胞体向轴突末梢的轴浆运输称为顺向轴浆运输；由轴突末梢向胞体的轴浆运输称为逆向轴浆运输。轴浆运输对维持神经元的结构和功能完整具有重要作用。

二、突触和突触传递

神经系统内神经元之间的彼此交错成复杂的神经网络，它们的活动相互联系进行信息的传递，神经元之间信息的传递是通过突触（synapse）结构实现的。突触是指神经元与神经元之间相互接触并传递信息的部位。

（一）突触的类型和结构

1. 突触的类型

根据神经元相互接触部位的不同，可将突触分为轴突-树突式、轴突-胞体式、轴突-轴突式；根据信息传媒的不同可将突触分为电突触和化学性突触（图 10-2），电突触和化学性突触的区别详见表 10-1。在人和哺乳动物的神经系统中，化学性突触是神经系统信息传递的主要形式，根据突触前后有无紧密的解剖学关系，又将化学性突触分为定向突触和非定向突触两种类型。

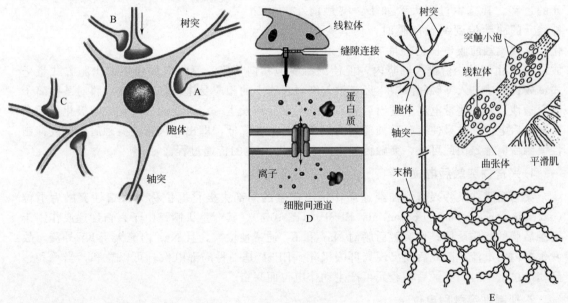

图 10-2　突触类型

A—轴突-胞体式；B—轴突-轴突式；C—轴突-树突式；D—电突触；E—非定向化学性突触传递

表 10-1　电突触与化学性突触的区别

特征	电突触	化学性突触
突触前、后膜之间的距离	3.5nm	30~50nm
超微结构	缝隙连接	突触前膜有囊泡，突触后膜有受体
信息传递媒介物	带电离子	神经递质
突触延搁	基本无	0.3~0.5ms
传递方向	双向	单向，从突触前神经元传递到突触后神经元

2. 突触的结构

突触虽形态各异，但微细结构基本相似。以经典的定向突触为例，其结构包括突触前膜、突触间隙和突触后膜（图 10-3）。在电镜下，突触前膜和后膜较一般的神经元膜稍增厚，约 7.5nm，突触间隙 20～40nm。在突触前膜的轴浆内，含有大量囊泡，称为突触囊泡，内含有高浓度的神经递质，不同突触内含的囊泡大小和形态不完全相同，其内所含的递质也不同，递质释放后与突触后膜受体结合后产生的生理学效应也大相径庭。

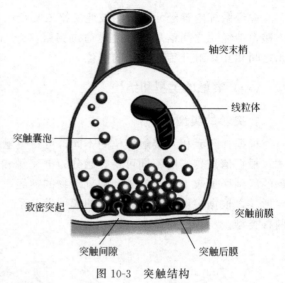

图 10-3　突触结构

（二）突触传递

突触传递（synaptic transmission）是指突触前神经元的信息传递到突触后神经元的过程。其基本过程大致如下：突触前神经元的冲动传到突触前膜时，使其去极化，导致突触前膜电压门控性 Ca^{2+} 通道开放；Ca^{2+} 由膜外内流进入轴浆内，促使突触囊泡移向前膜，囊泡内的递质以出胞方式量子式释放；递质进入突触间隙中，经扩散与突触后膜上的相应受体结合，改变后膜对某些离子的通透性，使某些带电离子进出后膜，因此突触后膜发生一定程度的去极化或超极化，即产生突触后电位，结果使突触后神经元的兴奋性升高或降低，即出现兴奋性突触后电位或抑制性突触后电位。由此可见，突触传递是一个电-化学-电的传递过程。

1. 兴奋性突触后电位

突触后膜在某些兴奋性神经递质作用下产生的局部去极化电位称为兴奋性突触后电位（excitatory postsynaptic potential，EPSP）（图 10-4）。其产生机制是由于兴奋性递质作用于突触后膜的相应受体，使突触后膜对 Na^+ 和 K^+ 通透性增大，且 Na^+ 内流大于 K^+ 外流，故发生净内向电流，因此后膜出现局部去极化。EPSP 是一种局部电位，可以总和，当总和达到阈电位水平时，突触后神经元可产生动作电位而兴奋。

2. 抑制性突触后电位

突触后膜在某些抑制性神经递质作用下产生的局部超极化电位称为抑制性突触后电位（inhibitory postsynaptic potential，IPSP）（图 10-5）。其产生机制是由于抑制性递质作用于突触后膜的相应受体，使突触后膜对 Cl^- 通透性增大，引起 Cl^- 内流，因此后膜出现局部超极化。IPSP 是一种超极化型局部电位，结果突触后神经元呈现抑制效应。

由于一个突触后神经元通常与多个突触前神经末梢形成突触，且产生的突触后电位可能有 EPSP，也可能有 IPSP。因此，突触后电位大小取决于同时产生的 EPSP 和 IPSP 的代数和。

三、神经递质

化学性突触传递，包括定向和非定向突触传递，都以神经递质（neurotransmitter）为信息传递媒介。神经递质是神经元轴突末梢释放的，在神经元之间或神经元与效应器之间传

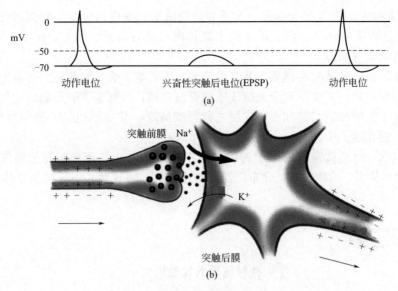

图 10-4　兴奋性突触后电位产生机制

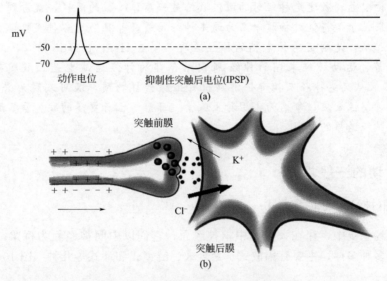

图 10-5　抑制性突触后电位产生机制

递信息的特殊化学物质。根据神经递质在神经系统内分布的不同，可将其分为外周神经递质和中枢神经递质。以下介绍几种重要的中枢神经递质，外周神经递质见本章第四节。

中枢神经递质种类繁多，而且功能复杂，目前已经确定的中枢神经递质主要有乙酰胆碱、单胺类、氨基酸类和神经肽等。

（1）乙酰胆碱　中枢内以乙酰胆碱（acetylcholine，ACh）为递质的神经元称为胆碱能神经元，主要分布在脊髓前角运动神经元、脑干网状结构上行激活系统、纹状体和边缘系统等处。中枢内胆碱能神经元参与几乎所有的中枢神经系统功能，包括学习和记忆、觉醒和睡眠、感觉与运动、内脏活动以及情绪等多方面的调节。

（2）单胺类　单胺类递质主要有去甲肾上腺素（norepinephrine，NE）、多巴胺、5-羟色胺，它们分别组成不同的脑内递质系统。NE 主要存在于低位脑干网状结构神经元，与心血管活动、体温、情绪、觉醒、摄食活动等有密切关系；多巴胺主要分布在黑质-纹状体、中脑-边缘系统和结节-漏斗三个部分，参与心血管活动、垂体内分泌、躯体运动及情绪活动等调节；5-羟色胺主要分布于低位脑干的中缝核内，参与痛觉、体温、睡眠、垂体内分泌、性行为、情绪活动等调节。

（3）氨基酸类　氨基酸类递质主要有谷氨酸、γ-氨基丁酸和甘氨酸。谷氨酸是脑和脊髓内主要的兴奋性递质，主要分布于大脑皮质和脊髓背侧；γ-氨基丁酸是脑内主要的抑制性递质，主要分布于大脑皮质浅层和小脑皮层浦肯野细胞层；甘氨酸也是一种中枢抑制性递质，主要分布于脊髓和脑干中。

（4）神经肽　神经肽是指分布于神经系统中起信息传递或调节信息传递效率的肽类物质。神经肽种类很多，功能复杂，分布广泛，如速激肽、阿片肽、下丘脑及垂体神经肽、脑-肠肽等。

知识链接

神经递质的发现历史

1921年，奥地利药理学家Otto Loewi用带有副交感神经的迷走神经的离体心脏进行灌流。当把以电刺激迷走神经时的灌流液给另一离体心脏的时候，就看到了与刺激神经相同的效果，于是将这种物质命名为迷走神经物质，并且通过各种实验证明了这种物质就是乙酰胆碱，是副交感神末梢的神经递质。接着Henry、Dale等人，又进一步明确自主神经节、运动神经末梢的神经-肌肉结合部的神经递质也是乙酰胆碱。Walter Cannon等人又从交感神经末梢部位游离出肾上腺素样物质，既可表现为兴奋性反应，也可表现出抑制性效应，命名为去甲肾上腺素。目前，已有更多的胺、氨基酸以及肽类等所谓候补神经递质的发现。

四、反射活动的一般规律

（一）中枢神经元的联系方式

在中枢神经系统中，存在大量的中枢神经元，它们以中间神经元为桥梁，相互连接成网，联系方式多种多样，主要有辐散式、聚合式、链锁式和环式等几种（图10-6）。

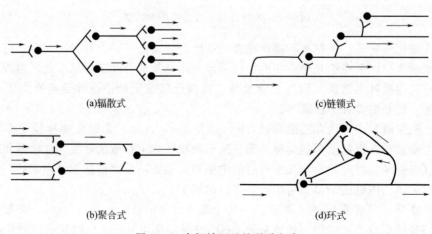

(a)辐散式　　　　(c)链锁式

(b)聚合式　　　　(d)环式

图10-6　中枢神经元的联系方式

1. 辐散式

辐散式联系是指一个神经元通过其轴突末梢分支与许多神经元建立突触联系，从而使与之相联系的许多神经元同时兴奋或抑制。这种联系在传入通路中较多见。

2. 聚合式

聚合式联系是许多神经元的轴突末梢与一个神经元建立突触联系，它能使许多神经元的作用集中到同一神经元，从而发生兴奋和抑制的整合。这种联系在传出通路中较多见。

3. 链锁式和环式

在神经通路中，若由中间神经元构成的辐散式和聚合式同时存在，则形成链锁式和环式联系。神经冲动经链锁式联系，可以在空间上扩大作用范围；兴奋通过环式联系，可因负反馈而使活动及时终止，也可因正反馈而使兴奋增强和延续。

（二）中枢兴奋传递的特征

在反射活动中，兴奋在中枢内的传递经过多突触接替，它与神经纤维上的冲动传导有很大的不同。中枢内兴奋的传递有以下几个特征。

1. 单向传递

兴奋只能由突触前神经元向突触后神经元传递，而不能反方向进行，称为单向传递。因为递质是由突触前膜释放的，特异性的受体位于突触后膜上。

2. 中枢延搁

兴奋在中枢内传递时耗时较长，这一现象称为中枢延搁。因为化学性突触传递过程经历了前膜递质的释放，递质在间隙扩散，递质与后膜上受体结合等多个环节，因此中枢内兴奋通过一个突触时一般需要 0.3～0.5ms 的时间延搁，反射中枢内通过的突触越多，兴奋传递耗时越长。

3. 兴奋的总和

在中枢的反射活动中，单根神经纤维的传入冲动一般不能使中枢发出传出效应，需要多根神经纤维的传入冲动同时到达同一中枢，才能产生传出效应。因为单根神经纤维单个冲动引起的 EPSP 为局部电位，去极化幅度较小，不能引起突触后神经元产生动作电位，但多根传入神经纤维引起的多个 EPSP 可发生时间或空间总和，如果总和后达到阈电位水平，即可在突触后神经元上暴发动作电位。

4. 兴奋节律的改变

在反射活动中，传出神经发出的冲动频率往往与传入神经上的频率不同。这是因为突触后神经元往往接受多个突触前神经元的突触传递，且突触后神经元自身的功能状态也可能不同。

5. 后发放

在反射活动中，当对传入神经的刺激停止后，传出神经仍继续发放冲动，使反射活动仍持续一段时间，这种现象称为后发放（after discharge）。产生后发放的结构基础是中枢神经元的环式联系。

6. 对内环境变化敏感和易疲劳

由于突触间隙与细胞外液（即内环境）相通，当内环境中理化性质发生改变时，如缺氧、CO_2 增加、麻醉药以及某些药物都可影响突触传递过程。另外，突触是反射活动过程中最易疲劳的环节，这可能与递质的耗竭有关。

（三）中枢抑制

在反射活动中，中枢既有兴奋现象又有抑制现象，二者共同作用使反射活动协调进行。中枢抑制产生的机制复杂，可分为突触后抑制和突触前抑制。

1. 突触后抑制

突触后抑制是由抑制性中间神经元释放抑制性递质，使突触后神经元产生 IPSP，从而使突触后神经元发生抑制。突触后抑制可分为传入侧支性抑制和回返性抑制。

（1）传入侧支性抑制　传入纤维进入中枢后，除兴奋某一中枢神经元外，还发出侧支兴奋另一个抑制性中间神经元，通过抑制性中间神经元释放抑制性递质抑制另一中枢神经元的活动，这种抑制称为传入侧支性抑制（afferent collateral inhibition）。如引起屈肌反射的传入神经纤维进入脊髓后，一方面兴奋支配屈肌的运动神经元，另一方面通过侧支兴奋抑制性中间神经元，使支配伸肌的神经元抑制，从而使屈肌收缩而伸肌舒张。它的生理意义是协调不同中枢之间的活动（图 10-7）。

（2）回返性抑制　中枢神经元兴奋时，传出冲动沿着轴突外传，同时又经轴突侧支兴奋一个抑制性中间神经元，该抑制性中间神经元释放抑制性神经递质，抑制原先发生兴奋的神经元以及同一中枢的其他神经元，这种抑制活动称为回返性抑制（recurrent inhibition）。例如，脊髓前角运动神经元轴突支配骨骼肌，同时通过其轴突侧支兴奋闰绍细胞（抑制性中间神经元），其末梢释放抑制性递质，返回作用于原先发放冲动的运动神经元。它的生理意义在于使神经元活动及时终止，并使同一中枢内神经元之间的活动同步化（图 10-8）。

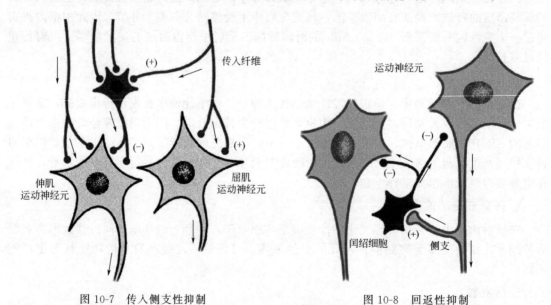

图 10-7　传入侧支性抑制　　　　图 10-8　回返性抑制

2. 突触前抑制

突触前抑制是发生在突触前膜上的一种抑制，通过轴突-轴突式突触活动实现。如图 10-9 所示，轴突 B 和轴突 A 构成轴突-轴突式突触，轴突 A 又和运动神经元 C 构成轴突-胞体式突触。第 1 步：若仅兴奋末梢 A，则引起运动神经元 C 产生一定大小的 EPSP；第 2 步：若仅兴奋末梢 B，则运动神经元不发生反应；第 3 步：若末梢 B 先兴奋，一定时间后末梢 A 兴奋，则运动神经元 C 产生的 EPSP 幅度将明显减小。其机制可能是轴突 B 兴奋释放神经递质，递质作用于轴突 A 使其轴突膜发生去极化，从而使传到轴突 A 末梢的动作电位幅度变小，结果使进入末梢 A 的 Ca^{2+} 减少，从而引起递质释放量减小，从而导致运动神经元 C 产生的 EPSP 幅度减小。

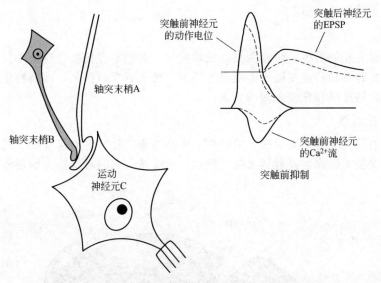

图 10-9　突触前抑制神经元联系方式及产生机制示意图

突触前抑制在中枢内广泛存在，尤其多见于感觉传入途径，其对感觉传入活动有重要的调节作用。

第二节　神经系统的感觉功能

人们能感受夏季的炎热，冬季的寒冷，欣赏多姿多彩的世界，聆听美妙的音乐，品尝各种美味佳肴，是因为体内外各种刺激作用于不同的感受器或感觉器官，然后被转换成神经冲动，通过感觉传导通路传至大脑皮质特定区域进行整合或分析处理，产生相应的感觉。

一、脊髓的感觉传导功能

脊髓是感觉传导通路中的一个重要的神经结构，来自各种感受器的传入神经冲动，大部分经脊神经后根进入脊髓，分别组成不同的感觉传导束传至大脑皮质而产生各种感觉。

二、丘脑的感觉功能及感觉投射系统

丘脑是除嗅觉外的各种感觉传入通路的重要中继站，并能对感觉传入进行初步的分析和综合。

（一）丘脑感觉核团

丘脑是由大量神经元组成的神经核团群（图 10-10）。按其功能特征可分为感觉接替核、联络核和非特异投射核三类。

1. 感觉接替核

感觉接替核主要有腹后核的内侧部分与外侧部分、外侧膝状体、内侧膝状体等。它们接受第二级感觉投射纤维，换元后投射到大脑皮质感觉区。它们是机体特定感觉冲动（嗅觉除外）传向大脑皮质的换元站。

2. 联络核

联络核主要有丘脑前核、腹外侧核、丘脑枕等。它们不直接接受感觉的投射纤维，而是接受丘脑感觉接替核和其他皮层下中枢来的纤维，换元后投射到大脑皮质特定区域。它们协调各种感觉在大脑皮质和丘脑之间的联系。

3. 非特异投射核

非特异投射核主要有中央中核、束旁核、中央外侧核等。它们接受脑干网状结构的纤维投射，经过多次换元后弥散投射到大脑皮质的广泛区域。它们对维持大脑皮质兴奋和觉醒有重要作用。

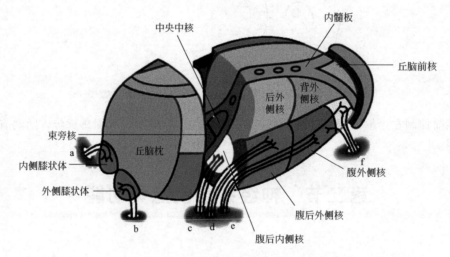

图 10-10　丘脑感觉核团示意图

a—听觉传来的传纤维；b—视觉传来的纤维；c—来自头面部的感觉纤维；
d—来自躯干四肢的感觉纤维；e—来自小脑的纤维；f—来自苍白球的纤维

（二）感觉投射系统

由丘脑投射向大脑皮质的感觉投射系统，根据其投射路径的不同，分为特异投射系统和非特异投射系统。

1. 特异投射系统

丘脑特异感觉接替核及其投射至大脑皮质的神经通路称为特异投射系统（specific projection system）。每一种感觉的传导投射径路都是专一的，它们投向大脑皮质的特定区域，具有点对点的投射关系。其主要功能是引起特定的感觉，并激发大脑皮质发出神经冲动（图 10-11）。

2. 非特异投射系统

丘脑非特异投射核及其投射至大脑皮质的神经通路称为非特异投射系统（nonspecific

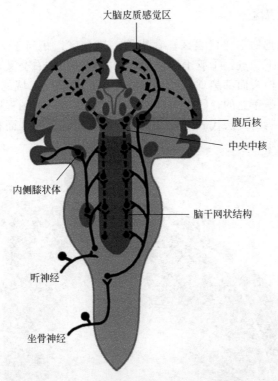

大脑皮质感觉区

腹后核

中央中核

内侧膝状体

脑干网状结构

听神经

坐骨神经

图 10-11　感觉投射系统示意图
实线为特异投射系统；虚线为非特异投射系统

projection system）。它是各种感觉的共同上行通路，各种感觉传导通路的纤维上行经过脑干时，发出许多侧支，与脑干网状结构的神经元发生多突触联系，经过多次换元后抵达丘脑的非特异投射核，再由此核群发出纤维，弥散投射到大脑皮质的广泛区域。因此不具有点对点的投射关系，也不产生特定感觉，其主要功能是维持和改变大脑皮质的兴奋性（图 10-11）。

正常情况下，特异性和非特异性两个投射系统之间的相互依存、相互制约，使大脑皮质既能处于觉醒状态，又能产生各种特定的感觉。两种投射系统的区别见表 10-2。

表 10-2　特异投射系统与非特异投射系统的区别

区别点	特异投射系统	非特异投射系统
丘脑换元部位	特异感觉接替核、联络核	非特异投射核
投射范围	大脑皮质的特定区域	大脑皮质的广泛区域
投射关系	点对点投射	弥散性投射（非点对点）
主要功能	引起特定感觉，并激发大脑皮质发放传出神经冲动	维持与改变大脑皮质的兴奋状态，保持机体的觉醒

三、大脑皮质的感觉分析功能

大脑皮质是产生感觉的最高级中枢，各种感觉传入信息最终抵达大脑皮质，经分析与综合才能产生各种清晰的感觉。不同性质的感觉投射到大脑皮质的不同区域，皮层的不同区域在感觉功能上有不同的分工，称为大脑皮质的功能定位。

（一）躯体感觉代表区

中央后回是躯体感觉的主要代表区，称为第一感觉区，相当于 Brodmann 分区的 3-1-2 区。其感觉投射具有以下特点：①躯干四肢部分的投射纤维左右交叉，即躯体一侧传入冲动投射向对侧大脑皮质，但头面部感觉投射是双侧性的；②投射区域的空间排列呈倒置安排，但头面部的内部安排仍是正立的；③投射区的大小与感觉分辨精细程度呈正相关，感觉灵敏度高的拇指、示指、口唇的皮层代表区的面积大，而躯干的代表区面积较小（图 10-12）。第一感觉区定位明确而清晰。

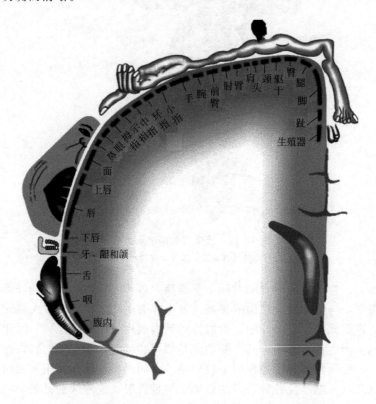

图 10-12　体表感觉代表区示意图

由中央后回底部延伸到脑岛的区域存在第二感觉区，其面积远较第一感觉区小，切除人脑第二感觉区并不产生显著的感觉障碍。

（二）内脏感觉代表区

内脏感觉的投射位于第一和第二体表感觉区、运动辅助区和边缘系统等皮层部位，其投射区小且不集中，这可能是内脏感觉定位不清楚的原因。

（三）视觉区和听觉区

视觉代表区在枕叶距状裂的上、下缘；听觉代表区位于双侧皮层颞叶的颞横回和颞上回。

（四）嗅觉区和味觉区

嗅觉代表区位于边缘叶的前底部；味觉代表区在中央后回头面部感觉区的下部。

四、痛觉

痛觉（pain）是一种与组织损伤有关的不愉快感觉和情感性体验。作为机体受到伤害时的报警系统，痛觉具有保护作用。许多疾病都表现有疼痛现象。因此，认识痛觉的产生及其规律具有重要的临床意义。

一般认为，痛觉感受器是分布于各组织器官的游离神经末梢。各种刺激达到一定的强度造成组织损伤时，可能会引起组织释放 H^+、K^+、5-羟色胺、组胺、缓激肽和前列腺素等内源性致痛物质，它们作用于游离神经末梢，使其末梢去极化，产生神经冲动，上传至中枢神经系统，产生痛觉。

知识链接

温度敏感 TRP 通道参与痛觉的产生和传导

疼痛是一种复杂的生理心理活动，也是临床上最常见的症状之一。是机体的一种感觉模式，是指真实的或可感知的伤害性刺激作用于机体所引发的某种不愉快的感觉、情感或认知。作为一种神经系统的生理病理反应，疼痛与多种离子通道的参与直接相关。近年来已证实，瞬时感受器电位（transient receptor potential，TRP）通道除了对温度变化非常敏感外，还与痛觉的产生和传导有关，它可作为极端条件下的痛觉感受器对特定痛觉的形成有重要作用。

（一）皮肤痛

当伤害性刺激作用于皮肤时，可先后引起两种痛觉。最先出现的是快痛，它是受到刺激后立即出现的尖锐的刺痛，其特点是感觉清晰，定位准确，消失快，还可引起防御反射，由较粗的、有髓鞘、传导速度较快的 A 类纤维传导，其痛阈较低；稍后出现的是慢痛，特点是定位不太准确，历时较长，常伴有强烈的情绪反应，慢痛由无髓鞘、传导速度较慢的 C 类纤维传导，其痛阈较高。在外伤时，这两种痛觉相继出现，不易明确区分，但皮肤炎症时，常以慢痛为主。

（二）内脏痛和牵涉痛

内脏痛是内脏器官受到伤害性刺激时产生的疼痛感觉。和皮肤痛相比，内脏痛具有三个显著的特点：①定位不准确，这是内脏痛最主要的特点；②疼痛发生缓慢、持续时间长；③对机械性牵拉、痉挛、缺血、炎症等刺激敏感，而对切割、烧灼等刺激不敏感；④常伴有牵涉痛。

牵涉痛（referred pain）是指某些内脏疾病引起远隔体表部位发生疼痛或痛觉过敏的现象。如心肌梗死或心绞痛时，可出现心前区和左上臂尺侧疼痛；患胆囊炎、胆结石时，可出现右肩胛部疼痛；患阑尾炎时，初期可出现脐周围或上腹部疼痛等（表 10-3）。了解牵涉痛的部位，对诊断某些内脏疾病具有一定的意义。

表 10-3　常见内脏疾病牵涉痛的部位

患病内脏器官	体表牵涉痛部位
心脏	心前区、左肩、左臂尺侧区
胃、胰	左上腹、肩胛间

患病内脏器官	体表牵涉痛部位
肝、胆	右上腹、右肩部
肾、输尿管	腰部、腹股沟区
阑尾	上腹部或脐周

第三节　神经系统对躯体运动的调节

躯体运动是人和动物生命活动的基本功能之一，躯体的各种运动都是在神经系统的控制下进行的。

一、脊髓的躯体运动反射

脊髓是调节躯体运动的最基本中枢，通过脊髓能完成一些比较简单的躯体运动反射。

（一）脊髓的躯体运动神经元与运动单位

脊髓灰质前角中存在 α、β、γ 三种运动神经元，其中 α 运动神经元一方面接受来自皮肤、肌肉和关节等信息传入，另一方面接受从脑干到大脑皮质各级高位运动中枢的下传信息，许多运动信息在此聚合并发生整合，再发出传出冲动支配骨骼肌，引起躯体运动。因此，脊髓 α 运动神经元是躯体运动反射的最后公路。

α 运动神经元的轴突末梢分成许多小支，每一小支支配一根骨骼肌纤维。由一个 α 运动神经元及其支配的全部肌纤维所组成的功能单位，称为运动单位（motor unit）（图 10-13）。运动单位的大小可有很大差别。

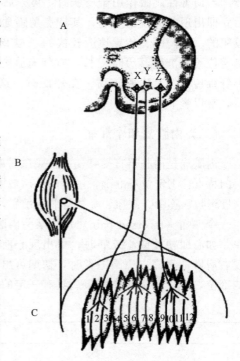

图 10-13　运动单位示意图

（二）脊休克

在正常情况下，脊髓的功能受到高位中枢的控制，脊髓的独立功能不容易表现出来。当人或动物的脊髓与高位中枢离断后（称为脊动物），以脊髓为基本中枢的反射活动暂时丧失，进入无反应状态，称为脊休克（spinal shock）。主要表现为横断面以下的躯体和内脏反射活动减弱或消失，如骨骼肌紧张性减退甚至消失，外周血管扩张，血压下降，发汗反射消失，排便反射和排尿反射消失等。脊休克是暂时现象，这些反射活动以后可以逐渐恢复，恢复的速度与物种的进化程度有关，恢复的过程是简单的反射如屈肌反射、腱反射先恢复；对侧伸肌反射、搔爬反射等较复杂的反射后恢复；内脏反射活动也能部分恢复，但此时的反射往往不能很好的地适应机体生理功能的需要。离断面水平以下的知觉和随意运动能力将永久丧失。

脊休克的产生是由于断面以下的脊髓突然失去高位中枢的调控，而非因脊髓切断损伤刺激引起。脊休克发生后，脊髓反射有不同程度的恢复，说明脊髓可以单独完成某些简单的反射活动，但在正常情况下，脊髓的功能受到高位中枢的控制。

（三）脊髓对姿势反射的调节

人体在肌紧张的基础上产生姿势，在一定的平衡姿势的基础上产生躯体运动。所谓的姿势反射是指中枢神经系统通过反射改变骨骼肌紧张度或产生相应的动作，以保持或改变身体的姿势，以免发生倾倒。在脊髓平面能够完成的与姿势反射有关的反射活动有以下几种。

1. 屈肌反射和对侧伸肌反射

脊动物在其皮肤接受伤害性刺激时，受刺激一侧肢体关节屈肌收缩而伸肌弛缓，肢体屈曲，称为屈肌反射（flexor reflex）。屈肌反射使机体避开伤害性刺激，具有保护性意义，它不是一种姿势反射。当刺激强度增大，则可在同侧肢体发生屈反射的基础上出现对侧肢体伸直的反射活动，称为对侧伸肌反射（crossed extensor reflex）。对侧伸肌反射是维持身体平衡的一种姿势反射。

2. 牵张反射

牵张反射（stretch reflex）是指有神经支配的骨骼肌受外力牵拉时，可反射性引起受牵拉的肌肉收缩的反射活动。

（1）牵张反射的反射弧　牵张反射的感受器是肌梭（muscle spindle）。肌梭感受肌肉长度变化，它是一种长度感受器。肌梭外有一结缔组织囊，囊内的肌纤维称为梭内肌纤维，梭内肌纤维的感受装置位于中间，收缩成分位于两端，囊外的肌纤维称为梭外肌纤维。肌梭的传入神经纤维有两种：Ⅰa类纤维和Ⅱ类纤维，两种纤维的传入冲动都抵达脊髓前角α运动神经元。α运动神经元发出α传出纤维支配梭外肌纤维。因此，牵张反射反射弧的特点是感受器和效应器位于同一块肌肉内。

当肌肉受外力牵拉而拉长时，肌梭受刺激兴奋，神经冲动经肌梭传入纤维传入脊髓，激活α运动神经元，α运动神经元发出α传出纤维支配梭外肌纤维，使其收缩，产生牵张反射，避免肌肉被进一步拉长（图10-14）。

腱器官是肌肉中另外一种牵张感受装置，位于肌腱胶原纤维之间，能感受肌肉张力变化。当梭外肌收缩张力增加时，腱器官发入的传入冲动增加，可通过Ⅰb类神经纤维抑制脊髓α运动神经元的活性，使牵张反射受到抑制，可防止牵张反射过强而拉伤肌肉，具有保护意义。

（2）牵张反射的类型　牵张反射分为腱反射和肌紧张两种类型。快速牵拉肌腱时发生的牵张反射称为腱反射（tendon reflex），

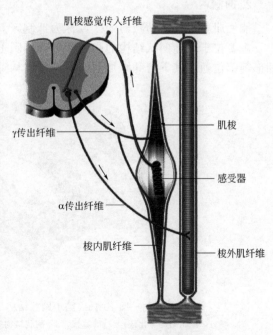

图10-14　牵张反射示意图

肌梭感觉传入纤维

γ传出纤维

肌梭

α传出纤维

感受器

梭内肌纤维

梭外肌纤维

表现为被牵拉的肌肉快速而显著的缩短。例如，快速叩击股四头肌肌腱时，股四头肌快速发生一次收缩，使膝关节伸直，即膝跳反射（图10-15）。腱反射是单突触反射，反应迅速。临床上常通过检查腱反射来了解神经系统的某些功能状态。

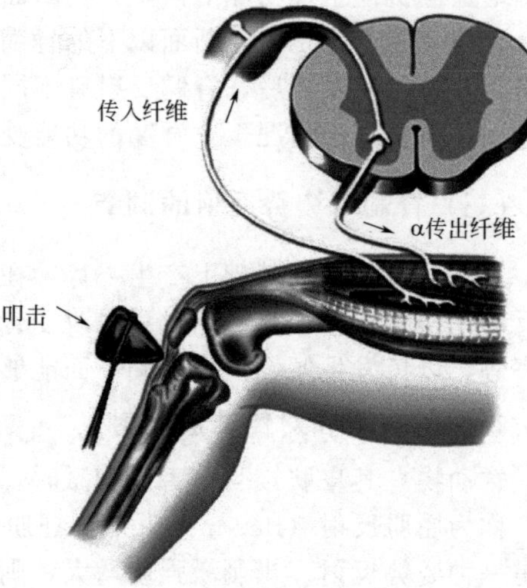

缓慢持续牵拉肌腱时发生的牵张反射称为肌紧张（muscle tonus）。表现为被牵拉的肌肉发生轻微而持续的收缩，阻止肌肉被拉长。肌紧张为多突触反射，表现为同一肌肉不同运动单位发生交替收缩。因此，肌紧张能持久的进行而不易疲劳。它是维持躯体姿势最基本的反射活动。

图 10-15　膝跳反射

二、脑干对肌紧张的调节

脑干对肌紧张的调节主要是通过脑干网状结构的易化区和抑制区的活动实现的。

（一）脑干网状结构的易化区和抑制区

1. 易化区

能使肌紧张及运动加强的区域为易化区（facilitatory area）。易化区的范围较广，主要分布延髓网状结构的背外侧部分、脑桥被盖、中脑中央灰质及被盖以及下丘脑和丘脑中线核群等部位（图10-16）。此区接受延髓的前庭核、小脑前叶两侧部和后叶中间部等传入冲动的兴奋作用，加强伸肌的肌紧张和肌肉运动。

2. 抑制区

能使肌紧张及运动减弱的区域称为抑制区（inhibitory area），脑干网状结构的抑制区较小，主要位于延髓网状结构的腹内侧部分（图10-16）。大脑皮质运动区、纹状体、小脑前叶蚓部等部位通过其下行纤维加强脑干网状结构抑制区的作用。

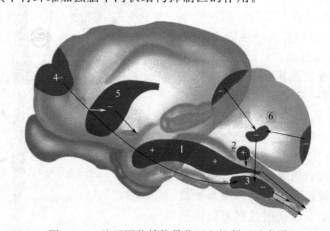

图 10-16　脑干网状结构易化区和抑制区示意图

1—网状结构易化区；2—前庭核；3—网状结构抑制区；4—大脑皮质；5—尾状核；6—小脑

＋为易化区；—为抑制区

正常情况下，肌紧张易化区的活动较强，抑制区的活动相对较弱，两者在一定水平上保持相对平衡，以维持正常的肌紧张。

（二）去大脑僵直

在动物中脑上、下丘之间切断脑干后，出现伸肌过度紧张的现象，表现为动物四肢伸直，坚硬如柱，头尾昂起，脊柱挺硬，称为去大脑僵直（decerebrate rigidity）（图10-17）。其机制是切断了大脑皮质和纹状体等部位与脑干网状结构抑制区的功能联系，使肌紧张抑制区和易化区失去平衡，易化区占优势。临床上如果患者出现去大脑僵直表现：头后仰，上下肢均伸直，上臂内旋，手指屈曲。往往提示病变已严重侵犯脑干、预后不良。

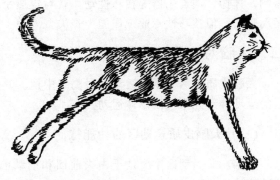

图 10-17　去大脑僵直

三、小脑对躯体运动的调节

小脑是重要的躯体运动调节中枢，根据小脑的传入、传出纤维的联系，可以将小脑划分为三个主要的功能部位，即前庭小脑、脊髓小脑和皮质小脑（图10-18）。

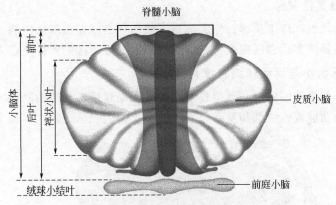

图 10-18　小脑功能分区

（一）前庭小脑

前庭小脑主由绒球小结叶构成，其功能主要是参与维持身体平衡。实验发现，切除绒球小结叶的猴，站立不稳，步态蹒跚，容易跌倒；临床也证实，第四脑室附近肿瘤压迫的患者，由于压迫损伤绒球小结叶，也出现身体平衡无法维持。

（二）脊髓小脑

脊髓小脑由蚓部和半球中间部组成。脊髓小脑的主要功能是调节肌紧张和协调随意运动。在临床上，脊髓小脑受损常常表现为肌张力减退，四肢乏力，运动变得笨拙不准确，表现为随意运动的力量、方向和限度发生紊乱。如患者行走时跨步过大而躯干落后，以至于容易跌倒或走路摇晃，步态蹒跚；意向性震颤，肌肉在动作进行过程中颤抖以至于把握不住动作的方向；不能进行快速重复轮替动作（如上臂不断交替进行内旋与外旋），且动作越快，协调障碍越明显，这些小脑损伤后的动作性协调障碍，称为小脑性共济失调。

（三）皮质小脑

皮质小脑是指小脑半球的外侧部。皮质小脑的主要功能是参与随意运动的设计和程序的编制，体操、演奏乐器等技巧性动作就与皮质小脑密切相关。如果皮质小脑损伤，虽无明显运动障碍，但技巧性专业工作能力丧失。

四、大脑对躯体运动的调节

大脑皮质是调节躯体运动的最高级中枢。其信息经下行通路最后抵达位于脊髓前角和脑干的运动神经元来控制躯体运动。

（一）大脑皮质运动区的功能特征

大脑皮质运动区主要位于中央前回和运动前区，相当于 Brodmann 分区的 4 区和 6 区。其功能特征如下。

1. 交叉支配

一侧皮层运动区支配对侧躯体骨骼肌的运动。但在头面部，除面神经支配的下部面肌和舌下神经支配的舌肌主要受对侧支配外，其余部分是双侧支配。

2. 功能定位倒置性安排

下肢在皮层的代表区位于顶部；膝关节以下肌肉代表区在皮层的内侧面；上肢肌肉代表区在中间部；头面部肌肉代表区在底部，但头面部内部代表区的安排是正立的。

3. 运动代表区大小与运动精细程度有关

功能区的大小与运动的精细和复杂程度有关，运动越精细复杂的肌肉，其皮层代表区的面积越大。如手的功能较为精细和复杂，其在皮层上的代表区也较大（图 10-19）。

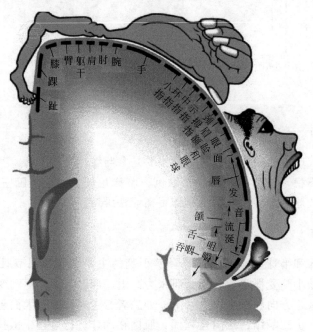

图 10-19　人大脑皮质躯体运动代表区

（二）运动信号传出通路

大脑皮质对躯体运动的调节是通过下行的运动传导通路来实现的，包括皮层脊髓束、皮层脑干束。

1. 皮层脊髓束

由皮质发出，经内囊、脑干下行至脊髓前角运动神经元的传导束，称为皮层脊髓束。包括皮层脊髓侧束和皮层脊髓前束，前者主要控制四肢远端的肌肉，与精细的、技巧性的运动有关；后者主要控制躯干和四肢近端的肌肉，与姿势的维持和粗大的运动有关。

2. 皮层脑干束

由皮质发出，经内囊到达脑干内各脑神经运动神经元的传导束，称为皮层脑干束。主要支配头面部的随意运动。

第四节　神经系统对内脏活动的调节

自主神经系统（autonomic nervous system）也称内脏神经系统，是指调节内脏功能活动的神经系统。自主神经系统包括传入神经和传出神经两部分，但通常是指支配内脏活动的传出神经，传出神经有交感神经（sympathetic nerve）和副交感神经（parasympathetic nerve）两种，它们分布至内脏、血管和腺体，并支配它们的活动。自主神经系统接受中枢神经系统的控制。

一、自主神经的递质和受体

自主神经系统对内脏器官功能的调节是通过神经递质和其对应的受体而实现的，自主神经系统中神经末梢释放的神经递质属于外周神经递质，主要有乙酰胆碱和去甲肾上腺素（图 10-20）。

（一）乙酰胆碱及其受体

凡是末梢能释放乙酰胆碱的神经纤维称为胆碱能纤维（cholinergic fiber），包括交感神经和副交感神经的节前纤维、副交感神经的节后纤维、部分交感神经节后纤维（支配汗腺的交感神经节后纤维和支配骨骼肌血管的交感舒血管纤维）、躯体运动神经纤维（图 10-20）。

受体（receptor）是指细胞膜或细胞内能与某些化学物质（递质、激素等）发生特异性结合并诱发生物效应的特殊结构的蛋白质分子。能与乙酰胆碱特异性结合而发生生理效应的受体称为胆碱受体（cholinergic receptor），按其分布和效应的不同分为毒蕈碱受体和烟碱受体。

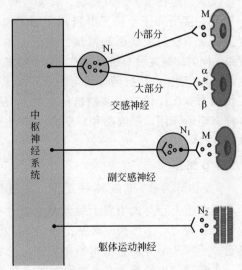

图 10-20　外周神经纤维的分布
○代表乙酰胆碱；△代表去甲肾上腺素

1. 毒蕈碱受体

能与毒蕈碱结合，产生与乙酰胆碱类似效应，这种胆碱受体称为毒蕈碱受体（muscarinic receptor，M 受体）。M 受体分布于大多数副交感神经节后纤维支配的效应器细胞膜上，以及交感节后纤维支配的汗腺和骨骼肌血管平滑肌细胞膜上。乙酰胆碱与 M 受体结合后产生的一系列效应，称为 M 样作用，表现为心脏活动抑制，支气管、消化道平滑肌和膀胱逼尿肌收缩，消化腺分泌增加，瞳孔缩小，汗腺分泌增加，骨骼肌血管舒张等。阿托品是 M 受体的拮抗药，它能阻断 M 样作用，临床上常使用阿托品，解除胃肠平滑肌痉挛、唾液和汗液分泌减少等反应。

2. 烟碱受体

能与烟碱结合，产生与乙酰胆碱类似效应，这种胆碱受体称为烟碱受体（nicotinic receptor，N 受体）。N 受体又分为两个亚型：N_1 及 N_2 受体。N_1 受体分布在自主神经节神经元细胞膜上，N_2 受体分布在骨骼肌的终板膜上。乙酰胆碱与 N 受体结合后产生的效应，称为 N 样作用，表现为自主神经节后神经元和骨骼肌细胞兴奋。筒箭毒碱可阻断 N_1 和 N_2 受体，在临床外科手术中可作为肌松药，N_1 受体和 N_2 受体还可分别被六烃季铵和十烃季铵特异性阻断。

（二）去甲肾上腺素及其受体

凡是末梢能释放去甲肾上腺素的神经纤维称为肾上腺素能纤维（adrenergic fiber），人体内大部分交感神经节后纤维释放去甲肾上腺素，属肾上腺素能纤维（图 10-20）。

能与肾上腺素、去甲肾上腺素等结合的受体称为肾上腺素受体，分布在肾上腺素能纤维所支配的效应器细胞膜上，可分为 α 受体和 β 受体。

1. α 受体

α 受体可分为 α_1 受体和 α_2 受体两种亚型。

α_1 受体主要分布于大多数内脏平滑肌和腺体上，与去甲肾上腺素结合后主要引起兴奋性效应，如已孕子宫收缩、瞳孔散大以及皮肤、肾和胃肠等血管收缩。α_2 受体主要分布于小肠平滑肌和突触前膜上，与去甲肾上腺素结合后主要引起抑制性效应，如小肠平滑肌舒张；同时抑制突触前膜释放去甲肾上腺素（图 10-21），这是临床应用 α_2 拮抗药可乐定治疗高血压的机制。酚妥拉明为非选择性 α 受体拮抗药，对 α_1 受体和 α_2 受体都有阻断作用，哌唑嗪和育亨宾可分别阻断 α_1 受体和 α_2 受体。

2. β 受体

β 受体分为 β_1 和 β_2 两种亚型，β_1 受体主要分布于心肌细胞上，与去甲肾上腺素结合后产生心脏兴奋

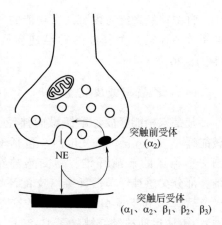

突触前受体（α_2）

NE

突触后受体（α_1、α_2、β_1、β_2、β_3）

图 10-21　突触前受体调节神经递质释放

效应，表现为心率加快、房室传导加速，心肌收缩力加强；β_2 受体主要分布于支气管、胃肠道、子宫及部分血管平滑肌细胞上，与去甲肾上腺素结合后产生抑制性效应，表现为血管、支气管、小肠及子宫平滑肌舒张。普萘洛尔为非选择性 β 受体拮抗药，在临床上已被广泛使用，如心绞痛和心动过速时可用普萘洛尔降低心肌的代谢活动，以达到缓解和治疗目

的，但它可能引起支气管的痉挛，故不宜用于伴有哮喘等呼吸系统疾病的患者。阿替洛尔和丁氧胺分别为 β_1 和 β_2 受体特异性拮抗药。

二、自主神经的功能及特征

（一）自主神经系统的功能

自主神经系统的功能主要包括交感神经和副交感神经。与躯体运动神经不同的是，自主神经通常由脊髓和脑干发出，交感神经起源于脊髓胸腰段（$L_1 \sim L_3$）灰质侧角部分；副交感神经起源于脑干的脑神经核和脊髓骶段（$S_2 \sim S_4$）灰质相当于侧角的部分。它们的功能主要是调节内脏、血管、腺体的活动（表10-4）。

表10-4　自主神经的主要功能

器官	交感神经	副交感神经
呼吸器官	支气管平滑肌舒张	支气管平滑肌收缩
消化器官	抑制胃肠运动,促进括约肌收缩	促进胃肠运动,促使括约肌舒张
泌尿器官	促进逼尿肌舒张和括约肌收缩,抑制排尿	促进逼尿肌收缩和括约肌舒张,促进排尿
心脏	心跳加快,心肌收缩力加强	心跳减慢,心房肌收缩减弱
眼	虹膜辐射肌收缩,瞳孔扩大	虹膜环形肌收缩,瞳孔缩小

（二）自主神经系统的特征

1. 紧张性作用

正常情况下，自主神经对效应器持续发放低频率的冲动，使效应器经常维持轻度的活动状态，这种作用称为紧张性作用。如切断支配心脏的迷走神经，心率加快；切断支配心脏的交感神经，心率则减慢，证明两种神经对心脏的正常活动均有紧张性作用。

2. 对同一效应器的双重支配

大多数内脏器官都接受交感和副交感神经的双重支配，但它们对同一器官的作用是拮抗的。如心交感神经对心脏有兴奋作用，心迷走神经对心脏有抑制作用；迷走神经可促进胃肠道平滑肌收缩，而交感神经则抑制胃肠平滑肌收缩。另外，两种神经对同一器官的双重支配产生的作用也可是协同的，如交感神经和副交感神经都能促进唾液腺的分泌，不过仍有一定的差别，交感神经引起少量黏稠的唾液分泌，副交感神经则引起大量稀薄的唾液分泌。

3. 作用受效应器功能状态影响

自主神经对某些内脏器官的作用与效应器官所处的功能状态有关。如刺激交感神经可引起有孕子宫平滑肌收缩，而对无孕子宫则舒张（因参与作用的受体不同）。

4. 对整体生理功能调节的意义

交感神经和副交感神经之间密切联系又相互制约，共同调节内脏活动，以适应机体需要。在环境急剧变化时，如剧烈运动、窒息、失血、寒冷等，此时机体交感神经广泛兴奋，同时伴有肾上腺髓质分泌增加，意义在于使机体许多器官的潜在力量动员起来，增强储备能量的消耗，提高机体应急能力，以适应环境的变化。

副交感神经系统的活动相对局限，在安静状态下活动较强，意义在于促进消化、积蓄能量以及加强排泄和生殖功能等，促进机体休整恢复，以保证机体安静时基本生命活动的需要。

三、各级中枢对内脏活动的调节

（一）脊髓

脊髓是内脏活动调节的初级中枢，如血管张力反射、发汗反射、排尿、排便反射、勃起反射等的中枢都在脊髓。但这些反射平时受到高位中枢的控制，因此当脊髓与高位中枢离断后，患者会出现脊休克现象，脊休克过后，虽然上述的内脏反射活动能够恢复，但这些反射活动不能很好地适应正常生理功能的需要，如患者虽有一定的排尿能力，但排尿不完全，而且不受意识控制，常出现尿失禁。

（二）低位脑干

低位脑干包括延髓、脑桥和中脑，其中延髓是调节心血管活动和呼吸运动的基本中枢，因此延髓有"生命中枢"之称。如延髓受损，呼吸、心跳等生命活动迅速停止，造成死亡。另外，瞳孔对光反射中枢在中脑，如果瞳孔对光反射消失说明病变已侵及中脑，预示生命垂危。

（三）下丘脑

下丘脑是较高级的内脏活动调节中枢，因为下丘脑与边缘系统、脑干网状结构有结构和功能联系，共同调节内脏的活动；而且下丘脑经垂体门静脉系统和下丘脑-垂体束调节腺垂体和神经垂体的活动，把内脏活动和生理活动联系起来，调节体温、营养摄取、水平衡、内分泌、情绪反应、生物节律等功能活动。

1. 体温调节

视前区-下丘脑前部是体温调节的重要部位，此处存在着温度敏感神经元，能感受所在部位的温度变化，对传入的温度信息进行分析整合，调节产热和散热过程，使体温维持相对稳定（见第七章第二节）。

2. 水平衡调节

实验证明，下丘脑的毁损会导致动物多尿与烦渴，说明下丘脑能调节水的摄入和排出，维持机体水平衡。下丘脑对水平衡的调控是通过控制下丘脑视上核合成和释放抗利尿激素，进而通过控制肾远端小管和集合管对水的重吸收来调节水平衡（见第八章第二节）。

3. 对垂体功能的调节

下丘脑内有些神经内分泌细胞合成下丘脑调节肽，通过垂体门静脉系统到达腺垂体，调节腺垂体激素的分泌。另外，下丘脑视上核和室旁核能合成血管升压素和催产素，通过下丘脑-垂体束运输到神经垂体储存，下丘脑可控制其释放（见第十一章第二节）。

4. 对生物节律的控制

机体内许多活动按一定的时间顺序发生周期性变化，这种变化节律称生物节律（biorhythm）。根据周期长短，可分为年节律、月节律、日节律，以日节律最为重要，许多生理功能如血细胞计数、体温、血压等活动都有日周期节律。研究表明，下丘脑视交叉上核可能是日周期的控制中心。

另外，下丘脑还能产生某些行为的欲望，如食欲、渴觉和性欲等，以及参与睡眠、情绪等生理活动调节。

(四) 大脑皮质

大脑中的边缘系统和新皮层中的某些区域是调节内脏活动的高级中枢，边缘系统指的是边缘叶和大脑皮质的岛叶、颞极、眶回，以及皮层下的杏仁核、隔区、下丘脑前核等皮层下结构；新皮层指哺乳动物大脑皮质中除古皮层和旧皮层外的广大区域。它们对内脏活动的调节作用复杂而多变。

第五节　脑的高级功能

人的大脑高度发达，是人体各种生命活动的最高级中枢，它不仅能产生感觉，调节躯体运动和内脏活动，还能完成一些更为复杂的高级功能，如学习记忆、语言和思维、睡眠和觉醒等更为复杂的高级功能，这也是人和动物之间区别的主要特征。

一、脑电活动

大脑皮质的神经元细胞也有生物电活动，简称脑电活动。脑电活动不是单个神经元的电活动，而是大脑皮质许多神经元的集群电活动，利用电生理学方法，在大脑皮质可记录到两种不同形式的生物电活动，分别为自发脑电活动和皮层诱发电位。前者指在无明显刺激情况下，大脑皮质自发性产生的节律性电位变化；后者指刺激感觉传入系统或脑的某一部位时，在大脑皮质一定部位引出的电变化。

自发脑电活动与非特异投射系统有关。临床上使用脑电图仪在头皮表面记录下来的自发脑电活动，称为脑电图（electroencephalogram，EEG）；在外科开颅手术时，颅骨打开直接记录到大脑皮质表面电位变化，称皮层电图（图 10-22）。

脑电图的基本波形有 α、β、θ 和 δ 四种（表 10-5）。

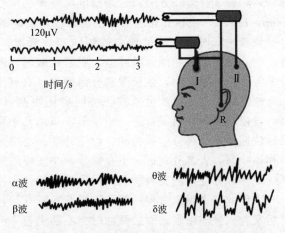

图 10-22　脑电图记录方法与正常脑电图波形

表 10-5　正常脑电图各种波形的特征、常见部位和出现条件

脑电波	频率/Hz	幅度/μV	常见部位	出现条件
α	8～13	20～100	枕叶	成人安静、闭眼、清醒时
β	14～30	5～20	额叶、顶叶	成人活动时
θ	4～7	100～150	颞叶、顶叶	少年正常脑电或成人困倦时
δ	0.5～3	20～200	颞叶、顶叶	婴幼儿正常脑电或成人熟睡时

脑电图的波形可随大脑皮质功能活动状态进行改变。当皮层神经元的电活动趋向一致时，脑电图呈现低频率高振幅的同步化波形，如 α 波。相反，皮层神经元的电活动不一致

时，脑电图呈现出高频率低振幅的去极化波，如 β 波。临床上，癫痫患者或皮层有占位病变（如肿瘤）的患者，脑电图发生改变，因此具有重要的临床诊断价值。

二、觉醒与睡眠

觉醒和睡眠是人体所处的两种不同状态，两者昼夜交替，是人类生存的必要条件。人类在觉醒时可迅速适应环境变化，完成各种体力和脑力劳动；在睡眠时能使体力和精力得到恢复，还能增强免疫、促进生长发育、促进学习和记忆能力等。

（一）觉醒

如前所述，脑干网状结构上行激动系统通过感觉的非特异投射系统，弥散性投射到大脑皮质广泛的区域，维持和改变大脑皮质的兴奋状态，从而使机体维持觉醒。觉醒状态有行为觉醒和脑电觉醒，行为觉醒表现为对新刺激有探究行为，其维持可能与黑质多巴胺递质系统的功能有关；而脑电觉醒不一定表现为觉醒，但脑电波却呈去同步化快波，而脑电觉醒的维持可能与蓝斑上部去甲肾上腺素能系统和脑干网状结构胆碱能系统的作用有关。

（二）睡眠

睡眠是人类生存所必需的，人的一生中约有三分之一的时间是在睡眠中度过的。根据脑电波的不同，将睡眠分为两种不同时相。一是脑电波呈现同步化慢波的时相，称为慢波睡眠（slow wave sleep，SWS）；二是脑电波呈现去同步化快波的时相，称为快波睡眠（fast wave sleep，FWS），也称异相睡眠或快速眼球运动睡眠。

慢波睡眠时脑电波呈现高波幅同步化慢波，机体的各种生理活动均减退，表现为视、听、嗅、触等感觉功能暂时减退，肌紧张减弱，血压下降，心跳呼吸减慢，体温下降，代谢降低等。慢波睡眠时，生长激素分泌增加，有利于促进生长和体力恢复。

快波睡眠时脑电波呈低波幅去同步化快波，机体各种感觉功能进一步减退，唤醒阈提高，骨骼肌反射和肌紧张进一步减弱，肌肉几乎完全松弛。但快波睡眠期间，也有阵发性的眼球快速运动、部分躯体抽动、血压升高、心率加快、呼吸加快而不规则等表现。而且在此时相被唤醒，大部分人诉说正在做梦。快波睡眠时，脑内蛋白质合成加快，有助于幼儿神经系统成熟，建立新的突触联系，促进学习记忆和精力恢复。

人体的整个睡眠过程一般是以慢波睡眠开始，持续 1～2h 后转入快波睡眠，维持约半小时后又转入慢波睡眠。而后两种时相不断交替 4～5 次，越到睡眠后期，快波睡眠的时间越长，最后从慢波睡眠或快波睡眠转为觉醒。但在觉醒状态下只能先进入慢波睡眠，而不能直接进入快波睡眠。

三、学习与记忆

学习和记忆是两个密不可分的动态过程，学习指人和动物从外界环境获取新信息的过程。记忆指大脑将获取的信息进行编码、储存及提取的过程。学习是记忆的前提，而记忆是学习的结果。

（一）学习

学习的形式有非联合型学习和联合型学习两种。

1. 非联合型学习

非联合型学习是一种简单的学习形式，在刺激和反应之间不形成某种明确联系，只要单一的刺激重复进行即可。习惯化和敏感化就属于非联合型学习。

2. 联合型学习

联合型学习是两种刺激或一种行为与一种刺激之间在时间上很接近地重复发生，最后在脑内逐渐形成联系的过程。人类的学习方式多为联合型学习，如经典的条件反射和操作式条件反射就属于联合型学习。

(1) 经典的条件反射　巴甫洛夫在经典动物实验中发现，给狗食物会引起唾液分泌，这是非条件反射，食物是非条件刺激；而给狗铃声刺激不会引起唾液分泌，铃声与进食无关，是无关刺激。但如果每次给狗喂食前先出现铃声，然后再给予食物，多次重复后，再单独给予铃声，动物就会分泌唾液。此时铃声已成为进食信号，由无关刺激转变为条件刺激。因此，条件反射的形成是条件刺激与非条件刺激在时间上反复多次结合、经过后天的学习而建立的。非条件刺激通过激动机体的奖赏系统和惩罚系统建立起条件反射。

(2) 操作式条件反射　经典的动物实验是先训练动物学会主动踩动杠杆而获取食物，然后以灯光作为条件刺激，要求动物在灯光信号出现后必须踩动杠杆才能得到食用，从而建立起条件反射。因此，操作式条件反射是受意志控制的、一种更为复杂的条件反射，它要求人或动物必须完成某种动作或操作，并在此操作基础上建立条件反射，是通过重复完成一定的操作后得到奖赏或惩罚建立起来的。

(二) 记忆

根据记忆的存储和回忆方式，记忆可分为陈述式记忆和非陈述式记忆两类。陈述式记忆与意识有关，能用语言表述出来，或作为影像形式保持在记忆中，可分为情景式记忆和语义式记忆，分别是对具体事物或场面、语言和文字的记忆。日常所说的记忆，通常是指陈述性记忆。非陈述式记忆是一种下意识的感知及反射，指对一系列规律性操作程序的记忆，与意识无关，不容易遗忘。例如，弹钢琴、做连贯的体操动作等技巧性操作的完成依赖于非陈述性记忆。陈述性记忆和非陈述性记忆同时参与学习记忆的过程，并且可相互转化。如我们从学驾驶到熟练驾驶的过程，即是记忆由陈述性向非陈述性转化的过程。

根据记忆保留时间的长短可分为短时程记忆和长时程记忆。短时程记忆仅保留几秒钟到几分钟，保存时间短，容易受干扰，不稳定，记忆容量有限。长时程记忆可保留几天到数年，甚至终生，保留时间较长，人类的长时程记忆是一个庞大而持久的储存系统，其容量几乎没有限度。如果反复运用和强化，短时程记忆可向长时程记忆转化。

四、大脑皮质的语言活动功能

(一) 大脑皮质的一侧优势功能

语言是人类相互交流思想和传递信息的工具。人类大脑半球的功能左右不对等，在主要运用右手的成年人，语言活动主要由左侧大脑皮质管理，而与右侧皮层无明显关系，即左侧大脑皮质在语言活动功能上占优势。这种脑的高级功能向一侧半球集中的现象称为一侧优势，一侧优势现象虽与遗传有关，但主要是在后天生活中逐步形成的，这种优势自10～12岁时逐步建立，成年后若左侧大脑半球损伤，就很难在右侧大脑皮质重建语言中枢。

左侧大脑皮质在语言功能活动上占优势，并不代表右侧半球不重要。右侧大脑半球在非词语性的认识功能上占优势，如对空间的辨认、深度知觉、触-压觉认识、图形视觉、音乐欣赏分辨等，但这种优势是相对的。

（二）大脑皮质的语言中枢

大脑皮质有多个管理语言、文字的功能区域，如语言运动区、语言书写区、语言听觉区、语言视觉区。说话语言中枢主要为 Broca 区，受损后出现运动失语症，患者可以看懂文字与听懂别人的谈话，发音器官也正常，但不能用语词表达自己的思想。书写语言中枢在额中回后部接近中央前回的手部代表区的部位，受损后表现为失写症，患者可以听懂别人讲话、看懂文字和讲话，但不会书写。听觉语言中枢在颞上回后部，受损后表现为感觉性失语，患者可以讲话和书写，也能看懂文字，但听不懂别人讲话，因此不能回答别人的问题。视觉语言中枢在顶叶角回，受损后表现为失读症，患者看不懂文字，但视觉无损伤，其他语言功能也正常。韦尼克语言中枢（Wernicke 区）在左侧颞叶后部，受损后可引起流畅失语症，患者说话正常，有时说话过度，但不能正确表达意思，言语中充满杂乱语和自创词，对别人的说话和文字理解能力也有明显缺陷（图 10-23）。

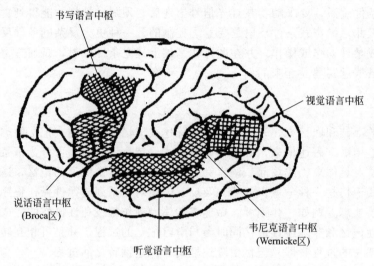

图 10-23　人类大脑皮质语言功能区域示意图

思考题

一、名词解释
1. 突触
2. 牵张反射
3. 腱反射
4. 肌紧张
5. 脊休克
6. 去大脑僵直

二、填空题
1. 神经纤维传导兴奋的特征有_____、_____、_____和_____。
2. EPSP 的产生是由于突触后膜对_____和_____的通透性增加，尤其是对_____的通透性增加，从而导致突触后膜出现_____。
3. IPSP 的产生主要是由于突触后膜对_____的通透性增加，从而导致突触后膜出现_____。

4.突触后抑制是由_____神经元引起的一种抑制，突触后膜表现为_____极化。

5.中枢兴奋传播的特征是_____、_____、_____、_____、_____和_____。

6.丘脑感觉核团分为_____、_____和_____大类。

7.脊休克的产生机制是_____。

8.动物在中脑上、下丘之间横断脑干后，出现_____肌紧张性亢进的现象，称为_____，其产生机制是_____。

9.根据小脑的传入、传出纤维联系，可将小脑分为_____、_____和_____三个功能部分；其中维持身体平衡的主要是_____。

10.中枢神经元的联系方式有_____、_____、_____和_____。

三、简答题

1.何谓胆碱能纤维和肾上腺素能纤维？哪些神经纤维分别属于这两类纤维？

2.简述突触传递的过程。

3.简述内脏痛的特点。

4.简述特异投射系统和非特异投射系统的概念、特点及功能。

四、病例分析题

患者，男性，45岁，无眩晕、无听力障碍，肌力完好，出现右上肢指鼻试验不正确和轮替动作差，右下肢跟膝胫试验差。

请问：

1.患者病损部位在哪里？

2.根据什么原理得出的结论？

（周　华）

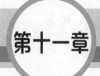

第十一章

内分泌

○ ○
○ ○
○ ○

【学习目标】

◆ **掌握**：激素的概念及其作用的一般特征；甲状腺激素、糖皮质激素和胰岛素的生理作用及其分泌调节。

◆ **熟悉**：激素的分类及作用方式；下丘脑与垂体之间的功能联系；腺垂体激素、神经垂体激素的种类及生理作用；胰高血糖素的生理作用及分泌调节。

◆ **了解**：激素的作用原理；甲状腺激素的合成与代谢；甲状旁腺素、降钙素的生理作用及分泌调节；肾上腺髓质激素的生理作用。

案例导入

案例回放：

李志小朋友出生时身高和体重正常，数周后出现生长发育迟缓，2～3 岁后逐渐明显，身高明显小于实际年龄，但身体各部位比例尚匀称，智能发育亦正常，李志妈妈对儿子个头矮这件事很苦恼。

思考问题：

1. 李志小朋友身高低是否与体内某种激素分泌有关？

2. 如果是，哪些因素会影响这种激素的分泌？

第一节 概 述

内分泌（endocrine）是相对于外分泌而言，是指细胞分泌的物质直接进入血液或其他体液（如组织液、细胞间液、细胞内液等）的过程。内分泌细胞有的分布较集中，形成内分泌腺，人体内重要的内分泌腺有垂体、甲状腺、甲状旁腺、肾上腺、胰岛和性腺等；有的内分泌细胞则分散存在于某些器官组织中，如消化道黏膜、心、肾、肺、下丘脑和胎盘等。而内分泌系统是由经典的内分泌腺和散在分布于某些器官组织中的内分泌细胞所组成。内分泌系统与神经系统是人体内两大信息传递系统，两者密切联系，相互配合，共同调节机体的各种功能活动，维持内环境的稳态。

一、激素及其作用方式

（一）激素的概念

激素（homone）是由内分泌细胞产生的经体液传递信息的高效能生物活性物质。但近年的研究证实，人体内还存在很多除激素外的化学信使物质，如神经细胞分泌的肽类，组织细胞产生的生长因子，免疫活性细胞分泌的细胞因子等。因此，现代内分泌学将激素的定义扩大为：激素是指能与靶细胞的受体结合，并将所携带的信息传递给靶细胞，以调节靶细胞功能的所有化学信使物质。分子结构清楚者称为激素，分子结构尚不明确者称为因子。被激素作用的细胞、组织或器官，分别称为靶细胞（target cell）、靶组织（target tissue）或靶器官（target organ）。

（二）激素的作用方式

激素一般需经体液传递到靶细胞、靶组织或靶器官发挥其调节功能。近年来，对激素运输方式的认识逐步深入，一般可将激素的作用方式分为以下几种。

1. 远距分泌

大多数激素分泌后经血液运送到远处的靶组织或靶细胞发挥作用，这种作用方式称为远距分泌（telecrine）。如垂体、甲状腺、甲状旁腺、肾上腺、性腺（卵巢或睾丸）等内分泌腺分泌的激素，一般先进入毛细血管，再经腺体静脉进入体循环。

2. 旁分泌

某些激素分泌后不经血液运输，而通过组织液扩散作用于邻近的靶细胞，这种方式称为旁分泌（paracrine）。如胃黏膜的 D 细胞分泌的生长抑素经组织液扩散，抑制胃腺壁细胞的腺苷酸环化酶，从而抑制胃酸的分泌。

3. 自分泌

有的激素经局部扩散后又返回作用于该内分泌细胞，这种作用方式称为自分泌（auto-crine）。如下丘脑释放的生长激素释放激素可通过这种方式反馈调节自身的分泌，这是内分泌细胞的一种自身调控机制。

4. 神经分泌

下丘脑内某些神经细胞既能产生和传导神经冲动，又能合成分泌激素，这些细胞称为神经内分泌细胞，它们所产生的激素称为神经激素（neurohormone）。神经激素可沿轴浆运送到神经末梢释放入血，这种作用方式称为神经分泌（neurocrine）。如下丘脑的视上核与室旁核的神经元合成的抗利尿激素和催产素，沿下丘脑-垂体束通过轴浆运送到神经垂体贮存，在受特定刺激时再释放入血液（图 11-1）。

二、激素作用的一般特征

激素种类繁多，化学结构及作用机制也各不相同，但是它们在对靶细胞发挥调节作用的过程中，仍具有以下共同特征。

（一）激素的信息传递作用

激素作为携带信息的生物活性分子，在实现其调节作用的过程中，只能使靶细胞原有的生理生化过程增强或减弱，如生长激素促进生长发育，甲状腺激素的产热作用等。在这些作

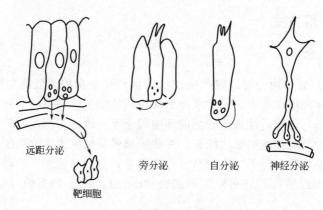

远距分泌

靶细胞

旁分泌　　自分泌　　神经分泌

图 11-1　激素的作用方式

用过程中，激素并不引起新的功能活动，也不能为原有功能活动提供能量，仅仅起着将生物信息传递给靶细胞的"信使"作用，调节靶细胞固有的生理生化反应，在信息传递后，激素即被分解失活。

（二）激素作用的特异性

激素的作用具有较高的组织特异性与效应特异性，即具有选择性地作用于某些靶细胞的特性，称为激素作用的特异性。其本质是因为靶细胞膜或胞质或胞核内存在着有与该激素发生特异性结合的受体，激素只有与靶细胞上的受体相互识别并发生特异性结合，才能引发一定的生理效应。人体内各种激素作用的特异性高低不同，作用的范围也有很大的差别。有些激素作用的特异性很强，只专一地作用于某一靶腺，如促甲状腺激素作用于甲状腺，促肾上腺皮质激素作用于肾上腺皮质；而有些激素作用的特异性较弱，作用部位较广泛，如生长激素、甲状腺激素对全身组织细胞的功能几乎都有调节作用。

（三）激素的高效能生物放大作用

生理状态下，激素在血中的含量很低，一般只有纳摩尔浓度（nmol/L），甚至只有皮摩尔浓度（pmol/L）数量级，但其生理效应却十分显著。其原因是激素与受体结合后，在细胞内发生一系列酶促放大作用，一个接一个逐级放大，形成一个高效能的生物放大系统。据估计，1 分子的胰高血糖素可激活 1 分子的腺苷酸环化酶，通过 cAMP-蛋白激酶途径逐级放大，最后可激活 10000 个分子的磷酸化酶，从而发挥激素强大的调节作用。所以体液中激素浓度维持相对稳定，对激素发挥正常的调节作用极为重要。如果某内分泌腺分泌的激素稍有过量或不足，便可引起相应的生理功能明显异常，临床上分别称为该内分泌腺的功能亢进或功能减退。

（四）激素间的相互作用

多种激素在共同参与某一生理功能的调节时，各种激素的作用可以相互影响，主要表现在三个方面。

1. 协同作用

如生长素、肾上腺素、胰高血糖素等，虽然作用于代谢的不同环节，但都可升高血糖。

2. 拮抗作用

不同激素共同参与调节某一生理效应时作用相反，称为拮抗作用。如胰高血糖素促进糖原分解，使血糖升高；而胰岛素促进糖原合成，使血糖降低，两者表现了不同程度的拮抗作用。

3. 允许作用

某些激素对某一生理反应并不起直接作用，但它的存在可使另一种激素的作用明显增强，这种现象称为激素的允许作用。如糖皮质激素本身对血管平滑肌无收缩作用，但在糖皮质激素存在的条件下，儿茶酚胺才能充分发挥对血管功能的调节作用。某些低血压患者单独使用去甲肾上腺素升压，效果欠佳，但同时给予少量的氢化可的松，升压效果明显增强。

三、激素的分类和作用原理

（一）激素的分类

激素种类繁多，来源和性质各异，按其分子结构和化学性质不同，可分为以下几类。

1. 含氮激素

含氮激素包括蛋白质类（如胰岛素、甲状旁腺激素和腺垂体激素）、肽类（下丘脑调节肽、神经垂体激素、降钙素、胰高血糖素）及胺类（去甲肾上腺素、肾上腺素及甲状腺激素）。这类激素易被胃肠道消化液分解而破坏，不宜口服，一般需要注射。

2. 类固醇（甾体）激素

此类激素由肾上腺皮质和性腺分泌，如皮质醇、醛固酮、雌激素、孕激素以及雄激素等。这类激素不被胃肠道消化液破坏，可以口服。

此外，胆固醇的衍生物——1，25-二羟维生素 D_3 和脂肪酸的衍生物——前列腺素也被作为激素看待。

（二）激素的作用原理

激素与靶细胞膜受体或细胞内受体结合后将信息传递到细胞内并最终产生生物效应，近年来随着分子生物学技术的发展，关于激素作用机制的研究获得了迅速进展，下面重点介绍含氮激素与类固醇（甾体）激素的作用机制。

1. 含氮激素的作用原理——第二信使学说

含氮激素有较强的极性，它们的分子体积多较大。含氮激素从内分泌腺分泌出来，经由血液到达靶细胞后，并不直接进入细胞内发挥作用，而是与靶细胞膜上具有离体构型的专一性受体（R）结合。激素与受体结合后，激活细胞膜上鸟苷酸调节蛋白（简称 G 蛋白），继而激活膜上的腺苷酸环化酶（AC），在 Mg^{2+} 参与下，促使三磷腺苷（ATP）转变为环磷酸腺苷（cAMP），cAMP 再激活细胞内无活性的蛋白激酶系统（PK），使蛋白质磷酸化，从而引起细胞内特有的生理反应，如细胞膜通透性增大、膜电位改变、腺细胞分泌及肌细胞收缩等。cAMP 发挥作用后，即被细胞内磷酸二酯酶（PDE）降解而失活（图 11-2）。因此，激素作为第一信使，cAMP 为第二信使，而这一类激素的作用机制学说称为第二信使学说。近年来的研究表明，cAMP 并不是唯一的第二信使，可作为第二信使的还有三磷酸肌醇（IP_3）、二酰甘油（DG）、环磷酸鸟苷（cGMP）及 Ca^{2+} 等。

2. 类固醇（甾体）激素的作用原理——基因表达学说

类固醇激素分子较小，为脂溶性，可通过扩散进入靶细胞内，先与胞质受体结合成激素-胞质受体复合物，此复合物在 Ca^{2+} 参与下，可发生变构，获得通过核膜的能力而进入核内，

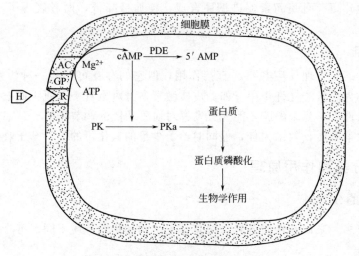

图 11-2　含氮类激素作用机制示意图
H—激素；R—受体；AC—腺苷酸环化酶；GP—G 蛋白；
PKa—活化蛋白激酶；PDE—磷酸二酯酶

并与核受体形成激素-核受体复合物。此复合物结合在染色质的非组蛋白的特异位点上，启动或抑制该部位的 DNA 的转录，从而促进或抑制 mRNA 的形成，诱导或减少某种蛋白质（主要是酶）合成，从而实现其生理效应，这一过程称为基因表达学说或类固醇激素作用的基因机制（图 11-3）。

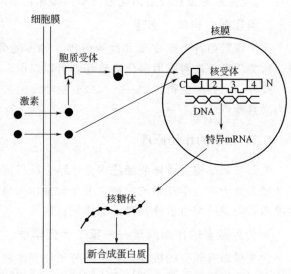

图 11-3　类固醇激素作用机制示意图

类固醇激素通过上述基因机制发挥作用，一般需要数小时或数天的时间。近年研究发现，有些类固醇激素可在数分钟甚至数秒之内发挥其效应，因而推测类固醇激素可能还存在另一种非基因作用机制，其具体过程还有待进一步研究。

激素的作用原理十分复杂，有的激素也可通过多种机制发挥作用。而且含氮激素与类固醇激素的作用原理并非绝对的，如甲状腺激素虽属含氮激素，却可进入细胞内，与核受体结合，调节基因表达，其作用原理与类固醇（甾体）激素相似。

第二节　下丘脑与垂体

一、下丘脑与垂体的功能联系

垂体位于颅底蝶鞍构成的垂体窝中，经垂体柄与下丘脑连接。在结构和功能上，下丘脑与垂体的联系极为密切，两者共同组成下丘脑-垂体功能单位（图 11-4）。垂体根据发育来源、形态和功能的不同，可分为腺垂体和神经垂体。因此，下丘脑-垂体功能单位包括下丘脑-腺垂体系统和下丘脑-神经垂体系统。

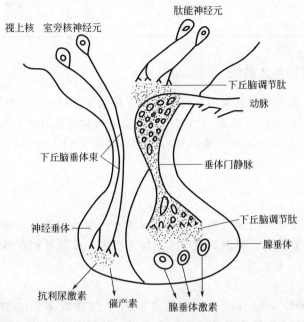

图 11-4　下丘脑-垂体功能单位模式图

（一）下丘脑-腺垂体系统

下丘脑与腺垂体之间没有直接的神经纤维联系，但存在把两者联系起来的垂体门静脉系统。在下丘脑内侧基底部的神经核团，包括正中隆起、弓状核、腹内侧核、视交叉上核及室周核等共同构成下丘脑促垂体区，主要由小神经细胞组成，它们能合成和分泌一些肽类激素，故又称肽能神经元。由下丘脑促垂体区肽能神经元分泌、能调节腺垂体活动的肽类激素，统称为下丘脑调节肽（hypothalamic regulatory peptides，HRP）。下丘脑肽能神经元轴突末梢释放的下丘脑调节肽，经垂体门静脉系统作用于腺垂体的内分泌细胞，从而调节腺垂体激素的合成和分泌。

目前已发现九种下丘脑调节肽，其化学结构和生理作用有所不同（表 11-1）。下丘脑调节肽除调节腺垂体功能外，还具有垂体外调节作用，并且可以在中枢神经系统的其他部位及体内多种组织中生成。

表 11-1　下丘脑调节肽及其对腺垂体的作用

种类	英文缩写	主要作用
促肾上腺皮质激素释放激素	CRH	促进 ACTH 释放
促甲状腺激素释放激素	TRH	促进 TSH，PRL 释放
促性腺激素释放激素	GnRH	促进 LH，FSH 释放
生长激素释放激素	GHRH	促进 GH 释放
生长抑素	GHRIH	抑制 GH 及其他激素分泌
促黑（素细胞）激素释放因子	MRF	促进 MSH 释放

种类	英文缩写	主要作用
促黑(素细胞)激素释放抑制因子	MIF	抑制 MSH 释放
催乳素释放因子	PRF	促进 PRL 释放
催乳素释放抑制因子	PIF	抑制 PRL 释放

(二) 下丘脑-神经垂体系统

下丘脑与神经垂体之间有直接的神经联系。下丘脑视上核和室旁核神经元的轴突延伸下行到神经垂体，形成下丘脑-垂体束。由视上核和室旁核神经元合成的抗利尿激素和催产素，经下丘脑-垂体束的轴浆运送到神经垂体储存。当机体需要时，这两种激素由神经垂体释放入血发挥调节作用。

二、腺垂体激素

腺垂体是体内最重要的内分泌腺，可合成分泌七种腺垂体激素。包括生长激素、促甲状腺激素、促肾上腺皮质激素、卵泡刺激素、黄体生成素、催乳素和促黑（素细胞）激素。

(一) 生长激素

生长激素（growth hormone，GH）是腺垂体中含量较多的一种激素。人生长激素（hGH）是由 191 个氨基酸残基组成的蛋白质激素，分子量为 22000。生长激素具有种属特异性，不同种属动物的生长激素，其化学结构与免疫性质有较大差别。除猴外，其他动物的 GH 对人类均无效。近年来利用 DNA 重组技术已能大量生产 GH 供临床使用。

正常成年男性血浆中 GH 的浓度为 $1\sim5\mu g/L$，女性高于男性，但不超过 $10\mu g/L$，且有自发性波动，即在基础分泌的水平上自发、间断的出现 GH 分泌高峰。正常情况下血浆 GH 浓度还受运动、睡眠、血糖以及性激素水平等因素的影响。

1. 生长激素的生理作用

GH 作用广泛，没有特定的靶组织，其主要作用是促进机体生长发育和物质代谢。GH 对机体各器官组织均有影响，尤其对骨骼、肌肉及内脏器官的作用更为显著，所以又称躯体刺激素。此外，GH 还是参与机体应激反应的重要激素之一。

（1）促生长作用　机体的生长发育受多种激素影响，而 GH 是调节机体生长的关键因素。实验发现，摘除垂体的幼年动物，生长停止，如及时补充，GH 则可恢复生长。GH 可通过促进体内软骨细胞、肌细胞、骨细胞及其他组织的蛋白质合成、细胞分裂增生而发挥促生长作用，但对脑的生长发育影响不大。GH 的作用机制较复杂，GH 与靶细胞特异性受体结合后，可直接促进机体的生长发育；也可通过诱导靶细胞（如肝等）产生一种具有促进软骨细胞分裂增殖及骨化，使长骨增长的肽类物质，称为生长素介质，而间接促进器官组织的生长发育。若蛋白质缺乏时，生长激素不能刺激生长素介质的生成，故营养不良的儿童生长迟缓。

临床上若 GH 分泌异常可出现各种症状。如垂体先天损害而缺乏 GH 的幼儿，则出现生长迟缓，身材矮小，但智力发育一般正常，称为侏儒症（dwarfism）；相反，若幼年时期 GH 分泌过多，则身体各部位过度生长，身材高大，称为巨人症（gigantism）。人成年后长骨骨骺已钙化闭合，长骨不再生长，如果此时 GH 分泌过多，只能促进软骨成分较多的手、足肢端的短骨、面骨及软组织生长，以致出现手足粗大、鼻大唇厚、下颌突出和内脏器官（肝、肾等）增大等症状，称为肢端肥大症（acromegaly）。可见适量的 GH 对维持机体的正常生长发育具有重要作用。

（2）调节代谢作用　GH 广泛参与体内的物质和能量代谢过程。①蛋白质代谢：GH 可直接或通过生长素介质促进氨基酸进入细胞，加速 DNA 和 RNA 的合成，从而促进软骨、骨、肌肉、肝、肾、肺、脑及皮肤等组织的蛋白质合成，抑制其分解。②脂肪代谢：GH 促进脂肪分解，增强脂肪酸氧化，提供能量。所以 GH 可使机体脂肪减少而蛋白质含量增加。③糖代谢：抑制外周组织摄取与利用葡萄糖，减少葡萄糖的消耗，提高血糖水平，使机体的能量来源由糖代谢转向脂肪代谢。若生长激素分泌过量可因血糖升高而导致"垂体性糖尿病"。

2. 生长激素分泌的调节

（1）下丘脑调节肽的调节　GH 的分泌受下丘脑释放的 GHRH 和 GHRIH 的双重调节。由下丘脑释放的 GHRH，经垂体门静脉到达腺垂体，促进 GH 的分泌，而 GHRIH 则抑制 GH 的分泌。正常情况下 GHRH 的调节作用占优势，是 GH 分泌的经常性调节因素。而 GHRIH 则主要在应激刺激引起 GH 分泌过多时才发挥抑制作用。由于 GHRH 呈脉冲式释放。因此，生长激素的分泌也呈脉冲式。

（2）激素的反馈调节　GH 和生长素介质可分别作用于下丘脑和腺垂体两个水平，负反馈调节 GH 的分泌。

（3）其他因素的调节　①代谢因素：低血糖、血中氨基酸增多或脂肪酸含量减少均能刺激 GH 的分泌，以低血糖的刺激作用最强；②睡眠：慢波睡眠时 GH 分泌增多，可促进机体的生长发育和体力的恢复；③激素：甲状腺激素、雌激素和雄激素均能促进 GH 的分泌，性激素对 GH 分泌的刺激作用可能是青春期机体生长较快的原因。此外，运动、应激刺激也能引起 GH 分泌增多。

（二）催乳素

催乳素（prolactin，PRL）是由 199 个氨基酸组成的蛋白质激素，成人血浆 PRL 浓度低于 $20\mu g/L$，妊娠和哺乳期 PRL 浓度升高。

1. 催乳素的生理作用

催乳素的作用极为广泛，其靶器官主要为乳腺和性腺，并参与机体的应激反应。

（1）对乳腺的作用　PRL 可促进乳腺发育，引起并维持泌乳，故称催乳素。女性青春期乳腺的发育，主要依赖于雌激素、孕激素、生长激素、皮质醇、甲状腺激素及 PRL 的协同作用。在妊娠期，PRL、雌激素和孕激素分泌增多，促进乳腺组织进一步发育。此时乳腺已具备泌乳能力却不泌乳，原因是此时血中雌激素和孕激素浓度过高，抑制了 PRL 的泌乳作用。分娩后，雌激素和孕激素分泌量迅速减少，PRL 得以发挥始动和维持泌乳的作用。

（2）对性腺的作用　在女性，小剂量 PRL 可刺激卵巢黄体生成素受体的生成，与黄体生成素协同促进卵巢排卵和黄体生成，促进孕激素与雌激素的合成和分泌，大剂量时则有抑制作用；在男性，PRL 可促进前列腺和精囊的生长，加强黄体生成素对睾丸间质细胞的作用，促进睾酮的合成。

（3）参与应激反应　当机体受到应激刺激（如创伤、缺氧、手术、饥饿、疼痛等）时，血中 PRL 浓度升高，并与 ACTH、GH 的浓度增高同时出现。所以 PRL 是机体应激反应中腺垂体分泌的三大激素之一。

此外，PRL 也参与机体免疫功能、生长发育和物质代谢的调节。

2. 催乳素分泌的调节

（1）下丘脑调节肽的调节　PRL 的分泌受下丘脑 PRF 和 PIF 的双重调节。前者促进 PRL 分泌，后者则抑制其分泌，正常情况下以 PIF 的抑制作用为主。

（2）催乳素的反馈调节　PRL 对其自身分泌存在负反馈调节机制。血中 PRL 浓度增高可使下丘脑多巴胺能神经元兴奋，释放的多巴胺可通过下丘脑或直接抑制腺垂体 PRL 分泌。此外，吸吮乳头可反射性引起 PRL 的大量分泌，乳头受刺激产生的神经冲动传至下丘脑使 PRF 释放增多，从而促进腺垂体 PRL 的分泌。

（三）促黑（素细胞）激素

人类的促黑（素细胞）激素（melanophore stimulating hormone，MSH）属肽类激素。其主要作用是促进皮肤黑素细胞合成黑色素，加深皮肤和毛发的颜色。但因病切除垂体的黑人，其皮肤颜色并不发生改变。可见，MSH 对正常人的皮肤色素沉着关系不大。

MSH 的分泌受下丘脑分泌的 MRF 和 MIF 的双重调节，MRF 促进其分泌，MIF 则抑制其分泌，平时以 MIF 的抑制为主。

（四）促激素

腺垂体分泌的促甲状腺激素（thyroid stimulating hormone，TSH）、促肾上腺皮质激素（adrenocorticotropic hormone，ACTH）、促性腺激素［包括卵泡刺激素（follicle stimulating hormone，FSH）和黄体生成素（luteinizing hormone，LH）］均有各自的靶腺。这些促激素具有促进相应靶腺增生和靶腺激素分泌的功能，分别形成下丘脑-腺垂体-甲状腺轴、下丘脑-腺垂体-肾上腺皮质轴和下丘脑-腺垂体-性腺轴的调节方式。现将腺垂体激素的种类及主要作用归纳于表 11-2。

表 11-2　腺垂体激素的种类及主要作用

腺垂体激素	英文缩写	主要作用
促肾上腺皮质激素	ACTH	促进肾上腺皮质激素合成释放和腺细胞增生
促甲状腺激素	TSH	促进甲状腺激素合成分泌和腺细胞增生
生长激素	GH	促进物质代谢和机体生长发育
催乳素	PRL	促进乳腺发育，引起并维持泌乳
促黑(素细胞)激素	MSH	调节黑素细胞活动
卵泡刺激素	FSH	调节性腺生殖和内分泌功能
黄体生成素	LH	调节性腺生殖和内分泌功能

三、神经垂体激素

神经垂体不含腺细胞，本身不能合成激素。神经垂体激素实际上是指由下丘脑视上核、室旁核神经元合成，经下丘脑-垂体束运送到神经垂体储存并释放入血的激素。包括血管升压素与催产素两种，前者主要在视上核产生，而后者主要在室旁核产生。当受到适宜刺激时，血管升压素与催产素由神经垂体释放入血。

（一）血管升压素

血管升压素（vasopressin，VP）也称抗利尿激素（antidiuretic hormone，ADH），主要

作用于肾，产生明显的抗利尿作用（见第八章第二节）。当机体在失血、脱水等病理情况下，血管升压素释放明显增多，大量的血管升压素可使血管平滑肌收缩，血压升高（见第四章第三节）。血管升压素的分泌主要受血浆晶体渗透压、循环血量和血压变化的调节。

（二）催产素

催产素（oxytocin，OXT）又称缩宫素，和血管升压素的分子结构相似，因此两者在生理作用上有一定交叉。

1. 催产素的生理作用

催产素没有经常性分泌，在分娩和哺乳时反射性分泌。其主要作用于乳腺和子宫两个靶器官，具有促进哺乳期乳汁排出和分娩时刺激子宫收缩的作用。

（1）对乳腺的作用　催产素可使哺乳期乳腺腺泡周围的肌上皮细胞收缩，使腺泡内压力增高，促进乳汁排出。

（2）对子宫的作用　催产素可促进子宫平滑肌收缩，但此效应取决于子宫的功能状态。催产素对非孕子宫的收缩作用较弱，而对妊娠子宫的作用较强。临床上可用催产素来加强子宫收缩，达到促进分娩和减少产后流血的作用。雌激素能增加子宫对催产素的敏感性，发挥允许作用，而孕激素的作用则相反。

2. 催产素分泌的调节

催产素分泌的有效刺激是吸吮乳头和扩张子宫颈，通过神经-内分泌反射完成。吸吮乳头时，信息由传入神经到达下丘脑，兴奋室旁核分泌催产素的神经元，引起催产素释放增多，促进乳汁排出，称为射乳反射。射乳是一种典型的神经-内分泌反射，在此基础上可建立条件反射。焦虑、疼痛和恐惧等情绪变化可抑制催产素的分泌而阻止排乳。此外，在临产或分娩时，子宫和阴道受到牵拉和压迫刺激，可反射性引起催产素释放，有助于子宫的进一步收缩。

现将神经垂体激素的合成部位、主要作用及分泌调节归纳于表 11-3。

表 11-3　神经垂体激素的合成部位、主要作用及分泌调节

项目	血管升压素	催产素
合成部位	视上核(为主)和室旁核	视上核和室旁核(为主)
主要作用	生理剂量抗利尿作用； 大剂量缩血管升血压作用	促进乳汁排出，促进子宫收缩(取决于子宫的功能状态)
分泌调节	血浆晶体渗透压、循环血量和动脉血压的变化	神经-内分泌反射——射乳反射

知识链接

下丘脑激素发现

竞争是科技发展的一个重要动力，其中最著名的典型事例，也许是吉尔曼和沙利两小组为发现下丘脑激素历时 21 年的竞争。他们原先在一个小组工作，后来沙利另立门庭，与吉尔曼公开竞争。一个用猪的下丘脑，一个用羊的下丘脑，在你追我赶的几乎白热化的竞争中，相互吸取经验教训，克服千难万阻。比如，沙利首先从 10 万头猪的下丘脑中提取到 3mg 的促甲状腺激素释放因子（TRF），但不纯。吉尔曼从中受到启发，从 27 万头羊的下丘脑中终于分离出 1mg 纯的 TRF。他们在荣获诺贝尔奖的讲演中说得好，他们的竞争不仅使他们共同攀上了分离脑激素的高峰，而且培养了大批人才，发展了若干先进方法和技术。

第三节 甲状腺

正常成人的甲状腺重量为 20～25g，是人体内最大的内分泌腺。甲状腺由许多大小不等的腺泡（也称滤泡）组成，腺泡上皮细胞能合成和释放甲状腺激素，腺泡腔内的胶质是甲状腺激素的贮存库，而甲状腺激素也是体内唯一在细胞外贮存的内分泌激素。在甲状腺腺泡之间和腺泡上皮之间还有滤泡旁细胞（又称 C 细胞），可分泌降钙素，其作用见本章第七节。

一、甲状腺激素的生理作用

甲状腺腺泡上皮细胞能合成并分泌两种甲状腺激素（thyroid hormone），即甲状腺素，也称四碘甲腺原氨酸（T_4）和三碘甲腺原氨酸（T_3）。在腺体或血液中，T_4 含量较 T_3 多，约占总量的 90%，但 T_3 的生物学活性较 T_4 强约 5 倍，是甲状腺激素发挥生理作用的主要形式。

（一）甲状腺激素的合成

甲状腺激素是酪氨酸的碘化物，因此合成甲状腺激素的主要原料是碘和甲状腺球蛋白（thyroglobulin，TG）。碘主要来源于食物，人体每天从食物中摄取的无机碘 100～200μg，其中 1/3 被甲状腺摄取。因此，甲状腺与碘的代谢关系极为密切。甲状腺球蛋白由腺泡上皮细胞分泌，其酪氨酸残基碘化后合成甲状腺激素。甲状腺激素的合成过程包括三个步骤。

1. 甲状腺腺泡的聚碘

由肠道吸收的碘，以 I^- 的形式存在于血液中，而甲状腺内 I^- 浓度比血液高 20～25倍，因此甲状腺对碘的摄取是逆电化学梯度的主动转运过程。该转运体依赖 Na^+-K^+ 泵的活动提供能量。甲状腺的强大聚碘能力已成为临床上应用放射性碘来测定甲状腺功能和治疗甲状腺功能亢进的依据。

2. 碘的活化

由腺泡上皮细胞摄取的 I^- 并不能与酪氨酸结合，需靠甲状腺过氧化物酶（thyroperoxidase，TPO）氧化成具有活性的 I_0（碘原子）、I_2，或与酶的结合物，这一过程称为碘的活化。

3. 酪氨酸的碘化与甲状腺激素的合成

碘化过程发生在甲状腺球蛋白（TG）的酪氨酸残基上，活化的碘取代酪氨酸残基苯环上的氢原子，首先合成一碘酪氨酸（MIT）和二碘酪氨酸（DIT），然后两个分子的 DIT 耦联生成四碘甲腺原氨酸（T_4）；一个分子的 MIT 与一个分子的 DIT 耦联生成三碘甲腺原氨酸（T_3）。一个 TG 分子上，T_4 与 T_3 之比为 20:1。

以上 I^- 的活化、酪氨酸碘化以及耦联过程主要发生在腺泡上皮细胞顶端膜的微绒毛与腺泡腔交界处（图 11-5），它们都是在 TPO 的催化下完成的。能够抑制这一酶活性的药物，如硫尿嘧啶与硫氧嘧啶，能阻断 T_4、T_3 的合成，在临床上可用于治疗甲状腺功能亢进。

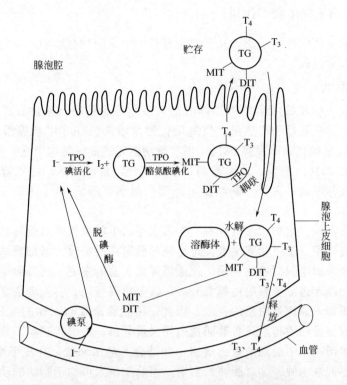

图 11-5　甲状腺激素的合成、贮存与释放示意图

TPO—甲状腺过氧化物酶；TG—甲状腺球蛋白；MIT——碘酪氨酸；DIT—二碘酪氨酸

（二）甲状腺激素的贮存、释放、运输与代谢

1. 贮存

甲状腺激素在甲状腺球蛋白上形成后贮存于腺泡腔的胶质中，其贮存量很大，可供人体利用 $50\sim120$ 天。在体内各种激素的贮存量上居首位。因此，应用抗甲状腺药物时，需要较长时间才能起效。

2. 释放

在促甲状腺激素（TSH）的作用下，甲状腺上皮细胞通过吞饮作用将腺泡腔中含有 T_3、T_4 的甲状腺球蛋白胶质小滴吞饮入上皮细胞内，在溶酶体蛋白水解酶的作用下，释放 T_3、T_4 进入血液。

3. 运输

T_3、T_4 释放入血后，99% 以上与血浆蛋白结合，以游离形式存在的不足 1%，T_3 主要以游离型存在。只有游离型的甲状腺激素才能进入靶组织细胞，发挥其生理效应。血中游离型和结合型的甲状腺激素可相互转化，二者间保持动态平衡。临床上，可通过测定血液中 T_3、T_4 的含量了解甲状腺的功能。

4. 代谢

血浆中 T_4 的半衰期约为 7 天，T_3 的半衰期为 1.5 天。甲状腺激素降解的主要部位在肝、肾、垂体与骨骼肌，形成的代谢产物由尿、粪便排出体外。

（三）甲状腺激素的生物学作用

甲状腺激素的生物学作用广泛，几乎对全身各组织细胞均有影响，其主要的作用是促进新陈代谢和生长发育过程。

1. 对代谢的影响

（1）产热效应　甲状腺激素能增加体内绝大多数组织细胞（除性腺、淋巴结、肺、皮肤、脾和脑之外）的耗氧量和产热量，使基础代谢率增高。1mg 甲状腺激素可使机体增加产热量约 4200kJ，基础代谢率提高 28%。甲状腺功能亢进症（简称甲亢）的患者产热增加，基础代谢率可升高 60%～80%，体温升高，怕热多汗，食欲增加，体重降低。反之，甲状腺功能减退症（简称甲减）患者产热减少，基础代谢率可降低 30%～50%，体温偏低，喜热怕冷、食欲不佳。

（2）对糖、蛋白质、脂肪代谢的影响　生理水平的甲状腺激素对营养物质的合成代谢及分解代谢均有促进作用。①甲状腺激素促进小肠黏膜对糖的吸收，增加糖原分解，使血糖升高；同时它又加速外周组织对糖的利用，使血糖降低。总的来说，其升血糖作用大于降血糖作用。故甲状腺功能亢进症患者的血糖常升高，甚至出现糖尿。②生理浓度的甲状腺激素可以通过基因调节机制，加速蛋白质的合成。因此，甲状腺激素与人体的生长发育密切相关。但剂量过大，则促使蛋白质特别是骨骼肌蛋白质大量分解；当甲状腺激素分泌不足时，蛋白质合成减少，而组织间隙中的黏液蛋白增多，并结合大量水和盐，在皮下形成一种特殊的、指压而不凹陷的黏液性水肿。③对脂肪的影响，甲状腺激素可加速脂肪的动员分解，脂肪酸的氧化，促进肝将胆固醇转变为胆酸从胆汁排出，从而使血浆胆固醇水平降低；同时也可促进胆固醇合成，但分解速度大于合成。因此，甲状腺功能亢进症的患者血胆固醇低于正常，而甲状腺功能减退症患者血胆固醇高于正常。

2. 对生长发育的影响

甲状腺激素是促进机体正常生长、发育的重要激素，特别是对婴儿脑和长骨的生长、发育影响极大。甲状腺激素对生长发育的影响在出生后最初的 4 个月内最为明显。胚胎期缺碘而导致甲状腺激素合成不足或出生后甲状腺功能低下的患者，不仅身材矮小，而且脑不能充分发育，智力低下，称呆小症（即克汀病）。治疗呆小症必须抓住时机，应在出生后 3 个月以前补充甲状腺激素，否则难以奏效。

3. 对神经系统的影响

甲状腺激素不仅能促进神经系统的发育、成熟，而且可提高已分化成熟的中枢神经系统的兴奋性。甲状腺激素对儿茶酚胺有允许作用，使交感神经系统兴奋。因此，甲状腺功能亢进症患者有烦躁不安、喜怒无常、失眠多梦、注意力不集中及肌肉颤动等症状；甲状腺功能减退症的患者则有言行迟钝、记忆减退、淡漠无情、终日思睡等症状。

4. 对心血管系统的影响

甲状腺激素可使心跳加快加强，心排血量增大，外周血管扩张，外周阻力降低，使收缩压升高，舒张压正常或稍低，脉压增大。甲状腺功能亢进症患者可因心脏做功量增加而出现心肌肥大，最后可导致充血性心力衰竭。

5. 其他作用

甲状腺激素还可影响生殖功能，对胰岛、甲状旁腺及肾上腺皮质等内分泌腺的分泌功能有一定的影响。

二、甲状腺功能的调节

甲状腺功能活动主要受下丘脑-腺垂体-甲状腺轴的调节。此外，还可进行一定程度的自身调节和受自主活动的调节。

（一）下丘脑-腺垂体-甲状腺轴

1. 下丘脑-腺垂体对甲状腺功能活动的调节

下丘脑分泌的促甲状腺激素释放激素（TRH）经垂体门静脉系统至腺垂体，促进腺垂体促甲状腺激素（TSH）合成和释放。下丘脑神经元可受某些内外环境因素的影响而改变TRH的分泌量，最后影响甲状腺的分泌活动。例如，寒冷刺激的信息到达中枢后，通过一定的神经联系使TRH分泌增多，继而通过TSH的作用促进T_4、T_3的分泌；而创伤、手术、疼痛等有害刺激使下丘脑释放生长抑素，抑制TRH的合成和释放，进而使TSH的释放减少。

促甲状腺激素的作用是促进甲状腺激素的合成与释放，包括增强摄碘、碘的活化、耦联及释放过程，使血中甲状腺激素的浓度升高，同时TSH还能刺激甲状腺腺泡细胞核酸与蛋白质的合成，从而使甲状腺细胞增生、腺体增大。因此，TSH对甲状腺具有全面的促进作用。

2. 甲状腺激素对腺垂体和下丘脑的负反馈调节

血中甲状腺激素浓度升高时，它能与TSH细胞核的特异受体结合产生抑制性蛋白，从而抑制TSH的合成与分泌，甲状腺激素的释放也随之减少；反之，则增多。甲状腺激素除对腺垂体有负反馈调节作用外，对下丘脑TRH的分泌也有负反馈调节作用。通过这种负反馈调节机制，使体内甲状腺激素浓度维持在正常生理水平。当饮食中长期缺碘造成甲状腺激素合成减少时，甲状腺激素对腺垂体的负反馈抑制作用减弱，引起TSH的分泌量增多，但因合成甲状腺激素的原料不足，患者表现出甲状腺细胞增生，导致甲状腺代偿性肿大，临床上称为单纯性甲状腺肿或地方性甲状腺肿。

（二）自身调节

甲状腺能根据碘供应的情况，调整自身对碘的摄取和利用，以及合成与释放甲状腺激素的能力，这种调节完全不受TSH影响，故称甲状腺的自身调节或自我调节。这是一种有一定限度的缓慢调节机制。当外源性碘量增加时，最初甲状腺激素合成增加，但血碘浓度超过10mmol/L时，甲状腺的聚碘作用完全消失，甲状腺激素合成速度不再增加，反而明显下降。过量的碘产生的抗甲状腺聚碘效应称Wolff-Chaikoff效应。自身调节作用使甲状腺功能适应食物中碘供应量的变化，从而保证腺体内甲状腺激素的合成量相对稳定。根据Wolff-Chaikoff效应，临床上常用大剂量碘处理甲状腺危象和用于甲状腺手术的术前准备。

（三）自主神经对甲状腺活动的影响

甲状腺受交感神经和副交感神经的双重支配。电刺激交感神经和副交感神经可分别促进和抑制甲状腺激素合成与分泌。

甲状腺激素分泌调节机制见图11-6。

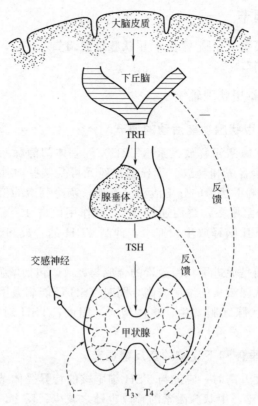

图 11-6 甲状腺激素分泌调节示意图

──→表示促进作用或分泌活动；---→表示抑制作用

第四节　肾上腺皮质

肾上腺由皮质和髓质两部分组成。二者在形态发生、结构和功能方面均不相同，实际上是两个独立的内分泌腺体，肾上腺皮质由外向内分别由球状带、束状带和网状带组成。这三层细胞的组织学结构、所含酶类及分泌的激素都不相同。球状带分泌的激素主要参与体内水盐代谢的调节，故称为盐皮质激素（mineralocorticoid），以醛固酮（aldosterone）为代表；束状带分泌的激素，因为最早发现它有生糖作用，故称为糖皮质激素（glucocorticoids），以皮质醇（cortisol，又称氢化可的松）为代表；网状带主要分泌性激素（sex hormone），以脱氢表雄酮（dehydroepiandrosterone）为代表，也可合成和分泌少量的糖皮质激素和雌激素。人体各种皮质激素均是以胆固醇为原料经腺细胞生物合成的类固醇激素。

关于醛固酮的生理作用和分泌调节在第八章中已经介绍，有关性激素的问题将在第十二章中详细叙述，这里重点讨论束状带所分泌的糖皮质激素。

一、糖皮质激素的生理作用

糖皮质激素的作用广泛而复杂，对全身多种器官、组织都有影响，是维持生命所必需的激素。人体糖皮质激素以皮质醇分泌量最大（200mg/d），作用最大，其次为皮质酮。皮质醇进入血液后，绝大部分与某些血浆蛋白结合，具有生物活性的游离型很少，结合型与游离型之间可相互转换。

（一）对物质代谢的作用

1. 糖代谢

糖皮质激素是调节机体糖代谢的重要激素之一，它加强蛋白质的分解，使较多的氨基酸进入肝，增加糖异生的原料，并增强肝内与糖异生有关酶的活性，从而促进糖异生过程；此外，糖皮质激素还有抗胰岛素作用，降低肌肉和脂肪等组织对胰岛素的反应性，使外周组织对葡萄糖的利用减少，导致血糖升高。如果糖皮质激素分泌过多（或服用此类激素药物过多），可出现高血糖，甚至出现糖尿。

2. 蛋白质代谢

糖皮质激素促进肝外组织，特别是肌肉组织的蛋白质分解，加速氨基酸进入肝，生成肝糖原。糖皮质激素分泌过多，如库欣综合征患者，常引起肌肉消瘦、骨质疏松、皮肤变薄、淋巴组织萎缩及伤口不易愈合等现象。

3. 脂肪代谢

糖皮质激素可增强脂肪酸在肝内的氧化过程，有利于糖异生，促进脂肪分解（特别是四肢），但面部、肩、颈、躯干部位的脂肪组织对糖皮质激素的敏感性较低，却对胰岛素（它可促进合成脂肪）的敏感性较高，使体内脂肪发生重新分布。肾上腺皮质功能亢进时，出现"满月脸""水牛背""球形腹"而四肢消瘦，形成向心性肥胖的特殊体形。

糖皮质激素对三大营养物质代谢的作用归纳见图11-7。

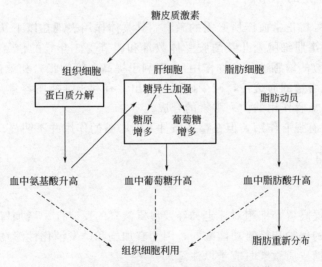

图 11-7　糖皮质激素对三大营养物质代谢的作用

（二）对水盐代谢的作用

糖皮质激素有较弱的保钠排钾的作用，即促进肾远球小管和集合管重吸收钠和排出钾，此外，糖皮质激素还可降低肾小球入球小动脉的阻力，增加肾小球血浆流量而使肾小球滤过率增加，有利于水的排出。肾上腺皮质功能不全的患者常有水排出障碍，严重时可出现"水中毒"，此时若补充适量的糖皮质激素可使病情缓解，而补充盐皮质激素却无效。

（三）在应激反应中的作用

当机体受到感染、缺氧、饥饿、创伤、疼痛、手术、寒冷及惊恐等多种有害刺激时，垂体释放入血中的促肾上腺皮质激素（ACTH）急剧增加，导致糖皮质激素浓度也升高，并产生一系列的非特异性反应，称之为应激反应。能引起应激反应的刺激称为应激刺激。在应激反应中，下丘脑-腺垂体-肾上腺皮质轴的活动增强，提高机体对应激刺激的耐受和生存能力。此外，交感-肾上腺髓质系统也参与应激活动，使血中儿茶酚胺含量增加，其他激素如生长素、催乳素和抗利尿激素、醛固酮等分泌也可增加。实验表明，动物切除肾上腺皮质后，给予维持量的糖皮质激素，在安静环境中可正常生存，一旦遇到上述应激刺激时，则易死亡。由此可见，机体主要靠促肾上腺皮质激素和糖皮质激素的增加来渡过难关。

此外，大剂量的糖皮质激素有抗炎、抗过敏、抗中毒、抗休克的作用，是临床上应用糖皮质激素治疗多种疾病的依据。

（四）对血液系统的作用

糖皮质激素可增强骨髓的造血功能，使血液中红细胞和血小板的数量增多；同时，它能促使附着在小血管壁边缘的中性粒细胞进入血液循环，使血液中中性粒细胞增多。糖皮质激素还能抑制胸腺和淋巴组织细胞 DNA 的合成过程，使淋巴细胞数量减少。此外，它对巨噬细胞系统吞噬和分解嗜酸粒细胞的活动有增强作用，故血中嗜酸粒细胞的数量减少。

（五）对循环系统的作用

糖皮质激素是维持正常血压所必需的激素。其具体作用表现在以下几个方面。

① 增加血管平滑肌细胞上儿茶酚胺受体数量和调节受体介导的信号转导过程，提高血管平滑肌对儿茶酚胺的敏感性（允许作用），有利于提高血管的张力和维持血压。

② 降低毛细血管壁的通透性，减少血浆的滤出，有利于维持血容量。

③ 抑制具有舒血管作用的前列腺素的合成。

④ 对离体心脏有强心作用，但在整体条件下对心脏的作用并不明显。

（六）其他作用

1. 消化系统

糖皮质激素能提高胃腺细胞对迷走神经及促胃液素的反应性，增加胃酸和胃蛋白酶原的分泌，并使胃黏膜的保护和修复功能减弱，因而有加剧和诱发消化性溃疡的可能。因此，消化性溃疡患者应用糖皮质激素时应予以注意。

2. 神经系统

糖皮质激素有提高中枢神经系统兴奋性的作用。小剂量可引起欣快感，大剂量则引起思维不能集中、烦躁不安和失眠等现象。

二、糖皮质激素分泌的调节

糖皮质激素的分泌主要受下丘脑-腺垂体-肾上腺皮质轴的调节，以维持血中糖皮质激素浓度的相对稳定和在不同状态下的生理需要（图 11-8）。

（一）下丘脑-腺垂体对肾上腺皮质功能的调节

1. 下丘脑促肾上腺皮质激素释放激素（CRH）的作用

下丘脑分泌的 CRH 通过垂体门静脉系统被运送到腺垂体，通过 cAMP-PKA 途径使促肾上腺皮质激素（ACTH）分泌增多，分泌 CRH 的细胞主要位于下丘脑的室旁核，室旁核又接受边缘系统和低位脑干广泛的纤维联系，从而把许多脑区的神经信息转变成激素信息。

2. 腺垂体促肾上腺皮质激素（ACTH）的作用

肾上腺皮质直接受腺垂体分泌的 ACTH 的调节。ACTH 促进肾上腺皮质合成和分泌糖皮质激素，同时，也刺激束状带和网状带生长发育。摘除腺垂体的动物，肾上腺皮质束状带和网状带萎缩，血中糖皮质激素明显减少，如及时补充 ACTH，可使已发生萎缩的束状带和网状带恢复，糖皮质激素的分泌增多。ACTH 的分泌受体内"生物钟"节律的影响，呈日周期节律和脉冲式释放，一般清晨 6：00～8：00 达最高峰，以后逐渐减少，到 18：00～23：00 最低，糖皮质激素分泌也随之表现出昼夜周期性变化。

（二）糖皮质激素对下丘脑和腺垂体的负反馈调节

当血中糖皮质激素浓度升高时可反馈性地抑制下丘脑 CRH 神经元和腺垂体 ACTH 神经元的活动，抑制 CRH 和 ACTH 的分泌，这种反馈称为长反馈。腺垂体分泌的 ACTH 在血中浓度达到一定水平时，也可抑制下丘脑 CRH 神经元的活动，从而使 CRH 的释放减少，称为短反馈（图 11-8）。但在应激状态下，可能由于下丘脑和腺垂体对反馈刺激的敏感性降低，使这些负反馈作用暂时失效，ACTH 和糖皮质激素的分泌大大增加。

值得注意的是，由于糖皮质激素和 ACTH 的分泌存在上述负反馈调节作用，因此在医疗中给患者长期大量使用糖皮质激素时，可使 ACTH 的分泌长期减少，因而使患者的肾上腺皮质功能减退，甚至萎缩。如果突然停药，则可由于 ACTH 水平很低及肾上腺皮质萎缩，以致体内糖皮质激素突然减少而引起肾上腺危象，甚至危及生命。因此，在治疗中必须采取逐渐减量的停药方法或间断给予糖皮质激素，以防肾上腺萎缩。

总之，糖皮质激素是维持生命活动的重要激素，其分泌直接受 ACIH 的调节，而 ACIH 的分泌又取决于 CRH 和血中糖皮质激素的浓度。正常情况下，下丘脑-腺垂体-肾上腺皮质之间密切地联系、协调统一，既维持血中糖皮质激素浓度相对稳定，又保证在应激状态下发生适应性变化。

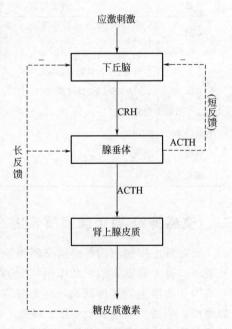

图 11-8　糖皮质激素分泌调节示意图
　　　→ 表示促进作用或分泌活动；
　　　---→ 表示抑制作用

第五节　肾上腺髓质

肾上腺髓质起源于外胚层，因细胞质内含有可被铬盐染成黄色的嗜铬颗粒，故称为嗜铬细胞。嗜铬细胞能分泌肾上腺素（epinephrine，E）和去甲肾上腺素（norepinePhrine，NE），两者均属于儿茶酚胺类化合物。正常情况下，肾上腺髓质释放的肾上腺素与去甲肾上腺素的比例大约为4∶1。在不同生理情况下，分泌的比例可发生变化。

一、肾上腺素和去甲肾上腺素的生理作用

由于肾上腺素受体在机体分布广泛，故肾上腺素与去甲肾上腺素的生理作用非常广泛而多样。其主要生理作用已在有关章节中分别讨论，现列简表予以总结（表11-4）。肾上腺素与去甲肾上腺素对物质代谢有一定的影响，两者都能促进肝糖原、肌糖原分解，都能动员脂肪，加速脂肪分解，促使乳酸合成糖原，抑制胰岛素的分泌，使血糖升高；此外，还增加机体的耗氧量，使产热量增加，提高基础代谢率。

表 11-4　肾上腺素与去甲肾上腺素的生理作用比较表

项目	肾上腺素	去甲肾上腺素
心脏	心率增快,收缩力明显增强,心排血量增加(强心剂)	离体心脏:心率增快 在体心脏:心率减慢(减压反射的作用)
血管	皮肤、胃肠、肾等血管收缩;冠状血管、骨骼肌血管舒张,总外周阻力稍减	全身血管(特别是阻力血管)收缩,总外周阻力显著增加
血压	上升(主要因心排血量增加)	显著升高(主要因外周阻力增大)
支气管平滑肌	舒张	舒张,作用较弱
胃肠活动	抑制	抑制,作用较弱
代谢	增强	稍增强
瞳孔	开大	开大

二、交感神经-肾上腺髓质系统

支配肾上腺髓质的神经属交感神经节前纤维，交感神经兴奋时，引起肾上腺髓质激素释放增多。肾上腺髓质激素和作用与交感神经兴奋时的效应相似，故把交感神经与肾上腺髓质在结构和功能上的这种联系，称为交感神经-肾上腺髓质系统。当机体内外环境急剧变化时，如恐惧、剧痛、运动、低血压、缺氧、创伤、寒冷等紧急情况，这一系统活动明显加强，不仅肾上腺皮质激素大量分泌，而且出现交感神经系统与肾上腺髓质同时活动的现象。中枢神经系统兴奋性提高，使机体反应灵敏；同时心率加快，心肌收缩力加强，心排血量增加，血压升高；呼吸加深加快，每分通气量增加；肝糖原与脂肪分解加强，使糖与脂肪酸增加，以适应在应急情况下骨骼肌、心肌等器官活动所需的更多的能量；全身血液重新分布。这些变化都有利于克服环境因素急变所造成的"困难"，使机体度过紧急时刻而"脱险"。这种在紧急情况下，通过交感-肾上腺髓质系统活动的加强，所发生的适应性反应，称之为应急反应。

实际上，应急与应激是两个不同但有关联的概念。引起应急反应的刺激，同样也引起应激反应，但前者是交感-肾上腺髓质系统活动加强，使血液中肾上腺髓质激素浓度明显升高，

从而充分调动机体的贮备能力，克服环境变化对人体造成的困难；后者是下丘脑-腺垂体-肾上腺皮质系统活动加强，使血液中 ACTH 和糖皮质激素浓度明显升高，以增加人体对有害刺激耐受能力。二者既有区别又相辅相成，使机体的适应能力更加完善。现在有人主张把交感-肾上腺髓质系统的反应也包括在应激反应中。

三、肾上腺髓质激素分泌的调节

（一）交感神经的作用

肾上腺髓质接受交感神经胆碱节前纤维支配，其末梢释放乙酰胆碱（ACh），通过 N 型胆碱受体引起嗜铬细胞释放肾上腺素和去甲肾上腺素。在应激情况下，可使肾上腺素和去甲肾上腺素分泌量增加到基础分泌量的 1000 倍，较长时间的交感神经兴奋，还可使合成儿茶酚胺所需的酶活性增强。

（二）ACTH 与糖皮质激素的作用

摘除动物垂体后，合成肾上腺髓质激素的某些合成酶（如 PNMT 等）活性降低，补充糖皮质激素，则 PNMT 的活性恢复。实验表明，ACTH 与糖皮质激素可促进某些合成酶的活性，从而促进肾上腺素和去甲肾上腺素的合成和分泌。

（三）儿茶酚胺合成的负反馈调节

肾上腺髓质激素的分泌也存在负反馈调节，当血中儿茶酚胺的浓度增加到一定程度时，可抑制某些合成酶类的活性，使儿茶酚胺合成减少，浓度下降。相反，当胞质中儿茶酚胺减少时，则可解除上述的负反馈作用，使儿茶酚胺合成增多。

第六节　胰　岛

胰腺既是外分泌腺也是内分泌腺。外分泌腺腺泡分泌的胰液通过胰管进入十二指肠，参与消化过程；胰岛是散在于胰腺外分泌细胞之间的许多内分泌细胞群的总称，像海洋中的一个个小岛一样，故称胰岛。人类胰岛细胞主要有五种类型：A 细胞约占胰岛细胞的 20%，分泌胰高血糖素（glucagon）；B 细胞约占 75%，分泌胰岛素（insulin）；D 细胞占 5% 左右，分泌生长抑素（somatostatin，SST）；D1 细胞可能分泌血管活性肠肽（vasoactive intestinal peptide，VIP）；而 PP 细胞数量很少，分泌胰多肽（pancreatic polypeptide，PP）。本节主要介绍胰岛素和胰高血糖素。

一、胰岛素

胰岛素（insulin）是含 51 个氨基酸的小分子蛋白质激素。正常成人空腹血清胰岛素浓度为 35～145pmol/L。血液中胰岛素部分以与血浆蛋白结合及游离的两种形式存在，只有游离型的才有生物活性，胰岛素的半衰期为 5～6min，主要在肝灭活，肌肉组织与肾也能灭活一部分胰岛素。我国科学工作者于 1965 年在世界上首先用化学方法人工合成了具有高度生物活性的胰岛素，接着又对胰岛素的空间结构与功能的关系进行了研究，并取得重大成果，这为揭示生命的本质做出了巨大的贡献。

(一) 胰岛素的生理作用

胰岛素是促进合成代谢、维持血糖浓度相对稳定的主要激素。

1. 对糖代谢的影响

胰岛素通过增加糖的去路与减少糖的来源而降低血糖。胰岛素通过促进全身组织特别是肝、肌肉和脂肪组织摄取和利用葡萄糖，加速肝糖原和肌糖原的合成，抑制糖异生，并促进葡萄糖转变为脂肪酸，贮存于脂肪组织中，从而使血糖降低。胰岛素缺乏时，血糖浓度升高。如超过肾糖阈，将出现尿糖，引起糖尿病。糖尿病患者使用适量胰岛素，可使血糖浓度维持正常，但如使用过量，则可引起低血糖，甚至发生低血糖休克。

2. 对脂肪代谢的影响

胰岛素可促进肝合成脂肪酸并转运到脂肪细胞贮存；促进葡萄糖进入脂肪细胞，合成三酰甘油和脂肪酸；此外，还可抑制脂肪酶的活性，减少脂肪的分解。胰岛素缺乏时，糖的利用受阻，脂肪分解增强，产生大量脂肪酸，并在肝内氧化成大量酮体，引起酮血症与酸中毒。同时，血脂升高，易引起动脉硬化，进而导致心血管和脑血管系统的严重疾病。

3. 对蛋白质代谢的影响

胰岛素可促进蛋白质合成的多个环节，如促进氨基酸进入细胞；促进脱氧核糖核酸、核糖核酸的生成；加速核糖体的翻译过程，使蛋白质合成增加。胰岛素还能抑制蛋白质的分解和肝糖异生。胰岛素由于能促进蛋白质合成，因而有利于机体的生长发育，但需与生长素共同作用，促生长效果才显著。因此，对人体的生长来说，胰岛素也是不可缺少的激素之一。

总之，胰岛素是促进合成代谢的重要激素，其最明显的效应是降低血糖，它是体内唯一能降低血糖的激素。当胰岛素分泌不足时，不仅血糖升高，而且可发生一系列代谢方面的障碍。

(二) 胰岛素分泌的调节

1. 血糖与氨基酸的作用

（1）血糖水平　血糖是调节胰岛素分泌的最重要因素。B 细胞对血糖水平的变化十分敏感，当血糖浓度升高时，胰岛素分泌明显增加，从而促进血糖降低；血糖浓度降低至正常水平时，胰岛素的分泌也迅速回到基础水平。血糖浓度对胰岛素分泌的负反馈作用是维持血中胰岛素以及血糖正常水平的重要机制。

（2）血中脂肪酸和氨基酸水平　许多氨基酸（主要为精氨酸和赖氨酸）浓度升高均可促进胰岛素分泌。血中脂肪酸和酮体明显增多时也可促进胰岛素分泌。氨基酸和血糖对刺激胰岛素分泌有协同作用，两者同时升高时，可使胰岛素分泌量成倍增长。长时间的高血糖、高氨基酸和高脂血症可持续刺激胰岛素分泌，致使胰岛 B 细胞衰竭，引起糖尿病。

2. 激素的作用

胃肠激素（如促胃液素、促胰液素、缩胆囊素和抑胃肽等）都有刺激胰岛分泌的作用，这一调节有重要的生理意义。胰高血糖素在胰岛内既可通过旁分泌直接刺激 B 细胞分泌胰岛素，入血后又可通过提高血糖浓度而间接促进胰岛素的分泌。生长素、甲状腺激素、糖皮质激素、皮质醇、孕酮、雌激素可通过升高血糖浓度而间接促进胰岛素的分泌，肾上腺素则抑制胰岛素的分泌。必须指出的是，上述任何一种促进胰岛素分泌的激素，长期大量分泌，或在临床上长期使用，都可能使胰岛 B 细胞衰竭而导致糖尿病，应予以注意。

3. 神经调节

胰岛受迷走神经和交感神经的双重支配。迷走神经兴奋时，通过胰岛 B 细胞膜上的 M 受体，引起胰岛素的释放，也可刺激胃肠激素的分泌而间接促进胰岛素分泌。交感神经兴奋时，通过 B 细胞膜上 α_2 受体，抑制胰岛素的分泌。

> **知识链接**
>
> #### 胰岛素抵抗
>
> 由于基因的变异导致随着年龄增长以后出现的所谓的胰岛素抵抗。即以前少量的胰岛素能把血糖降好，现在不行了，必须大量的胰岛素才能把血糖降好。胰岛素抵抗相当复杂，是现在我们糖尿病研究基础科学的一个热点。它有几个方面，一个是胰岛素和细胞要发挥作用，必须与它的受体结合，启动葡萄糖转运因子、转运蛋白。葡萄糖转运蛋白转到细胞膜，使细胞膜上葡萄糖的通道打开，使血葡萄糖进到细胞内部。否则血葡萄糖就会升高。目前，胰岛素增敏剂可直接作用于细胞内部的某些环节，使葡萄糖转运因子增多，使细胞上的葡萄糖的通道打开，使血葡萄糖降低。

二、胰高血糖素

胰高血糖素是由 29 个氨基酸组成的直链多肽，是体内促进分解代谢、促进能量动员的激素。

（一）胰高血糖素的生理作用

胰高血糖素的生理作用与胰岛素的促进合成代谢作用相反，具有很强的促进分解代谢的作用，肝是胰高血糖素作用的主要靶器官。胰高血糖素促进肝糖原分解及糖异生的作用极强，因而升高血糖的效应非常明显。能使氨基酸加快进入肝细胞，脱去氨基，异生为糖，抑制蛋白质的合成，它还能活化肝细胞内的脂肪酶，促进贮存脂肪的分解和脂肪酸的氧化，使血液中的酮体增多。

（二）胰高血糖素分泌的调节

1. 血糖与氨基酸的作用

血糖浓度是调节胰高血糖素分泌的最重要因素。血糖升高时，可抑制胰高血糖素的分泌，下降则起促进作用。静脉注射葡萄糖时，胰高血糖素的分泌减少，而饥饿可促进胰高血糖素的分泌，比正常时高 3 倍，这对于维持血糖水平，保证脑的代谢和能量供应，具有重要作用。血中氨基酸既可促进胰岛素分泌而降低血糖，又可刺激胰高血糖素的分泌而升高血糖，从而可避免发生低血糖。

2. 激素的作用

胰岛素和生长抑素可直接作用于 A 细胞，抑制胰高血糖素的分泌，胰岛素也可通过降低血糖间接刺激胰高血糖素的分泌。缩胆囊素和促胃液素促进胰高血糖素的分泌，而促胰液素则相反。

3. 神经调节

交感神经兴奋，通过 β 受体促进胰高血糖素的分泌，迷走神经则通过 M 受体抑制其分泌。

血糖浓度维持相对稳定是机体各组织器官获取能源物质的重要保证，胰岛素和胰高血糖素相互拮抗，共同调节血糖水平。而血糖浓度对它们的分泌又具有负反馈调节作用，从而构成一个闭合的自动反馈调节系统，使血糖浓度维持在正常的生理水平。

第七节　甲状旁腺素、降钙素和维生素 D_3

血钙与机体的许多重要生理功能密切相关，血钙保持一定的浓度对维持神经、肌肉正常的兴奋性十分重要。机体内直接参与调节钙磷代谢的激素主要有三种，即甲状旁腺素、降钙素和维生素 D_3，它们通过对骨、肾和肠三种靶组织的作用，维持血中钙、磷水平的相对稳定。

一、甲状旁腺素

甲状旁腺位于甲状腺侧叶后缘，上下两对，甲状旁腺素（parathyroid hormone，PTH）由甲状旁腺的主细胞合成与分泌。PTH 是由 84 个氨基酸组成的直链多肽，分子量为 9500，正常人血浆 PTH 浓度为 10~50ng/L。

（一）甲状旁腺素的生理作用

甲状旁腺素是调节血钙和血磷水平的最重要的激素。如将动物的甲状旁腺摘除后，血钙水平逐渐下降出现低钙抽搐，甚至死亡。而血磷水平则往往呈相反变化，逐渐升高。临床上甲状腺手术时不慎将甲状旁腺切除，可引起严重的低血钙，出现手足搐搦，如不及时治疗，可因呼吸肌痉挛而窒息死亡。可见，PTH 对生命活动是十分重要的。PTH 主要通过以下途径升高血钙，降低血磷。

1. 对骨的作用

体内 99％以上的钙主要以磷酸盐的形式贮存于骨组织。骨组织中贮存的钙和血浆中游离的钙可相互转换，维持在动态平衡。PTH 可促进骨钙入血，使血钙升高。其作用包括快速效应和延缓效应两个时相。快速效应在 PTH 作用后几分钟即可出现，主要是通过增强骨细胞膜上钙泵的活动，提高骨细胞膜对钙的通透性，将骨液中的钙转运至细胞外液中，使血钙升高，同时，骨液中的钙浓度下降，便从骨中吸收磷酸钙，使骨盐溶解。延缓效应在 PTH 作用后 12~14h 才能表现出来，经数天甚至数周达高峰。这一效应是通过加强破骨细胞的溶骨作用和促进破骨细胞增生而实现的。PTH 促进破骨细胞释放蛋白水解酶与乳酸，使骨组织溶解加速，钙与磷大量入血。PTH 的两种效应相互配合，既能保证机体对血钙的急需，又能保证有较长时间的持续效应。

2. 对肾的作用

PTH 促进肾远端小管对钙的重吸收，减少尿钙排出，升高血钙。同时，甲状旁腺素可抑制肾近端小管对磷酸盐的重吸收，使尿磷排出增加，血磷减少。

3. 对肠道的作用

PTH 能促进小肠对钙的吸收而间接升高血钙。这是由于 PTH 能激活肾内的 1α-羟化酶，此酶可促进有活性的 1，25-二羟维生素 D_3 的生成，从而促进小肠黏膜对钙磷的吸收。

（二）甲状旁腺素分泌的调节

血钙浓度是调节 PTH 分泌的最重要的因素。血钙浓度稍有降低，即可在 1min 内引起 PTH 分泌增加；反之，血钙升高时，则 PTH 分泌减少。通过负反馈调节作用使 PTH 分泌和血钙浓度维持在相对稳定的水平。长时间的低血钙可使甲状旁腺增生；相反，长时间的高血钙则可使甲状旁腺萎缩。可见，血钙水平是调节甲状旁腺分泌的最主要的因素。此外，血磷升高及降钙素也能促进 PTH 的分泌。

二、降钙素

降钙素（calcitonin，CT）主要由甲状腺 C 细胞（腺泡旁细胞）合成与分泌，胸腺也有分泌 CT 的功能。CT 是含有 32 个氨基酸的肽类激素，分子量为 3400，正常血清 CT 浓度为 $10 \sim 520 ng/L$。

（一）降钙素的生理作用

1. 对骨的作用

降钙素能抑制原始骨细胞向破骨细胞转化，并抑制破骨细胞的活动，使溶骨过程减弱，同时增强成骨细胞活动，骨组织中钙、磷沉积增加，使血中钙、磷水平降低。不过，在成年人，由于溶骨过程所能提供的钙非常少，因此降钙素对血钙水平影响不大，但在儿童，由于骨更新速度很快，破骨细胞每天可提供较多的钙进入血液，所以降钙素对儿童血钙的调节作用更为重要。

降钙素与甲状旁腺素对血钙的作用相反，两者共同调节血钙浓度，维持血钙的稳态。但降钙素对血钙发挥调节作用快速而短暂，故对高钙饮食引起的血钙升高，降钙素对血钙浓度的恢复起着重要的作用。

2. 对肾的作用

降钙素能抑制肾小管对钙、磷、钠、氯等的重吸收，增加它们在尿中的排出量。

此外，降钙素还能抑制胃酸的分泌及抑制小肠对钙、磷的吸收。

（二）降钙素分泌的调节

降钙素的分泌主要受血钙浓度的反馈性调节。血钙浓度增加时，降钙素分泌增加；反之，分泌减少。此外，胰高血糖素和某些胃肠激素，如促胃液素、缩胆囊素也可促进降钙素的分泌。

三、维生素 D_3

（一）1,25-二羟维生素 D_3 的生成

维生素 D_3 也称胆钙化醇（cholecalciferol）是胆固醇的衍生物。人体内的维生素 D_3 一部分来自食物，如肝、乳、鱼肝油等食物中含量丰富，而大部分的维生素 D_3 是由皮肤中的 7-脱氢胆固醇在紫外线照射下转化而来的。来自食物和皮肤内生成的维生素 D_3 生物活性很低，需在肝内 25-羟化酶的作用下转化为 25-羟维生素 D_3，这是维生素 D_3 在循环血液中存在的主要形式，然后在肾近端小管 1α-羟化酶的催化下转变成活性更高的 1,25-二羟维生素 D_3，这是维生素 D_3 发挥作用的主要形式。

（二）1,25-二羟维生素 D_3 的生理作用

1,25-二羟维生素 D_3 通过基因调节机制发挥其升高血钙和血磷的作用。

1. 对小肠的作用

1,25-二羟维生素 D_3 可促进小肠黏膜上皮细胞对钙的吸收。这是因为它作用于小肠黏膜上皮细胞，促进钙结合蛋白合成，钙结合蛋白与钙有很高的亲和力，同时促进其他蛋白质（如钙依赖的 ATP 酶、碱性磷酸酶）的生成，并能增加膜的通透性，这些均有利于钙的吸收。1,25-二羟维生素 D_3 也能促进小肠黏膜上皮细胞对磷的吸收。如维生素 D_3 缺乏，正常成骨作用不能进行，在儿童可产生佝偻病。

2. 对骨的作用

1,25-二羟维生素 D_3 对动员骨钙入血和骨盐沉积均有作用，一方面，1,25-二羟维生素 D_3 能增加成骨细胞的活动，促进骨钙沉积和骨的形成，使血钙水平降低；另一方面，1,25-二羟维生素 D_3 可增加破骨细胞的数量，增强骨的溶解，动员骨钙、骨磷入血，从而升高血钙和血磷。

3. 对肾的作用

1,25-二羟维生素 D_3 可促进肾近曲小管对钙、磷的重吸收，升高血钙和血磷。

（三）1,25-二羟维生素 D_3 分泌的调节

1,25-二羟维生素 D_3 的分泌受血钙、血磷水平的调节，PTH、肾内 1α-羟化酶活性及雌激素等因素均可影响其生成。

在体内，甲状旁腺素和降钙素以及 1,25-二羟维生素 D_3 共同调节钙磷代谢，维持血中钙磷的相对稳态。

思考题

一、名词解释
1. 激素
2. 应急反应
3. 应激反应

二、简答题
1. 从生理学角度分析侏儒症与呆小症的主要区别。
2. 饮食中长期缺碘为什么会导致甲状腺肿大？
3. 长期大量使用糖皮质激素类药物的患者为什么不能突然停药？
4. 试述调节血糖水平的激素及作用机制。

（王　卓）

第十二章

生　殖

○ ○
○ ○
○ ○

【学习目标】

◆ **掌握**：睾酮的生理作用；雌激素、孕激素的生理作用；月经周期。

◆ **熟悉**：睾丸的生精过程；卵巢生卵、排卵过程。

◆ **了解**：睾丸功能的调节；雄激素（睾酮）的合成与代谢；卵巢功能的调节；妊娠与避孕。

案例导入

案例回放：

　　媒体曾报道过邹某从全国举重冠军变为搓澡女工的消息，邹某立即成为媒体关注的焦点。邹某生于 1971 年，1987 年进入第一体工队时，刚满 16 岁。从她进入体工队起，就开始服用"大力补"（雄激素），每天 1 粒，直到 1993 年退役，达 6 年之久。她出现了乳房扁平，喉结增大，胡须、腋毛、体毛明显，声音粗重等男性化表现。

思考问题：

　　1.邹某的这种表现正常吗？

　　2.为什么服用"大力补"会出现这种外部表现？

　　生物体生长发育到一定阶段后，具有能够产生与自己相似子代个体的能力，这种功能称为生殖（reproduction），是生命活动的基本特征之一。在高等动物，生殖是通过两性生殖器官的活动来实现的。两性生殖器官包括主性器官和附性器官。男性的主性器官是睾丸，女性的主性器官是卵巢，主要是分泌性激素，促进青春期、附性器官发育及副性征的发生、发展。附性器官为除睾丸和卵巢外与生殖有关的所有结构。

第一节　男性生殖

　　睾丸（testis）是男性的主性器官，由曲细精管和睾丸间质为主体构成，前者是精子的生成部位，而后者当中的间质细胞具有内分泌功能，能够分泌雄激素（androgen）。

一、睾丸的生精作用

曲细精管是精子（spermatozoa，sperm）的生成部位，曲细精管上皮含有生精细胞及管周细胞和支持细胞。生精细胞为一系列不同发育阶段的细胞，从基膜到管腔呈多层排列。从青春期开始，在睾丸分泌的雄激素和腺垂体分泌的卵泡刺激素的作用下，靠近基膜的精原细胞依次经历初级精母细胞、次级精母细胞、精子细胞及精子各个不同的发育阶段，最终精子发育成熟并脱离支持细胞进入管腔。精原细胞发育成精子需 8～10 周（图 12-1）。

精子的生成是发生在曲细精管的连续过程。首先，位于曲细精管基底部的精原细胞进入增殖期，通过多次有丝分裂变成初级精母细胞。随后，初级精母细胞开始进入减数分裂期，经过减数分裂形成两个次级精母细胞。此时染色体数目减少一半。次级精母细胞间期短，随即进行第二次减数分裂，此时染色体数量不再减半，形成四个精子细胞。每个精子细胞含有 22 个常染色体和 1 个 X 或 Y 性染色体。

靠近管腔的精子细胞经过复杂的形态变化转变为精子。精子发育成熟后，脱离支持细胞进入管腔中。未释放的精子将被支持细胞吞噬。新生的精子本身没有运动能力，靠小管外周肌样细胞收缩和管腔液的移动被输送至附睾进一步发育成熟，停留18～24h 后，才获得运动能力。成熟的精子呈蝌蚪

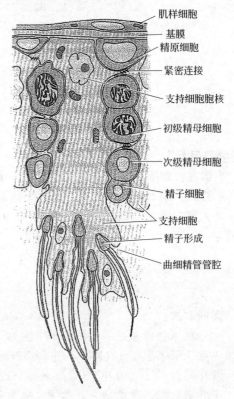

图 12-1　曲细精管结构示意图

肌样细胞
基膜
精原细胞
紧密连接
支持细胞胞核
初级精母细胞
次级精母细胞
精子细胞
支持细胞
精子形成
曲细精管管腔

状，能依靠其尾部的摆动向前运动。人从青年期到老年期，睾丸都有生精能力，45 岁以后，生精能力逐渐减弱，睾丸逐渐变小萎缩。

生精细胞的增殖十分活跃，但容易受放射线、微波、高温、药物、吸烟、酗酒等因素的影响而导致精子活力降低、畸形、少精或无精。其中温度是影响精子生成的重要因素，阴囊内温度较腹腔内温度约低 2℃，适合精子生成。

知识链接

隐睾症

如果在胚胎发育期间，某种原因导致睾丸不降入阴囊而滞留于腹腔内或腹股沟内，称为隐睾症。可为单侧也可能是双侧隐睾。隐睾症患者的睾丸处于温度较高的部位，会影响精子的生成，是男性不育症的原因之一。

二、睾丸的内分泌功能

睾丸的内分泌功能主要通过睾丸间质细胞和支持细胞来实现，间质细胞分泌雄激素，支持细胞分泌抑制素。

1. 雄激素

雄激素主要有睾酮（testosterone，T）、双氢睾酮（dihydrotestosterone，DHT）、雄烯二酮（androstenedione）及脱氢异雄酮（dehydroisoandrosterone）等。各种雄激素的生物活性以双氢睾酮最强，睾酮次之，其余的均很弱。

（1）睾酮的合成与代谢　睾酮是在间质细胞线粒体内的胆固醇经羟化，侧链裂解，形成孕烯醇酮，再经 17-羟化脱去侧链而形成的。血液中 98% 的睾酮与血浆蛋白结合，2% 的睾酮以游离形式存在，仅游离的睾酮才具有生物活性。睾酮主要在肝内灭活，代谢产物多数由尿排出，少数经粪便排出。

在正常情况下，20～50 岁的男子血中睾酮含量最高，为 19～24nmol/L。并且睾酮含量有昼夜周期性波动，早晨醒来最高，傍晚最低，但波动幅度不大。50 岁以上，随年龄增长含量逐渐减少。

（2）睾酮的生理作用　睾酮的作用比较广泛，主要有以下几方面：①影响胚胎发育，在雄激素的诱导下，含有 Y 染色体的胚胎向男性方面分化，促进内生殖器的发育，而双氢睾酮则主要刺激外生殖器发育。②维持生精作用，睾酮自间质细胞分泌后，可进入支持细胞并转变成为双氢睾酮，随后进入曲细精管，促进生精细胞的分化和精子的生成过程。③刺激生殖器官的生长和维持性欲，促进男性副性征的出现并维持在正常状态。④促进蛋白质合成，特别是肌肉和生殖器官的蛋白质合成，同时还能促进骨骼生长与钙、磷沉积。⑤加速红细胞生成素的分泌，并直接促进造血，使红细胞生成增加。

2. 抑制素

抑制素是由睾丸支持细胞分泌的一种糖蛋白激素，由 α 和 β 两个亚单位组成。由于 β 亚单位的差异，抑制素可分为抑制素 A 和抑制素 B 两种形式。抑制素可选择性地作用于腺垂体，对 FSH 的合成和分泌有很强的抑制作用，而生理剂量的抑制素对 LH 的分泌却无明显影响。

三、睾丸功能的调节

下丘脑-腺垂体分泌的激素调节睾丸的生精作用和内分泌功能，而睾丸分泌的激素可对下丘脑-腺垂体进行反馈调节，它们在功能上联系密切，称为下丘脑-腺垂体-睾丸轴。

（一）下丘脑-腺垂体对睾丸功能的调节

下丘脑通过分泌促性腺激素释放激素（gonadotropin-releasing hormone，GnRH）调节腺垂体，促使腺垂体合成和分泌促卵泡激素（FSH）和黄体生成素（LH）。进而对睾丸的生精作用及内分泌活动进行调节（图 12-2）。

1. 腺垂体对生精作用的调节

腺垂体分泌的 FSH 和 LH 对生精过程均有调节作用，实验表明，给幼年雄性大鼠注射 FSH，可使生精细胞数量明显增加，生精过程加强。如果将成年雄性动物的垂体摘除，虽然缺乏 FSH 和 LH，但通过注射睾酮仍能维持其正常生精过程；如果在幼年雄性动物生精过程开始前摘除垂体，虽有睾酮，仍难以启动生精过程。因此认为，FSH 对生精过程有启动作用，而睾酮对生精过程则具有维持效应。而 LH 是通过刺激间质细胞分泌睾酮实现对生精作用的影响。

2. 腺垂体对睾酮分泌的调节

腺垂体分泌的 LH 直接作用于睾丸的间质细胞促其合成和分泌睾酮，所以 LH 又称间质

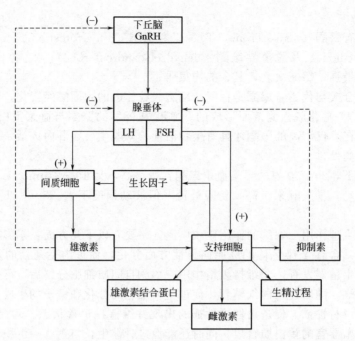

图 12-2　下丘脑-腺垂体-睾丸激素系统的功能及睾丸负反馈作用示意图

→表示促进；---→表示抑制

细胞刺激素（interstitial cell-stimulating hormone，ICSH）。

（二）睾丸激素对下丘脑-腺垂体的反馈调节

1. 雄激素

睾酮在血液中达到一定浓度后，可作用于下丘脑和腺垂体，通过负反馈机制发挥作用，调节 GnRH 和 LH 的分泌，从而使血液中的睾酮稳定在正常水平。

2. 抑制素

FSH 能刺激支持细胞分泌抑制素，抑制素对腺垂体分泌 FSH 有负反馈作用。

第二节　女性生殖

卵巢是女性的主性器官，是一对扁椭圆实质性器官。卵巢功能一是产生生殖细胞——卵细胞；二是合成并分泌类固醇激素，具有内分泌功能。下丘脑-腺垂体系统可调节卵巢的活动，使之发生周期性变化，称为卵巢周期（ovarian cycle）。而卵巢分泌的类固醇激素，可使子宫内膜发生周期性变化，产生月经周期，同时还可调节机体多种器官和组织的生理活动。

一、卵巢的功能

（一）卵巢的生卵作用

卵巢的生卵作用是成熟女性最基本的生殖功能。新生儿卵巢内约有 200 万个未发育的原始卵泡，青春期开始后，卵巢在腺垂体促性腺激素的作用下，每月约有 15～20 个原始卵泡同时开始发育，但通常只有 1～2 个可发育成优势卵泡并发育成熟，排出其中的卵细胞，正常女性一生仅有 400～500 个卵泡发育成熟排卵。而其余的卵泡均在发育过程中退化，形成闭锁卵泡。发育过程一般分为三个阶段，即经过卵泡期（follicular phase）、排卵期（ovulation phase）和黄体期（luteal phase）（图 12-3）。

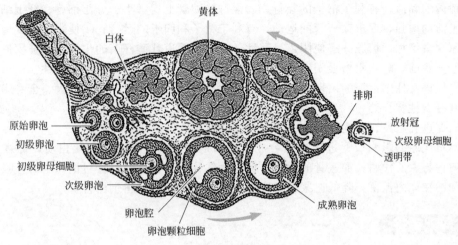

图 12-3　卵巢的生卵过程示意图

1. 卵泡期

卵泡期是卵泡发育并成熟的时期。卵泡由中央一个较大的卵细胞和周围的卵泡细胞构成。其发育阶段依次为：原始卵泡、初级卵泡、次级卵泡和成熟卵泡。原始卵泡由一个卵母细胞和周围的单层卵泡细胞组成。随着卵泡的发育，卵母细胞逐渐增大，卵泡细胞不断增殖由单层变为多层的颗粒细胞，并分泌糖蛋白包绕卵母细胞形成透明带。同时卵泡周围的间质细胞环绕在颗粒细胞外，分化增殖为内膜细胞和外膜细胞，形成初级卵泡。初级卵泡继续发育，继而出现卵泡腔、卵泡液和卵丘，发育成次级卵泡，最后发育为成熟卵泡。

2. 排卵期

成熟卵经卵巢表面"破溃"，卵细胞连同卵泡液等排入腹膜腔这一过程称排卵。排出的卵细胞会被输卵管伞拾取，其受精能力一般维持 1～2 天。女性在生育年龄，大约每 28 天有一个卵泡成熟排卵，两侧卵巢交替排卵。

3. 黄体期

排卵后，卵泡残留结构逐渐形成一个具有内分泌功能的细胞团块称为黄体。若排出的卵子受精，黄体可继续发育为妊娠黄体。若排出的卵子未受精，黄体在排卵后第 9～10 天开始萎缩退化，称月经黄体，继而被结缔组织取代成为白体。

（二）卵巢的内分泌功能

卵巢主要合成并分泌雌激素（estrogen）、孕激素（progestins）。此外，还分泌抑制素和少量雄激素。雌激素是由卵泡颗粒细胞和黄体分泌的，属于类固醇激素，有三种：雌二醇（estradiol，E_2）、雌酮（estrone）和雌三醇（estriol，E_3），其中以雌二醇分泌量最大，活性最强，雌三醇的活性最低。孕激素主要是由黄体分泌的，主要有孕酮（progesterone，P）、20α-羟孕酮和 17α-羟孕酮，以孕酮的活性最强。

1. 雌激素的生理作用

雌激素主要促进女性生殖器官的发育和副性征的出现，并维持在正常状态，另外，对代谢有明显的影响。

（1）促进女性生殖器官的发育 ①雌激素可协同 FSH 促进卵泡发育，诱导排卵前 LH 峰的出现从而引发排卵；②促进子宫发育，使子宫内膜发生增生期变化，使子宫颈分泌大量清亮、稀薄的黏液，有利于精子的穿行；③促进输卵管上皮增生、分泌细胞、纤毛细胞与平滑肌细胞活动增强，促进输卵管的运动，有利于精子和卵子的运行；④使阴道上皮增生、角化，糖原含量增加，糖原分解使阴道呈酸性，有利于阴道乳酸杆菌的生长，增强阴道的抗菌能力；⑤分娩前，雌激素增强子宫肌的兴奋性，提高子宫肌对缩宫素的敏感性。

（2）促进女性副性征的出现并维持其正常状态 如音调变高、骨盆宽大、全身脂肪和毛发分布具有女性特征等。

（3）促进乳腺发育 促进乳腺腺泡和导管的发育，结缔组织增生。

（4）对代谢的影响 促进蛋白质合成，特别是肌肉和生殖器官的蛋白质，促进生长发育；影响钙与磷的代谢，加速骨的生长，促进骺软骨的愈合；促进肾对钠和水的重吸收，有利于水和钠在体内保留；降低血浆低密度脂蛋白而增加高密度脂蛋白含量。

知识链接

雌激素

雌激素是以睾酮为前体合成的，在芳香化酶的作用下，睾酮转化成为雌二醇，雄烯二酮转化为雌酮。雌三醇是雌二醇在肝降解的主要代谢产物，最后随尿液排出体外。当肝出现急慢性炎症或其他疾病时，对雌激素的灭活能力明显下降，造成雌激素在体内大量堆积导致小动脉扩张形成肝掌、"蜘蛛痣"，雌激素灭活失衡还可使患者出现毛细血管扩张，月经失调、睾丸萎缩或男性乳房发育等临床症状。

---

2. 孕激素的生理作用

孕激素主要作用于子宫内膜和子宫肌，为孕卵着床做准备和维持妊娠，由于雌激素可调节孕酮受体的数量，故孕酮通常要在雌激素的作用基础上才能发挥作用。

（1）促使子宫内膜进一步增厚，腺体增生并分泌，为受精卵着床做好准备；降低子宫平滑肌的兴奋性，使子宫处于安静状态，为胚胎提供适宜的环境；使子宫颈分泌的黏液减少、变稠，使精子难以通过。

（2）维持妊娠。孕激素刺激子宫内膜分泌受精卵所需要的营养物质，同时抑制母体的免疫反应，防止对胎儿产生排斥反应，起维持妊娠的作用。

（3）促进乳腺腺泡和导管的发育，为分娩后泌乳做好准备。

（4）促进机体产热，使基础体温升高。女性基础体温在排卵前较低，排卵日最低，而在排卵后升高 0.5℃左右，并一直维持在此水平到月经前。临床上常将这一基础体温的双相变化，作为判断排卵、指导避孕的方法之一。

3. 雄激素

适量的雄激素可刺激女性阴毛和腋毛的生长。

4. 抑制素

抑制素是最早发现的一种卵巢糖蛋白激素，可抑制 FSH 的合成和释放。

二、卵巢功能的调节

(一) 卵泡期卵巢功能调节

卵泡期开始时，血中雌激素与孕激素浓度均处于低水平，对垂体 FSH 与 LH 分泌的负反馈抑制作用较弱，血中 FSH 表现逐渐增高的趋势，1～2 天后 LH 也有所增加。FSH 促进颗粒细胞膜上 FSH 受体生成以及颗粒细胞增殖，并产生芳香化酶，可将内膜产生并弥散转运至颗粒细胞的雄激素（主要为雄烯二酮）转变为雌激素。LH 与内膜细胞上的 LH 受体结合，通过 cAMP-蛋白激酶系统，使胆固醇转变为雄激素。内膜细胞产生雄激素，而在颗粒细胞转变为雌激素，称为雌激素分泌的双重细胞学说。

排卵前一周左右，卵泡分泌的雌激素明显增多，血中的浓度迅速上升。雌激素与颗粒细胞分泌的抑制素一起，对腺垂体起负反馈调节作用，使 GnRH 和 FSH 分泌减少。由于抑制素可选择性地抑制 FSH，而不抑制 LH，因此血中 FSH 下降导致多数卵泡停止发育而退化成为闭锁卵泡，仅有原来发育较好的优势卵泡可摄取更多的 FSH，继续发育为成熟卵泡。

至排卵前一天左右，血中雌激素浓度达到顶峰，在正反馈作用下，下丘脑增强 Gn-RH 分泌，GnRH 经垂体门脉转运至腺垂体，刺激 LH 与 FSH 的分泌，以 LH 的分泌增加最为明显，形成 LH 高峰（LH surge）。高浓度 LH 在孕酮的配合下，使卵泡壁溶解酶（如纤溶酶与原酶等）活性增加，导致卵泡壁溶化和松懈。此外，LH 又可使卵泡分泌前列腺素，后者促使卵泡壁肌样细胞收缩，于是卵细胞与附着的透明带、放射冠从破裂的卵泡壁处被排出。而注射外源 LH 或 HCG 则能诱发排卵，可见 LH 峰是控制排卵发生的关键性因素（图 12-4）。

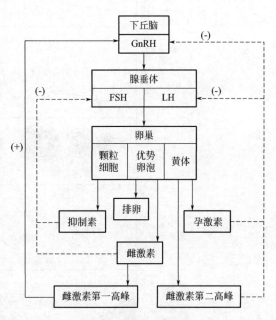

图 12-4　卵巢功能调节

(二) 黄体期卵巢功能调节

在 LH 作用下，颗粒细胞与内膜细胞分别转化为粒黄体细胞与膜黄体细胞。LH 通过 cAMP-蛋白激酶系统，促使黄体细胞分泌大量的孕激素与雌激素，血中孕酮与雌二醇浓度因而明显升高。雌激素发生二次升高，但第二次升高的程度稍低于第一次。在黄体期，高水平的雌激素有增加黄体细胞上 LH 受体的作用，故有利于 LH 促进孕酮的合成，使孕酮维持于高水平。孕酮和雌激素浓度增加，又会使下丘脑与腺垂体受到抑制，GnRh 释放减少。FSH 与 LH 在血中浓度相应下降。

三、月经周期

女性自青春期起，在整个生育期内（除妊娠和哺乳期外），随着卵巢活动的周期性变化，在卵巢激素的影响下，子宫内膜发生周期性剥落、出血的现象，称为月经（menstruation）。月经形成的周期性过程称为月经周期（menstrual cycle）。我国的女性成长到 12～14 岁开始出现第一次月经，称为月经初潮。45～50岁，卵巢功能退化，卵泡停止发育，雌激素和孕激素分泌减少，子宫内膜不再呈现周期性变化，月经停止，称为绝经。月经周期平均为28天（以来月经的第一天开始计算），在21～36天范围内均属正常。周期的长短因人而异，但每个女性的月经周期是相对稳定的。

（一）月经周期中子宫内膜的变化

月经周期的形成主要是下丘脑-腺垂体-卵巢轴活动的结果。月经周期中，子宫内膜在卵巢分泌的雌激素和孕激素的作用下，出现一系列形态和功能的变化（图12-5），根据子宫内膜的变化，可将月经周期分为三期。

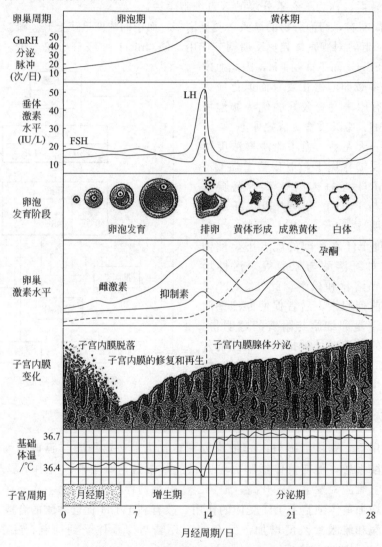

图 12-5　月经周期形成及激素含量变化

1. 月经期

月经期指从月经开始至出血停止，相当于月经周期的第1～4天。子宫内膜血管痉挛，导致内膜缺血、坏死、剥落出血，从阴道流出，形成月经。正常月经持续的时间多数为3～5天，出血量50～100ml，颜色暗红，为不凝血。

2. 增生期（又称排卵前期）

增生期指从月经停止起到卵巢排卵止，相当于月经周期的第 5～14 天。子宫内膜增生变厚，子宫腺增多，并不断增长和弯曲，但腺体尚不分泌。螺旋动脉同时增长、弯曲。至增生期末，卵巢内的成熟卵泡排卵，子宫内膜由增生期转入分泌期。

3. 分泌期

分泌期（又称排卵后期）指从排卵起到月经到来止，相当于月经周期的第 15～28 天。子宫内膜进一步增生变厚，其中的血管扩张充血，腺体增生并分泌黏液。子宫内膜变得松软并且富含营养物质，子宫平滑肌相对静止，为胚泡着床和发育做好准备。

（二）月经周期的形成机制

1. 月经期

由于排出的卵子未受精，而在卵巢黄体期雌激素和孕激素的分泌量达到高峰，对下丘脑和腺垂体的负反馈抑制作用较强，使 GnRH、FSH 及 LH 分泌明显减少，由于 LH 的减少，黄体于排卵后 8～10 天开始萎缩退化，孕激素、雌激素分泌迅速减少，在血液中处于低水平。子宫内膜骤然失去这两种激素的支持，出现剥落出血，进入月经期。

2. 增生期

下丘脑分泌 GnRH 增多，GnRH 可促使腺垂体分泌 FSH 和 LH。FSH 是卵泡生长发育的始动激素，促使卵泡发育成熟，同时与 LH 配合促使卵泡生长发育和成熟，并分泌雌激素。雌激素作用于子宫，使子宫内膜呈增生期变化。此期末，雌激素在血中的浓度达到高峰，通过正反馈作用，下丘脑分泌 GnRH 进一步增加，刺激腺垂体大量分泌 FSH 和 LH，尤其以 LH 分泌增加更为明显，形成 LH 高峰。在高浓度 LH 的作用下使已经发育成熟的卵泡破裂排卵。

3. 分泌期

排卵后，在 LH 作用下，残余的卵泡细胞发育形成月经黄体，分泌雌激素和大量孕激素。这两种激素，特别是孕激素作用于子宫，使子宫内膜呈分泌期变化。如果卵子未受精，黄体退化，子宫内膜再次转入月经期。

（三）月经周期的调节

卵巢的周期性活动和月经周期的形成受到下丘脑-腺垂体-卵巢轴的调控。由于中枢神经系统接受内、外环境刺激，能通过下丘脑-腺垂体-卵巢轴影响月经周期。因此，强烈的精神刺激、情绪波动，急剧的环境改变及体内其他系统的严重疾病，都可以引起月经失调，所以月经周期有规律是内分泌功能正常和身体健康的表现。

> **知识链接**
>
> ### 试管婴儿
>
> 试管婴儿是体外受精-胚胎移植技术的俗称，是分别将卵子和精子取出后，置于培养液内使其受精，再将胚胎移植回母体子宫内发育成胎儿的过程。1978 年 7 月 25 日，随着世界上第一位"试管婴儿"路易丝·布朗在英国的诞生，罗伯特·爱德华成了全球皆知的人物。这项技术被称为医学史上的一大奇迹，开创了生殖医学领域的新纪元。爱德华被誉为"试管婴儿之父"。因为在试管婴儿方面的研究获得诺贝尔生理学或医学奖。

四、妊娠、分娩与避孕

(一) 妊娠

妊娠 (pregnancy) 是指在母体内子代新个体生长发育过程，包括受精与着床、妊娠的维持、胎儿的生长发育。

1. 受精与着床

(1) 受精 (fertilization) 是指精子与卵子结合形成受精卵的过程。受精的部位正常在输卵管壶腹部，其过程一般分为：精子运行、精子获能及顶体反应。

① 精子运行：精子射入阴道后，需经过子宫颈管、子宫腔、输卵管才能到达受精部位。精子依靠其自身尾部鞭毛的摆动产生运动，同时精液中含有高浓度的前列腺素，可刺激子宫收缩，收缩后的松弛造成子宫腔内负压，可把精子吸入宫腔内；而精子在输卵管的运行主要是靠输卵管平滑肌蠕动推动。一次射精进入阴道的精子可达数亿个，但能到达受精部位的只有极少数活动力强的精子。

② 精子获能：精子必须在女性生殖道内停留一段时间，方能获得使卵子受精的能力，称为精子获能 (sperm capacitation)。精子在附睾内虽然已发育成熟，但是由于附睾与精液中含有一些去获能因子，这些物质可抑制精子的受精能力。当精子进入女性生殖道后，去获能因子被女性生殖道中的酶水解，从而使精子重新恢复受精的能力。

③ 顶体反应：当精子与卵子相遇时，精子的顶体会释放出顶体酶，使卵子外周的放射冠及透明带溶解，这一过程称为顶体反应 (acrosomal reaction)。只有完成顶体反应的精子才能与卵母细胞融合，实现受精。

精子进入卵细胞后，可激发卵母细胞中的颗粒释放，释放物与透明带反应，使透明带变硬，阻止其他精子进入。因此，到达受精部位的精子虽然有数十个，但一般只有一个精子能与卵子结合形成受精卵。同时精子进入卵细胞后立即激发卵细胞完成第二次减数分裂，细胞核的染色体随即解聚形成雌原核；进入卵内的精子核也解聚形成雄原核，最后雌雄原核融合形成一个新的细胞即合子 (zygote)，受精过程完成。精子与卵子在女性生殖道中保持受精能力的时间很短，精子为 1～2 天，卵子仅为 6～24h。

(2) 着床 (implantation) 是指胚泡植入子宫内膜的过程。受精后，受精卵借助输卵管蠕动和纤毛推动，不断向子宫腔移动。受精卵在移动过程中，不断进行细胞分裂。在受精后第 4～5 天到达宫腔，此时受精卵已经发育形成晚期胚泡。胚泡刚进入宫腔时是处于游离状态，在宫腔中漂浮 1～2 天后，胚泡逐渐吸附在子宫内膜上，通过与子宫内膜的相互作用而逐渐进入子宫内膜，在受精后 11～12 天，胚泡完全被植入子宫内膜中。着床成功的关键在于胚泡与子宫内膜的同步发育与相互配合。

2. 妊娠的维持与激素调节

正常妊娠的维持有赖于垂体、卵巢和胎盘分泌的各种激素的相互配合。受精和着床之前，在腺垂体促性腺激素的作用下，卵巢黄体分泌大量的孕激素和雌激素，促使子宫内膜呈分泌期变化，为妊娠做好准备。受精后，胚泡滋养层细胞开始分泌人绒毛膜促性腺激素，刺激卵巢的月经黄体变为妊娠黄体，继续分泌孕激素和雌激素，以维持妊娠的需要。之后胎盘形成，胎盘不仅是母体和胎儿之间有效进行物质交换的器官，更是妊娠期一个重要的内分泌器官，其分泌的激素对维持妊娠和促进胎儿生长发育极为重要。

(1) 人绒毛膜促性腺激素 人绒毛膜促性腺激素 (human chorionic gonadotropin,

hCG）是由胎盘绒毛组织的合体滋养层细胞分泌的一种糖蛋白激素。在妊娠早期刺激母体的月经黄体转变为妊娠黄体，并使其分泌大量孕激素和雌激素，以维持妊娠过程的顺利进行；同时抑制淋巴细胞的活力，防止母体对胎儿产生排斥反应。hCG 的分泌开始于胚泡形成早期，一般在受精后第 8～9 天就在母体血中可检测到，随后其浓度迅速升高，在妊娠的 8～10 周达顶峰后下降，并一直维持至妊娠末期。因为 hCG 在妊娠早期即出现，所以检测母体血中或尿中的 hCG，可作为诊断早孕的重要指标。

（2）人绒毛膜生长素　人绒毛膜生长素（human chorionic somatomammotropin，hCS）是由胎盘合体滋养细胞分泌的一种单链多肽，具有生长激素样的作用，可调节母体与胎儿的糖、脂肪与蛋白质代谢，促进胎儿生长。

（3）类固醇激素　胎盘能分泌大量孕激素和雌激素。在妊娠两个月左右，hCG 的分泌达到高峰之后逐渐减少，导致妊娠黄体逐渐萎缩，其分泌的雌激素和孕激素也减少。此时，胎盘可接替妊娠黄体的功能，分泌大量的雌激素和孕激素，继续维持整个妊娠过程。由于在整个妊娠期内，孕妇血液中的雌激素和孕激素都保持在高水平，对下丘脑-腺垂体系统起着负反馈作用，因此妊娠期不来月经。

胎盘所分泌的雌激素中，主要成分为雌三醇，其前体大部分来自胎儿，由胎儿和胎盘共同参与合成。如果在妊娠期间胎儿危险或发生宫内死亡，孕妇的血液和尿液中雌三醇会突然减少。因此，检测孕妇血液或尿液中雌三醇的含量，有助于了解胎儿在子宫内的存活状态。

（二）分娩

成熟的胎儿及其附属物从子宫娩出体外的过程，称为分娩（parturition）。分娩的过程是一个正反馈过程。分娩时，子宫底部的收缩逐渐向下扩布，胎儿被推向宫颈，使子宫颈扩大变薄。胎儿对子宫颈部的刺激反射性引起子宫收缩，同时可反射性地引起缩宫素分泌增多，使子宫平滑肌产生强烈而有节律性的收缩，迫使胎儿对子宫颈的刺激更强，从而引起更多缩宫素释放及子宫的进一步收缩，直至胎儿娩出为止。

（三）避孕

避孕（contraception）是指采用一定的方法使妇女暂不受孕。理想的避孕方法应该安全有效，简便易行。目前临床一般通过以下措施达到避孕目的。

1. 避孕药

避孕药多为人工合成的雌激素和孕激素，应用后可使体内雌激素和孕激素的浓度明显升高，通过负反馈作用抑制下丘脑-腺垂体-卵巢轴的功能，从而抑制卵子生成和排卵。

2. 屏障避孕法

依赖物理或化学屏障来阻止精子与卵子相遇，如男性使用的安全套。

3. 宫内节育器

宫内节育器是一种直接放置在子宫腔内小型器械，如节育环，在无菌条件下放置在宫腔内，使子宫内膜长期受到异物刺激而引起一种无菌性炎症反应，造成宫腔内环境不适于胚泡的着床和生长。

4. 自然避孕法

指不采用机械或药物的避孕方法。如安全期避孕法。月经规律的女性，在预算的下次月经前 14～16 天排卵，在此日期前后 2～3 天内不安全，其他日期则相对是安全期。

5. 绝育

采用手术方法达到永久性不育目的的方法。女性绝育通常采用输卵管结扎术或黏堵术；男性则采用输精管结扎术。

思考题

一、名词解释

1. 生殖
2. 月经周期

二、简答题

1. 简述雄激素的生理作用。
2. 简述雌激素与孕激素的生理作用。
3. 下丘脑-垂体-卵巢轴怎样调节月经周期？

（李 华 胡 庆）

参考文献

[1] 姚泰.生理学.第 6 版.北京：人民卫生出版社，2004.

[2] 钟国隆.生理学.第 4 版.北京：人民卫生出版社，2001.

[3] 孔繁之.生理学.合肥：安徽科学技术出版社，2004.

[4] 高平蕊.人体解剖生理学.西安：第四军医大学出版社，2007.

[5] 徐斯凡.生理学.北京：高等教育出版社，2003.

[6] 朱文玉.生理学.第 4 版.北京：北京大学医学出版社，2014.

[7] 李淑贞.生理学.北京：中国科学技术出版社，2014.

[8] 周华，崔慧先.人体解剖生理学.第 7 版.北京：人民卫生出版社.2016.

[9] 朱大年，王庭槐.生理学.第 8 版.北京：人民卫生出版社，2013.

[10] 白波.生理学.第 7 版.北京：人民卫生出版社，2015.

[11] 白波，高明灿.生理学.第 6 版.北京：人民卫生出版社，2011.

[12] 高明灿.生理学.第 4 版.北京：科学出版社，2016.

[13] 王烈成.生理学.北京：中国协和医科大学出版社，2013.

[14] 王珏.生理学.天津：天津科学技术出版社，2016.

[15] 杨爱红.正常人体机能·生理学.上海：第二军医大学出版社，2016.

[16] 马晓建.生理学.第 3 版.北京：高等教育出版社，2015.

[17] 王光亮，王爱梅，周裔春.生理学.第 2 版.武汉：华中科技大学出版社，2013.

[18] 朱妙章.大学生理学.第 2 版，北京：高等教育出版社，2005.

[19] 叶颖俊.生理学.南京：江苏科技出版社，2012.

[20] 周森林.生理学.第 3 版.北京：高等教育出版社，2014.

[21] 冯润荷.正常人体结构与功能.第 2 版.北京：人民卫生出版社，2015.

[22] 郭兵.生理学.北京：中国科技出版社，2016.

[23] 鲍道林.生理学.北京：军事医学科学出版社，2014.

[24] 唐四元.生理学.第 3 版.北京：人民卫生出版社，2014.

[25] 彭波，李桐楠.正常人体功能.北京：人民卫生出版社，2016.

[26] 贺伟，吴金英.人体解剖生理学.第 2 版.北京：人民卫生出版社，2013.